COLLECTION/SANTÉ

Alternatives

LE CORPS
LE SOI
L'AME

Données de catalogage avant publication (Canada)

Rosenberg, Jack Lee, 1932-

    Le corps, le soi et l'âme

    (Collection Santé. Alternatives).
    Traduction de : Body, self and soul.

    ISBN 2-89037-453-X
    1. Thérapies corporelles.   I. Rand, Marjorie L., 1944- .
II. Asay, Diane. III. Titre. IV. Collection.

RC489.M53R6714 1989   616.89'14   C89-096177-8

ISBN: 978-0-89334-492-4

Traduction de: Body, Self and Soul

© Humanics Publishing Group, Atlanta

DÉPÔT LÉGAL :
3e TRIMESTRE 1989
BIBLIOTHÈQUE NATIONALE DU QUÉBEC
ISBN: 2-89037-453-X

JACK LEE ROSENBERG
Avec la collaboration de
Marjorie L. Rand et Diane Asay

Traduit et préfacé par Anne Gagnon

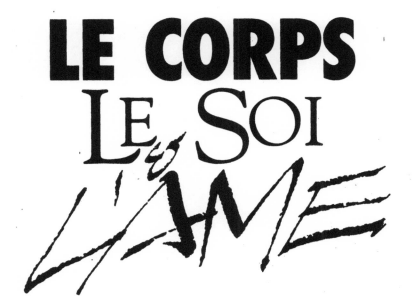

LE CORPS LE SOI L'AME

ÉDITIONS QUÉBEC/AMÉRIQUE

425, rue Saint-Jean-Baptiste, Montréal, Québec H2Y 2Z7 (514) 393-1450

Remerciements

De nombreuses personnes ont influencé ma vie et contribué indirectement au développement de la « psychothérapie corporelle intégrée ». La liste qui suit n'est en aucune façon exhaustive ; elle ne comprend que les personnes dont l'apport m'a le plus particulièrement marqué. Ce sont :

Mes parents. Mes épouses : Patricia Connolly et Lynn MacCuish. Mes enfants : Andréa, Mélissa, Erik, Katherine et Mariya.

Le révérend Karl Boterman, Jean Pouteau, Fritz Perls, Jim Simkin, Robert Hall, Loren Borland, Phil Cucuruto, Anna Halprin, Michael Murphy, Elaine Kepner, Kati Breckenridge, Victoria Hamilton, Gil Segel, Joanne Segel, Hal Stone et les autres membres du *Center for the Healing Arts*, Richard Alpert, Covert Bailey, Marilyn Ross et Jack Downing.

Tous mes étudiants et particulièrement le fameux « groupe du lundi soir ».

Berverly Morse et Vera Dunn dont le support et l'amitié ont été précieux entre tous.

Marjorie Rand et son dynamisme, son intégrité intellectuelle, son charme, sa ténacité, sa bonne humeur, son sens total des responsabilités ; sans elle, ce livre n'aurait pu paraître et l'Institut Rosenberg-Rand n'aurait pu voir le jour.

Diane Asay dont les exhortations à coucher mes enseignements sur papier ont mené au premier jet du livre.

Valerie Cooley Murphy qui n'arrête pas de me sauver la vie et qui m'envoie ses factures pour son rôle de « maîtresse de maison », pour avoir à « jongler avec mes finances » et pour « frais de maternage »

et qui a finalement surmonté sa méfiance à l'égard des psychologues
pour préparer le livre pour la publication.

Jack Rosenberg

J'aimerais remercier :

Ma mère, mon père, mon mari et mes enfants pour m'avoir
enseigné ce que c'est que d'être en relation.

Eric Marcus, Alan Brovar, Jack Zimmerman, Joanne Segel, Judith
Broder, Jeffrey Trop et Ellen Jacobs, qui m'ont enseigné et formé.

Mes clients et étudiants, qui m'ont permis de leur enseigner des
choses et d'en apprendre d'eux à mon tour.

Mes amis, pour m'avoir supportée avec patience.

Jack Rosenberg, mon professeur, thérapeute, ami, co-auteur et
partenaire, pour sa foi en moi et pour avoir été à la bonne place au
bon moment.

Valerie Cooley Murphy, ma compagne de chambre à Esalen et
notre directrice d'édition, qui a su établir un échéancier, pour ses
coups de téléphone frénétiques et pour son fabuleux sens de l'humour.

Diane Asay pour l'aide apportée lors du premier jet du livre et pour
son rêve magnifique.

Marjorie Rand

Je voudrais exprimer ma reconnaissance pour la dette que j'ai
contractée envers Jack Rosenberg, qui m'a appris à respirer et m'a
fait prendre conscience de la fonction unifiée du corps, de l'esprit et
de l'intellect. Grâce à son enseignement, j'ai participé à la conceptua-
lisation et au premier jet de ce livre, de sorte que d'autres puissent en
bénéficier par la suite.

Je remercie grandement Marjorie Rand qui, par ses efforts illimi-
tés, a su nous « enraciner » lors de l'écriture du livre et a veillé à
toute l'organisation nécessaire ; elle qui, en tant que collègue, a,
depuis les débuts de nos études supérieures, partagé ses découvertes,
ses peines et ses fantaisies les plus folles tout au long de notre
croissance.

J'adresse mes remerciements et mes sentiments chaleureux à ma
famille pour la joie, l'amour et l'amitié véritable qui m'ont toujours
soutenue. Et à mon professeur Swami Chetanananda, qui m'a quotidiennement enseigné à grandir, j'offre ma gratitude la plus sincère.

Diane Asay

Table des matières

Préface

L'évolution des pratiques thérapeutiques des dernières décennies a fait ressortir la nécessité d'intégrer les diverses facettes de l'individu dans l'approche thérapeutique. La « psychothérapie corporelle intégrée » (PCI) développée par Jack Rosenberg réussit le défi d'intégrer à la fois le corps, le Soi et l'âme et constitue en ce sens un pas nouveau et un moment significatif dans le développement des thérapies psychocorporelles.

La PCI est une conception originale du traitement qui s'inspire surtout de deux courants : la thérapie par relations objectales de Winnicott et l'approche énergétique de Wilhelm Reich. À partir de ces sources, l'auteur a développpé une méthode thérapeutique intégrée qui permet de lire l'histoire de l'individu *à la fois* dans ses traces corporelles *et* dans leurs corrélations psychologiques. Par un travail minutieux où il « déterre » les blessures originelles et par la filiation qu'il établit entre le « scénario originel » de l'individu et les mécanismes de défense adoptés pour survivre, il est à même de repérer le moment où le Soi a cessé de se développer. L'auteur décèle en outre dans le scénario les schémas de comportement qui seront reproduits à répétition tout au long de la vie de même que les mécanismes de défense ; il en établit la corrélation avec l'armure caractérielle. Le travail consistera donc à revenir au moment de la « blessure » et, grâce à la relation thérapeutique, à reprendre le travail de l'institution du Soi là où il s'est arrêté.

La découverte de ce livre est arrivée à point nommé dans ma carrière de thérapeute et de formatrice. Comme beaucoup de praticiens, je ressentais une insatisfaction dans le fait que les divers outils thérapeutiques que j'utilisais se juxtaposaient les uns aux autres sans mener à une approche intégrée du client. Ils ne me permettaient pas de retrouver le point de jonction entre l'origine des blessures et leur inscription dans le corps.

Ce fut là d'ailleurs le cheminement même de l'auteur, thérapeute reichien, également formateur à l'Institut de Gestalt à San Francisco et qui avait vécu une longue psychanalyse. C'est particulièrement sa thérapie avec Virginia Hamilton, disciple de Winnicott, qui l'a mis sur la piste de ce point de jonction, pivot de l'intégration psyché/ soma. Rosenberg avait constaté qu'il ne suffisait pas de parler des blessures pour défaire leur inscription dans le corps ; par ailleurs, travailler le corps sans tenir compte de l'origine de la blessure et du mécanisme développé pour s'en protéger ne permettait pas de dé-nouer la cuirasse. L'apport original du Dr Rosenberg a été de saisir la composante énergétique des mécanismes de défense développés à l'époque pré-verbale de la vie.

Le Corps, le Soi et l'âme est le premier livre où l'auteur expose l'ensemble de sa théorie. Véritable manuel pour les thérapeutes cliniciens (thérapeutes corporels, psychothérapeutes, psychologues, etc.), il est d'accès facile et est illustré d'abondants exemples de situations thérapeutiques. Il présente de façon très concrète cette nouvelle méthode d'intervention.

Ce livre est aussi d'un grand intérêt pour différents types d'interve-nants (éducateurs, animateurs, infirmières, entraîneurs d'équipe, etc.) qui travaillent étroitement avec les individus. Il leur procure en effet une compréhension des mécanismes de défense dont ils doivent tenir compte pour tirer le meilleur parti de leurs interventions.

Pour tous les professionnels de la santé de diverses allégeances et à tous ceux qu'intéresse la question complexe des relations psyché/so-ma, il peut être un outil de référence appréciable. Et à chacun d'entre nous, il rappelle que l'acceptation de la complexité des êtres, la compassion envers nos mécanismes de défense respectifs et l'humour pour les regarder sont les premiers pas vers une santé psychique.

En terminant, je tiens à remercier mesdames Anne Ancrenat (écri-vaine et chargée de cours en littérature), Laurence Jourde (chargée de cours en littérature) et Marie Lopion (traductrice et massothérapeute d'approche reichienne) de leur étroite collaboration dans la relecture de la traduction.

Anne Gagnon
Thérapeute psychocorporelle
spécialisée en PCI

Introduction

Nous allons parler dans ce livre de croissance — croissance personnelle, intérieure — et de la psychothérapie corporelle intégrée (PCI), thérapie nouvelle et fort intéressante. Ce livre s'adresse à toute personne intéressée à poursuivre sa démarche personnelle de même qu'aux professionnels de la relation d'aide. Nous avons bien sûr à l'esprit les thérapeutes mais aussi les professeurs, parents, médecins, administrateurs, écrivains, entraîneurs d'équipe, acteurs, etc. À tous, nous espérons communiquer notre enthousiasme pour une thérapie qui *fonctionne* ! Une méthode qui interpelle la personne entière, intégrant le corps, l'intellect, les émotions et l'esprit ! Une méthode qui assure des changements profonds et durables !

Rien de nouveau ici. En fait, il se pourrait que vous reconnaissiez tous les éléments de cette thérapie et leur origine avant même que nous en donnions la référence. Ce qui *est* toutefois nouveau, c'est l'agencement de concepts, de traitements, de modèles et de techniques en une forme nouvelle beaucoup plus efficace pour réaliser nos buts que l'étaient les anciennes formes de thérapie.

Ces sources, nombreuses et diversifiées, ont été repérées tout au long de nos explorations personnelles et professionnelles. Elles proviennent autant de l'Est que de l'Ouest : du yoga tantrique et du hatha yoga ; des thérapies freudiennes, jungiennes, reichiennes et de la Gestalt ; du rolfing, de la chiropractie et de la thérapie par le mouvement ; de modèles médicaux et de l'acupuncture ; de la méditation et de la danse ; du mouvement du potentiel humain et de la thérapie par relations objectales ; de la psychologie du développement et du travail auprès des mourants ; et de tant d'autres.

Chaque exploration nous a conduits à de précieuses découvertes. Nous avons cru, à certains moments, avoir enfin trouvé la thérapie idéale, la réponse parfaite ; à d'autres moments nous réalisions que nous ne possédions encore qu'une partie de la réponse, un morceau du casse-tête. Sans cesse les concepts, anciens ou modernes, orientaux ou occidentaux se sont questionnés les uns les autres, additionnés, supportés, voire même contredits, aiguisant constamment notre réflexion et notre compréhension.

De ces multiples explorations sont nés nos croyances et nos principes de travail :

— nous croyons que le Soi vient de l'âme, c'est-à-dire de cette énergie universelle incarnée en chaque individu et rendue unique de par sa présence dans le corps ;

— nous croyons que l'énergie qui circule à travers le corps produit une sensation de bien-être, d'harmonie avec soi-même et avec l'univers ; que la conscience de ce bien-être et de cette harmonie constitue l'essence du Soi et que cette conscience est intimement logée dans le corps ;

— nous croyons que le sentiment du Soi ainsi incarné dans le corps naît d'expériences pré-verbales et que les schémas de comportement qui en résultent ne peuvent être modifiés que par le travail corporel.

Le cheminement qui nous a menés à ces croyances a suscité chez nous une appréciation renouvelée, et même une révérence envers le corps humain, l'intellect et l'âme. Nous considérons leur intégration comme étant l'état le plus naturel de l'être humain et notre travail consiste à produire et à maintenir cet état en ayant recours à toute une panoplie de techniques fort efficaces.

Nos méthodes se sont avérées si justes qu'elles ont très vite attiré l'attention de thérapeutes qui ont voulu les apprendre. Ces témoignages d'intérêt ont donné naissance d'une part à un manuel d'apprentissage qui s'est progressivement transformé pour devenir le présent ouvrage et d'autre part à l'Institut Rosenberg-Rand pour la psychothérapie corporelle intégrée, à Venice en Californie, institut co-dirigé par Jack Rosenberg et Marjorie Rand.

Chapitre premier

Psychothérapie corporelle intégrée : le quoi et le pourquoi

On connaît bien la vieille histoire des trois aveugles qui essayaient d'identifier un éléphant. Chacun s'y prit à sa manière : l'un commença par la trompe, le deuxième partit des pieds et des côtés, le troisième, lui, examina la queue. Chacun certifia pourtant qu'il connaissait la véritable nature de l'éléphant. L'un jurait qu'un éléphant était un animal long et épais, tout en ondulation, avec deux orifices moites à sa base par lesquels eau, nourriture et air entraient et pouvaient tout aussi bien être rejetés. L'autre n'était absolument pas d'accord. Il affirmait qu'un éléphant était, au contraire, une immense structure en forme d'arbre, fermement enracinée dans le sol et qui s'élargissait jusqu'à atteindre les dimensions d'un édifice ; et, par surcroît, de texture rugueuse. Le troisième compère s'amusait bien de leur naïveté. Lui, dans sa sagesse, assurait que l'éléphant était une créature à allure de serpent, avec une touffe grossière posée sur l'une de ses extrémités. Chacun des trois hommes avait pourtant raison dans sa description mais son expérience était partielle.

C'est ce qui s'est passé dans le champ de la psychothérapie. De brillants explorateurs de la psyché ont décrit l'importance de l'inconscient, de l'esprit, du corps et des émotions. Ils nous ont révélé divers mécanismes de répression et l'impact de leurs domaines respectifs de recherche mais, tout comme pour la description de l'éléphant, de vastes portions du comportement humain sont restées inexplorées. La prolifération de chercheurs orientés vers des sujets d'étude aussi morcelés les a entraînés à dépenser plus d'énergie à promouvoir leur point de vue qu'à partager l'information. Se contenter d'augmenter le nombre de théoriciens, c'est multiplier le nombre d'aveugles autour de l'éléphant. Et si chacun reste cantonné dans sa découverte sans la faire connaître pour que d'autres puissent en arriver à une perspective globale, on n'a fait au total que multiplier les points de vue partiels, et cela malgré l'intelligence et la profondeur des théories.

En raison des limites propres aux différents champs d'étude de la psychologie, nous avons progressivement développé une méthode de psychothérapie puissante qui a emprunté ses outils à un vaste répertoire de théories, de méthodes et de philosophies. Notre base, bien sûr, demeure la psychologie occidentale avec Freud, Reich, Jung et Perls de même que les théories de la thérapie par relations objectales. Outre ces approches, nous avons étudié et intégré plusieurs techniques et philosophies orientales — l'acupressure, le yoga, le tantra et la méditation. Et à mesure que nous avancions dans notre travail, nous avons exploré nos propres segments de l'éléphant, essayant de les interpréter tant à partir d'études diverses que de notre expérience personnelle et de notre travail auprès des clients.

Nous avons dû puiser à de très nombreuses sources parce que la psychologie n'a pu, jusqu'à maintenant, offrir une solution satisfaisante au dilemme humain. Elle s'adressait uniquement à l'intellect, ignorant la réalité du corps et, à l'exception de Jung, de l'esprit. Par contre, les différentes thérapies corporelles qui essayaient de remédier à cette lacune, négligeaient à leur tour les processus cognitifs. Nous avons découvert, au cours de notre propre cheminement thérapeutique aussi bien que dans notre travail, qu'il est essentiel d'intégrer les différentes composantes de l'être humain — intellect, corps, émotions et esprit. Reconnaître que l'être, le Soi essentiel, est *enraciné dans le corps*, telle a été la clé de notre réussite, car ignorer la dimension corporelle ne peut conduire qu'à un succès partiel et temporaire dans le traitement de la souffrance morale.

Notre approche éclectique de la psychothérapie nous a démontré que, malgré la prolifération d'idées dans la psychologie occidentale, il y a peu de nouveau sous le soleil ; on n'assiste qu'à une redécouverte d'idées anciennes. Ces idées viennent quelquefois du fond de notre propre culture ; parfois, elles émergent des cultures primitives ou encore de philosophies anciennes et assez sophistiquées. Il est peut-être plus facile de les redécouvrir dans un contexte étranger. Ce qui compte finalement, ce n'est pas l'ancienneté de l'idée mais l'intégration que nous en avons faite et comment nous avons développé une vision cohérente du comportement humain, une image globale de l'éléphant pour ainsi dire.

L'importance et la pertinence de cette méthode de thérapie intégrée deviennent pour nous de plus en plus évidentes chaque fois que nous recevons un client qui a été traité partiellement par l'une ou l'autre des écoles de thérapie. Peu importe le degré d'authenticité de leur travail, le client continue désespérément à rechercher un soulagement pour ses problèmes affectifs. Nous pourrions citer de nombreux exemples de l'échec des thérapies incomplètes et à sens unique.

Prenons le cas de Sylvia, une femme de quarante ans, à l'allure vive, à la chevelure rousse ondulante et au regard pétillant. Elle sortait de deux années d'une analyse freudienne et pouvait parler d'elle-même avec amusement, déguisant habilement ses problèmes par un emploi exagéré du jargon analytique. Derrière ce charme espiègle se cachait malheureusement une dépression de longue date. Les années de thérapie lui avaient fourni les moyens intellectuels de supporter l'échec d'un mariage, de faire face au départ des enfants en âge de quitter le foyer et d'affronter le retour sur le marché du travail, mais la dépression était toujours là, sous-jacente.

« Certains week-ends, je n'ouvre même pas les rideaux », nous avoua-t-elle. « Je fais toujours l'amour comme une puritaine avec un homme que je connais à peine après vingt ans de mariage et j'ai du mal à appeler mes amis par leur prénom... Qu'est-ce que cela m'a donné ? » gémit-elle avec un sourire ironique.

Sa thérapie lui avait fourni assez de matériaux pour savoir raconter de manière extravagante des histoires drôles sur ses aberrations et assez d'introspection pour diriger relativement bien sa vie. Son corps, par contre, n'avait pas du tout été touché ; elle était à moitié vivante, incapable de ressentir sa sexualité et d'être proche de ses amis. Elle camouflait habilement sa dépression à l'aide d'excitants et sous un humour délicieusement tortueux et généralement dépréciateur.

Au cours de notre travail thérapeutique, elle entra en contact avec son corps et commença à réaliser l'importance de celui-ci dans le développement de ses problèmes psychologiques. D'abord, elle eut à reconsidérer son attitude négligente face à l'alimentation et à l'exercice physique. Au cours de sa thérapie, elle parvint à faire des liens entre sa compréhension intellectuelle et une nouvelle conscience de son corps et réussit enfin à libérer les énergies affectives et sexuelles depuis si longtemps retenues. Elle put enfin établir des relations plus chaleureuses et affectueuses avec mari, amis et famille. Graduellement, l'impression de vitalité et de charme qu'elle dégageait cessa d'être un masque pour devenir l'expression de sa réalité propre.

Le cas de James était tout différent. Il avait connu sept années de thérapies corporelles avec d'intenses « catharsis », lors de sessions hebdomadaires. Son corps mince et agile se déplaçait avec une grâce étonnante et dégageait une forte énergie sexuelle ; il le traitait avec respect, consommait des aliments naturels et suivait un programme d'exercices régulier. Il émanait de lui un certain charme primitif dû à la grâce et à la simplicité de son corps alliées à une certaine vacuité intellectuelle. James se tirait élégamment de toute relation suivie avec un homme ou avec une femme. En dépit d'un dossier scolaire impeccable, la variété des emplois qu'il avait occupés — d'instructeur de chiens à constructeur de deltaplanes — témoignait de son incapacité à s'engager intellectuellement. Une même impression de fugacité se dégageait de ses relations avec les gens.

Contrairement à Sylvia, sa difficulté n'était pas d'entrer en contact avec son corps mais d'établir des liens entre corps et émotions, en développant la compréhension intellectuelle que Sylvia avait mis tant d'années à acquérir. Lors de ses thérapies antérieures, il avait négligé son intellect ; de même, il n'avait pu établir aucune sorte de relation avec son thérapeute. Il arrivait à la session, s'étendait par terre, fermait les yeux et exécutait à la lettre chaque mouvement proposé par son thérapeute, laissant s'exprimer toute émotion qui surgissait. Les émotions ainsi libérées étaient aussitôt oubliées en raison de l'absence de tout processus cognitif. Les sessions n'impliquaient jamais de contact oculaire avec le thérapeute ni d'échange verbal autre que les instructions corporelles. Le manque complet de relation entre thérapeute et client était tout aussi responsable de l'échec de la thérapie que le fait pour James de n'avoir pas développé son intellect. Nous considérons la relation thérapeutique essentielle dans le processus de guérison.

Le père de James mourut alors que celui-ci était encore en thérapie avec nous. L'homme avait été un tyran pour sa famille et, comme on pouvait s'y attendre, les émotions de James firent surface rapidement. Avec notre support, il put voir le lien entre ses émotions, son style de vie et ses schémas de comportement. Il comprit l'étendue de sa colère contre son père, colère qui camouflait une grande peine. Et c'est seulement après avoir pris conscience du lien de cause à effet entre les sentiments qu'il éprouvait à l'égard de son père tyrannique et son propre comportement qu'il put enfin modifier celui-ci. Il quitta son dernier emploi — le dernier d'une série où il avait peu investi de lui-même — et démarra sa propre entreprise. Il cessa également de fuir ses relations et nous annonça un jour qu'il allait se marier : « Je n'ai plus le temps d'apprendre un nouveau nom tous les quinze jours », nous dit-il en riant pour expliquer l'abandon de ses vieilles habitudes.

Nous avons souvent eu l'occasion de travailler avec des gens qui, comme James, ont entrepris des thérapies corporelles où la relation thérapeutique n'est pas privilégiée et où l'on ne recherche que la simple décharge émotionnelle. Ce qui manque à toutes ces personnes, c'est l'intégration de toutes leurs composantes. Or, sans cette intégration, il leur est impossible de diriger leur vie avec aisance et satisfaction.

Bill était un bel homme, grand, aux cheveux noirs, constamment entouré de femmes. Personne autour de lui ne comprenait la raison de sa dépression. Il avait en effet ce dont beaucoup d'hommes rêvent : une vie sexuelle remplie de jeunes femmes attrayantes. Dans la quarantaine avancée, grisonnant légèrement, Bill avait réussi dans un poste de directeur administratif. Malgré une certaine insouciance à l'égard de sa santé, il demeurait un homme séduisant. Mais au fond, Bill était extrêmement malheureux et ne pouvait se souvenir d'avoir jamais été heureux. Il déménageait sans cesse, changeait de compagnes constamment et ne s'arrêtait jamais assez longtemps pour défaire ses valises. Il tirait son bien-être uniquement de ses relations sexuelles ; toutefois, ni celles-ci ni la présence continuelle de femmes autour de lui ne l'empêchaient de se sentir isolé. « La pire chose qui puisse m'arriver, c'est de me retrouver seul dans mon lit. Pourtant quand je me réveille le matin à côté de quelqu'un dont je ne peux me rappeler le nom, je me sens plus seul que jamais. »

Bill avait connu les thérapies du mouvement du potentiel humain, lesquelles recherchent la décharge émotionnelle sans l'implication du corps. Il pouvait hurler sa colère mais se trouvait incapable d'exprimer sa dépression. Grâce à notre travail thérapeutique, il apprit à contenir ses émotions dans son corps. Il entreprit un programme d'exercices et commença à mieux s'alimenter. Sa santé s'améliora et pour la première fois de sa vie il connut un bien-être physique. Il était désormais capable de contenir les bonnes sensations à l'intérieur de son corps au lieu de les laisser s'échapper. Ayant développé ainsi une meilleure estime de lui-même, il put enfin s'arrêter, s'installer et même envisager le mariage, et voir finalement sa dépression disparaître.

Ranga Pur, notre dernier exemple d'échec de thérapies partielles, était membre d'une communauté spirituelle au sein de laquelle il avait vécu la plus grande partie de sa vie d'adulte. Ranga dégageait un air de sainteté. Il méditait constamment et gagnait sa vie en enseignant le yoga. Encore jeune, dans la trentaine, séduisant de surcroît, il ne s'était jamais approché d'une femme autrement que comme un frère. Il était chaleureux et affectueux mais aucune connotation sexuelle ne teintait ses gestes d'affection. Son allure d'adolescent et son apparence asexuée laissaient entendre qu'il n'avait jamais grandi, ce qui était le cas. Cela le troublait. Non seulement il ne pouvait conserver un emploi à l'extérieur de la communauté et encore moins prendre femme, mais il ne pouvait pas vivre en dehors de sa communauté. Les gens profitaient de lui, utilisant sa chambre et ses affaires, et le dérangeaient durant ses méditations. Contrairement à la plupart des gens, il n'avait jamais appris la juste différence entre le « toi » et le « moi », entre « ce qui est à toi » et « ce qui est à moi ». L'ashram, en le protégeant du monde extérieur, le limitait dans le développement de son sentiment d'identité. « Il m'arrive », nous dit-il, « de ne plus savoir où je finis et où les autres commencent et... », ajouta-t-il, se sentant coupable, « je n'aime pas toujours cela ». La vie communautaire l'avait rendu incapable d'établir les frontières que toute personne normale trouve légitimes.

Son travail thérapeutique consista à réclamer son droit d'éprouver des sentiments comme tout être humain, incluant le droit à la sexualité. Par la suite, il put découvrir qui il était à partir de ses propres expériences, démarquer des frontières entre lui et les autres et se tracer une vie propre.

Dans le *Journal of Transpersonal Psychology*, Ram Dass décrit les dangers et les conséquences qu'il y a à renoncer à son individualité avant même de l'avoir constituée, comme le fit Ranga Pur :

Psychologiquement, il y avait des parties complètes de moi dont j'avais peur et que je rejetais... (J'ai essayé) de m'en débarrasser en devenant un saint... mais après un certain temps... j'essayais de vivre en fonction de l'image que les autres se faisaient de moi... J'ai dû alors m'isoler et dans ma solitude je sombrai dans une dépression profonde que je camouflais.

... le problème... c'est que le chemin qui mène à l'intuition passe par le cœur et j'essayais d'atteindre l'amour universel sans tenir compte des émotions, celles-ci étant trop humaines pour moi... Je repoussais mon humanité pour épouser la divinité... L'intuition... doit résulter du mariage entre humanité et divinité. À défaut d'embrasser complètement mon humanité, mes intuitions ne pouvaient être pleinement en harmonie avec l'ordre des choses.

Steven Hendlin, se reférant à ce problème d'individuation à l'intérieur d'une communauté spirituelle, affirme qu'une personne qui n'a pas encore transcendé son ego peut être prise au piège d'une « union pernicieuse ». On peut confondre des états de vide, d'évasion, de détente musculaire, de transe, ou une absence de frontières entre soi et les autres avec une véritable « fusion » avec le groupe spirituel. La personne pense ainsi transcender un ego solidement établi alors que les tentatives pour se dissocier des besoins humains personnels peuvent être prématurées. Il peut s'ensuivre un renforcement et de l'ego et de ses inclinations personnelles. Ce renforcement, sorte de « rafistolage » inconscient, offre au moi menacé un fondement bien fragile[1].

Ces quatre exemples nous montrent des gens qui ont cherché à échapper à leurs problèmes affectifs ou ont tenté de soulager leur souffrance par l'une ou l'autre forme de thérapie existante. Chacun d'eux restait incapable de mener une vie pleine et satisfaisante jusqu'à ce qu'il parvienne à intégrer intellect, émotions, corps et esprit, prenant ainsi en considération une partie importante de lui-même jusque-là négligée.

La description de ces cas amènera sans doute le lecteur à se demander ce qui a pu se produire pour que ces personnes se sentent

---

1. Steve Hendlin, *Journal of Transpersonal Psychology*, July, 1983.

si malheureuses et si incomplètes. La réponse se trouve généralement dans les premières années de la vie.

Le scénario originel

Nous appelons scénario originel la somme de nos premières expériences de vie. C'est l'ensemble des événements d'ordre physique et affectif que nous avons vécus lors de nos premières années de vie, tout ce que nos parents nous ont fait et ont fait pour nous, de même que tout ce que leurs propres parents leur ont fait et ont fait pour eux. Cela inclut le contexte dans lequel nous sommes nés : le temps et le lieu, la culture et la sous-culture. Cet ensemble d'expériences constitue notre structure caractérielle primaire.

En PCI vous remarquerez que nous utilisons le mot « caractère » dans un sens légèrement différent de l'usage courant. Par *caractère*, ou structure caractérielle, nous entendons les tensions musculaires chroniques, les réactions émotionnelles, les systèmes de croyance inscrits dans le corps et qui se lisent à travers nos comportements. On se réfère généralement au caractère comme à une structure morale et non comme à un schéma musculaire ; il s'agit, en réalité, d'une seule et même chose. Une structure morale au sens où nous l'entendons est une structure rigide qui ne laisse à l'individu aucun choix spontané. Son code de lois et de jugements appris dans le passé s'applique aux situations d'aujourd'hui, quelquefois avec à propos, d'autres fois non. Cette structure régit le comportement humain et se trouve imbriquée dans le corps. Vous en comprendrez la raison à partir d'un exemple concernant le développement de l'enfant.

Quand il vient au monde, l'enfant n'est qu'un agrégat de stimuli nerveux. Ses émotions se développent tôt, en réaction aux réponses corporelles ; par contre, le langage et les autres habiletés intellectuelles viendront sensiblement plus tard. À la naissance, l'enfant est une pure entité physique. Le choc de la naissance le met immédiatement en contact avec la douleur. Plus tard la faim, le froid, l'humidité, la peur de tomber lui seront d'autres sources de souffrance. Il tire son plaisir de la chaleur, du fait d'être nourri, d'être serré tendrement et d'être caressé. C'est avec la ou les personnes responsables de soulager sa peine, de le nourrir, de le sécher lorsqu'il est mouillé et de le tenir bien au chaud qu'il établit sa première relation. *La manière dont le geste est fait*, plus que l'*acte* lui-même, *l'affectera pour la vie*. S'il est immédiatement pris dans les bras et nourri lorsqu'il crie sa faim et que cette expérience se répète régulièrement, il apprend ainsi d'importantes leçons. Par exemple, que la douleur est correcte ; point n'est besoin de la redouter puisqu'elle sera vite soulagée et qu'il se sentira bien à nouveau. Il apprend également que quelqu'un d'autre se soucie de sa souffrance, que ce qui est important pour lui l'est aussi pour un autre. Même en tant qu'adulte, le seul fait de constater qu'une personne se soucie de nous peut nous faire monter les larmes aux yeux. Par contre, nous sommes capables de comprendre que les autres ne s'en font pas autant que nous devant nos difficultés ; nous pouvons tout aussi bien accepter un manque d'intérêt qu'apprécier la vraie sollicitude. Le bébé, lui, ne peut faire la différence : la seule chose dont il est conscient, c'est que ses besoins sont comblés ou non. Et cela vaut pour ses besoins tant physiques qu'affectifs ; les deux doivent être satisfaits pour assurer un développement approprié.

Maintenant, un enfant qui n'est jamais pris dans les bras et nourri lorsqu'il pleure de faim apprend lui aussi des leçons importantes pour son développement. La souffrance, dans ce cas-ci, *est* une expérience à craindre car personne ne la soulagera. L'enfant n'apprend pas qu'une personne extérieure à lui peut se soucier de sa peine. Ce qu'il apprend, au contraire, c'est à porter sa peine seul. Bien qu'il soit incapable de se nourrir, il *peut* toutefois se séparer de la douleur qui en résulte. Même si, en fin de compte, on le nourrit, il fait taire la douleur jusqu'à ce que son besoin soit satisfait. Il est possible que le repas ne lui procure pas la satisfaction attendue quand enfin on le lui donne parce que, justement, il a bloqué sa faim. Comme le fait d'être nourri ne répond plus à ce moment-là à un besoin émotif intense, il se pourrait bien qu'il n'associe pas la satisfaction de son repas à la personne qui le lui donne. Après tout, où était-elle quand il avait vraiment besoin d'elle ? Contrairement à l'enfant qui est nourri avec célérité, il n'a pas l'occasion de sentir que sa souffrance importe à quelqu'un d'autre ; elle ne concerne que lui. Les bébés qu'on laisse constamment pleurer finissent par s'arrêter de pleurer mais ils apprennent alors à vivre avec leur malaise physique et affectif en s'en dissociant.

Le sentiment de Soi

Connaître le Soi et lui redonner sa juste place constituent à la fois le fondement et le but du travail de la psychothérapie corporelle intégrée (PCI). Le sentiment de Soi est une expérience non verbale de bien-être, d'identité et de continuité ressentie corporellement. Si les besoins d'un enfant ne sont pas satisfaits avec amour et sollicitude, il ne peut développer un sentiment de Soi fort. Le Soi en puissance — cette masse d'énergie indifférenciée chez l'enfant — demeurera plus ou moins indifférencié et fragmenté, car la cohésion qui donne une « forme » au sentiment de Soi, à l'identité, lui fera défaut. Le sentiment de Soi ne peut se développer par manque d'expérience de bien-être et de confort physique. L'enfant développe alors la structure caractérielle de celui qui se coupe de ses émotions. C'est un mécanisme de défense qui s'érige entre le Soi et le monde extérieur.

Ces défenses sont utiles dans la mesure où elles permettent à l'individu de continuer à croître sans que le Soi en éprouve de souffrance additionnelle ; par contre, elles maintiennent le Soi dans l'état primaire où il était au moment de la formation de la structure caractérielle. Le bébé qui, aux premiers cris, se fait prendre et nourrir avec amour dès que la faim le tenaille développe une sensation de bien-être physique et, en conséquence, un fort sentiment de Soi.

L'expérience du sentiment de Soi est vitale. Dans les quatre exemples mentionnés précédemment, nous avons présenté des gens qui, pour des raisons différentes, avaient développé un faible sentiment de Soi. Sylvia était brillante et d'une intelligence vive mais son corps était à demi éveillé. James avait un corps vivant mais cela n'améliorait pas sa capacité de relation. Bill s'entourait de femmes pour se prémunir contre la solitude, comme si une activité sexuelle répétée pouvait l'empêcher de ressentir une faim beaucoup plus ancienne. Le sentiment de Soi de Ranga Pur n'avait pu se développer adéquatement dans son enfance et, à l'adolescence, il ne parvint pas à établir une identité indépendante de celle de ses parents. Il arriva à l'ashram avec un Soi qui n'était pas encore individué.

Reprenons ce que nous avons déjà dit au sujet de la structure caractérielle : elle est formée de tensions musculaires chroniques, de réponses émotionnelles et de systèmes de croyances inscrits dans le corps. Ces postures rigides s'instaurent très tôt comme mécanismes de défense. Pour ne pas ressentir une douleur inapaisée l'enfant contracte son corps, empêchant ainsi la peine de pénétrer trop profondément. Il apprend à se couper de cette peine à l'instant même où elle se manifeste. La réponse n'est plus un processus sélectif, car il se coupe de l'*émotion* tout autant que de la souffrance, au point que, devenu adulte, il en arrive à ne plus avoir accès au plaisir que son corps serait capable d'éprouver.

Des chercheurs ont démontré que « la tension musculaire revêt une importance fondamentale comme manifestation des *habitudes de défense* d'un individu et que ces défenses se lisent à travers les postures, la voix et, en fait, à travers tout muscle tendu de façon chronique ». Voici comment ils ont résumé leurs conclusions :

> Premièrement, les schémas de tension musculaire et d'hyperactivité sont de bons indices d'attitudes et de types de personnalité et les changements qui se produisent dans le schéma des tensions sont des signes évidents de progrès dans la thérapie ; deuxièmement, les frustrations de toutes sortes de même que l'interruption d'activités pour lesquelles l'individu est fortement motivé causent des tensions chroniques, lesquelles traduisent un état d'alerte permanent dont l'individu est souvent lui-même inconscient. Freud faisait remarquer que « le véritable but de la répression est d'empêcher le développement de l'affect » et que « la répression exige une dépense constante d'énergie ». Selon le point de vue développé ici, la répression se révèle par une tension musculaire chronique et un apport d'énergie constant est nécessaire pour maintenir cet état. Troisièmement, cet état d'alerte musculaire continuelle joue le rôle de déclencheur de stimulation interne, laquelle nécessite un constant surplus d'énergie. La tension musculaire chronique, en plus d'être à la racine de plusieurs maladies physiques, s'est avérée associée également aux névroses et aux psychoses. Une nouvelle définition de la normalité se lirait comme suit : être libéré de toute tension musculaire chronique[2].

Le travail de la PCI a pour but de nous faire ressentir plus intensément l'effet de schémas de comportement émotifs et des

---

2. Robert Plutchik, « The Role of Muscular Tension in Maladjustment », *The Journal of General Psychology*, Vol. 50, 1954, pp. 45-62.

structures musculaires rigides. Quand ces schémas sont brisés, des expériences très anciennes sont revécues. La plupart d'entre nous avons l'habitude de maintenir une tension constante dans les yeux par exemple, ou à l'arrière de la tête, ou aux épaules ou encore à l'estomac. Notre musculature devient figée dans un style de réponses conforme à des modes de défense (ou de protection) acquis à un très jeune âge. Ces habitudes persistent notre vie durant à moins qu'elles ne soient interrompues.

On envisageait autrefois la vie comme une ligne droite, de la naissance à la mort. Par la suite, on a réalisé que les gens répétaient constamment les mêmes comportements, tournaient en rond ou étaient figés dans de vieilles habitudes, bloqués qu'ils étaient dans leur corps et dans leur caractère, contraints de répéter sans cesse le même comportement. Comme tout cela se fait au cours des années, on préfère de nos jours parler de cheminement en spirale de la naissance à la mort, l'individu repassant à peu près toujours par le même chemin.

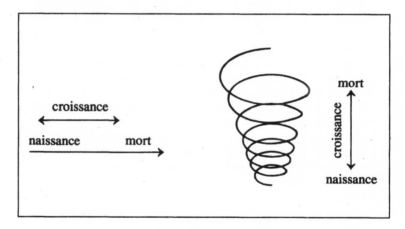

L'énergie

Le concept d'énergie est à la base de la psychothérapie corporelle intégrée. L'énergie est présente tout à la fois dans le corps, dans les pensées et dans les émotions. Pour les physiciens, les mystiques et les contemplatifs, cette énergie est tout simplement de l'énergie indifférenciée, la même dans tout l'univers. Arbres et rochers sont des masses d'énergie. Également aussi de l'énergie, les vagues de l'océan et l'électricité. Il s'agit en fait d'ondes vibratoires et de particules en mouvement plus ou moins rapide. Plus le mouvement ralentit, plus dense est la matière. Ainsi le corps est la forme la plus dense de l'énergie humaine.

Nous sommes des constellations d'énergie. L'énergie, que chacun identifie en lui comme le « Soi » essentiel, est contenue dans le corps physique, lui-même étant une quantité d'énergie plus ou moins manifestée sous une forme solide. Cependant cette inclusion du Soi n'est pas totale car il existe également un champ d'énergie à l'extérieur du corps, lequel est affecté par les autres tout en les affectant. On connaît tous des êtres qui dégagent une telle énergie négative qu'on éprouve un malaise dès qu'ils entrent dans une pièce. Tandis qu'avec d'autres, nous nous sentons immédiatement bien, en confiance ; leur présence irradie même à distance. On dit alors de ces personnes qu'elles sont « vibrantes », « charismatiques », « magnétiques » ou tout simplement qu'elles dégagent de « bonnes vibrations ».

Maintenant, si on voit l'être humain comme essentiellement une constellation d'énergie, comment imaginer une personne en santé ? On se la représente animée d'un flot d'énergie coulant librement. L'énergie circule à tous les niveaux, à travers toutes les couches, en toute direction et en tout temps. Elle est immédiatement accessible à l'individu dès qu'il en a besoin, quelle qu'en soit la raison.

La personne en mauvaise santé a, au contraire, des blocages dans son corps et la circulation d'énergie est entravée. Il faut se rappeler constamment que nous *sommes* énergie. Le Soi, en chacun de nous, est à la fois énergie, conscience et expérience de cette énergie. Si notre énergie est contrecarrée très tôt dans la vie, le sentiment de Soi, dès lors étouffé par des mécanismes de défense, se développe difficilement.

Dans la description que nous avons faite d'enfants affamés, nous avons conclu qu'un bébé qui jouit d'un bien-être physique développe un fort sentiment de Soi. Ce bien-être provient d'une libre circulation de l'énergie dans le corps et résulte d'un état d'être conforme à l'ordre naturel des choses.

Le bébé dont les besoins demeurent inassouvis et qui se coupe de ses émotions construit des blocages qui entravent sa circulation d'énergie. Et comme toute réaction s'inscrit dans le corps, ces blocages deviennent tension musculaire. Parce que son énergie ne circule pas comme elle le devrait, il se prive d'une expérience intime avec le Soi. En bloquant ses émotions, il restreint le flot d'énergie, et le noyau de son être — son sentiment de Soi — lui est dissimulé. Le sentiment de Soi est présence à la circulation interne d'énergie. Si l'on perd contact avec cette circulation, aucune conscience du Soi n'est possible ou, si elle existe, elle ne peut être que partielle. L'individu va, au contraire, s'identifier avec son mécanisme de défense. Il en résulte un sentiment de Soi masquant le vrai Soi.

On parle généralement de bon ou de mauvais concept de soi. À notre avis, ces qualités ne s'appliquent pas au sentiment de Soi qui est bon de par sa nature même ; seul sa non-émergence est néfaste.

Dans les quatre cas rapportés précédemment, les clients révèlent la pauvreté de leur sentiment de Soi par des expressions telles que « Je ne sais pas vraiment qui je suis », par des comportements privés d'une ligne directrice, par des activités constamment vouées à l'échec et par un dysfonctionnement sexuel. Au plan physiologique, les blocages énergétiques qui limitent le développement du Soi peuvent également entraîner maladies physiques et déséquilibres émotifs. Le fait d'entrer en contact avec les blocages par la PCI, de défaire les tensions qui les produisent et de laisser par là même l'énergie circuler librement, permet l'émergence du Soi chétif, retenu à l'intérieur. Quand l'énergie circule sans entrave, l'individu connaît un bien-être physique qui aurait dû être sa condition naturelle depuis l'enfance.

Grâce à la PCI, le client commence à ressentir un courant d'énergie et à découvrir comment cette énergie le relie à l'univers. Quand cette énergie est bloquée, l'individu devient isolé, et du monde et de son Soi essentiel. Toutefois, nous croyons que le Soi demeure toujours vivant au plus profond de chacun et nous pensons avoir trouvé une façon d'aider les gens à entrer en contact avec lui. L'esprit et le corps ne sont pas des entités séparées ; travailler avec l'un, c'est agir indirectement sur l'autre. Le corps est la pierre angulaire de toute croissance. Quand, chez l'être humain, les réactions physiologiques aux problèmes affectifs se transforment et s'accompagnent de prises de conscience, la voie est ouverte à l'émergence du sentiment de Soi. **Honorer son Soi essentiel constitue le moyen et le but de notre travail thérapeutique.**

Autres manifestations d'énergie chez une personne

Nous nous servons de notre énergie, qu'elle soit bloquée ou non, de différentes manières et à diverses fins. On peut parler d'énergies émotionnelle, mentale et sexuelle. Chacune d'entre elles est puissante à sa façon et sujette aux perturbations créées par les blocages du corps.

Énergie émotionnelle

L'accès aux émotions passe par le corps. L'expression des émotions est une expérience vécue par le corps et non par l'intellect. La reconnaissance de l'effet réciproque entre les émotions et le corps relève presque du lieu commun :

« Elle se rend malade avec ses examens. »
« Je me sens toujours mieux après une bonne crise de larmes. »
« Elle grimpe dans les rideaux. »
« Il est mort le cœur brisé. »
« Il est amoureux et il est au septième ciel. »
« Tiens-toi debout. »
« Ce gars se prend pour le nombril du monde. »
« Il me fait dresser le poil sur le dos. »

Les émotions activent le système nerveux, déclenchant ainsi une mise en circulation d'hormones qui, à leur tour, agissent sur les émotions pour en engendrer de nouvelles. Par exemple, la peur et la colère déversent de l'adrénaline dans le corps, nous rendant capables de fuir ou d'attaquer avec un pouvoir accru. L'amour nous détend, permettant à l'énergie de circuler plus librement et à notre conscience de s'ouvrir à d'autres champs d'énergie ; somme toute, l'amour nous rend la vie plus facile. La haine, par contre, nous fait rentrer à l'intérieur, nous étouffe et nous rend malades.

La plupart des gens savent cela intuitivement mais il est de plus en plus admis que ces effets peuvent être recherchés systématiquement. Plusieurs écrits rappportent des expériences qui confirment cet effet réciproque des émotions et du corps. Par exemple, nous arrivons à vaincre la dépression chronique en courant systématiquement chaque jour. C'est pourquoi la pratique régulière d'exercices aérobies est une composante essentielle de la PCI. De même, nous pouvons transformer nos émotions en modifiant notre schéma respiratoire, ce qui agit à son tour sur nos systèmes neurologique et endocrinien[3]. Il est fait mention, dans un article du *Brain Mind Bulletin* (3 janvier, volume 8, n° 3), de la découverte d'une relation directe entre l'activité cérébrale et le rythme respiratoire : « Les réponses de l'électro-encéphalogramme ont fait ressortir la relation logique qu'il y a entre le passage de l'air dans les narines et le cerveau dominant, et cela sur toutes les fréquences : alpha, theta, delta et beta... Elles ont également permis d'établir, pour la première fois, un rapport entre les états de conscience et des fonctions métaboliques spécifiques. *Il devient alors évident que les émotions sont susceptibles d'être modifiées par des exercices respiratoires appropriés.* » (C'est nous qui soulignons.)

Énergie mentale

Dès les premiers balbutiements du langage, une personne exerce son intellect pour se prouver l'existence du monde dans lequel elle vit, pour se l'expliquer et conduire sa propre vie. Par « intellect », nous entendons les capacités cognitives naturelles sans aucune connotation académique. Ces expériences sont interchangeables, mais nous voulons insister sur le fait que ce qui est visé ici, c'est le processus de base de la connaissance humaine à travers le développement du savoir et les mécanismes d'apprentissage. Ce processus s'instaure chez l'individu dès son jeune âge et peu de temps après se fixe en une structure rigide. Les schémas de comportement habituels d'une personne sont de bons indices pour discerner si son énergie mentale est utilisée avec efficacité ou si elle est entravée par des difficultés émotionnelles.

Bien que nous soyons à la recherche des émotions dans le corps, c'est l'intellect qui nous permet de leur faire face. Grâce à son processus cognitif, l'individu arrive à comprendre son passé, à en voir les effets dans sa vie présente et à mener à bien les changements pour l'avenir.

---

3. Kenneth Pelletier, *Le pouvoir de se guérir ou de s'autodétruire*, Québec/Amérique, 1984.

Énergie sexuelle

Reich croyait que l'énergie sexuelle réprimée était à l'origine des névroses. Nous avons élargi sa pensée jusqu'à inclure toute forme d'énergie. L'énergie réprimée, qu'elle soit d'origine mentale, émotive, physique ou sexuelle, crée la névrose. Quand nous sentons circuler en nous cette énergie libérée, celle-ci devient alors disponible à des fins créatrices.

Toutefois nous accordons, en PCI, une attention particulière à la sexualité. Ainsi l'examen attentif de la vie sexuelle du client est une partie intégrante de la thérapie. Nous veillons à mener cette exploration avec discrétion, mais il nous est apparu clairement que la sexualité d'une personne est plus révélatrice de son comportement que quoi que ce soit d'autre. Le schéma orgastique correspond aux schémas respiratoire et de tension musculaire alors que les croyances des individus concernant la sexualité relèvent de leur scénario originel. Nous assemblons les aspects séparés de la vie du client et nous les réorganisons de manière à ce que la sexualité devienne partie intégrante de la totalité plutôt que de la dissocier du schéma global.

Par exemple, le « scénario » de Phil (le schéma en spirale, basé sur son scénario originel, qu'il parcourt sa vie durant) montre qu'il démarre aisément des projets mais ne sait pas les mener à terme. Ainsi il peut s'emballer pour un contrat d'affaire puis l'annuler brusquement. Cette attitude se reproduit dans tous les domaines de sa vie : dans son travail, ses relations et dans sa vie sexuelle. Il peut constamment faire des avances de relation sexuelle à son épouse pour devenir par la suite impuissant.

En thérapie, nous traitons rarement les cas d'impuissance séparément du reste car nous avons constaté que d'autres aspects de la vie des gens sont en quelque sorte régis par les mêmes schémas de comportement. Le symptôme d'impuissance est alors une piste utile. C'est en effet souvent le problème qui a conduit la personne en thérapie, situation énormément chargée d'émotions. Le problème, toutefois, ne se situe jamais uniquement au niveau sexuel ; il s'agit plutôt d'un problème d'identité, c'est-à-dire de connaissance et d'expression du Soi.

Notre approche de la sexualité ressemble à l'approche tantrique de l'énergie dans le sens où nous envisageons l'être humain comme un réservoir de la force vitale. Le tantra, soit dit en passant, est une sorte de yoga avec lequel nous étions déjà en partie familiarisés au moment où nous avons fait la connaissance de Ajit Mookerjee, l'auteur de *The Tantric Way*. Il avait entendu parler de notre travail thérapeutique et désirait en savoir davantage. Il nous a demandé, entre autres, « Comment faites-vous *circuler* l'énergie ? » Il fut ravi d'apprendre que nous utilisions des techniques de respiration spécifiques et que, comme lui, nous ouvrions les canaux d'énergie grâce à des points d'acupressure. Sans le savoir, nous avions utilisé des méthodes que les yogis tantriques appliquaient depuis des siècles.

Le processus thérapeutique

Quand un client vient nous voir pour la première fois, il y est habituellement poussé par une préoccupation majeure que nous qualifions de « problème d'entrée » en thérapie. Même s'il le présente comme sa seule et unique difficulté, nous le considérons comme un symptôme. Et, qui plus est, un symptôme qui ne peut être résolu à l'intérieur de la situation actuelle.

Comme nous l'avons déjà dit, chaque individu met en place des schémas de comportement dès son jeune âge et les reproduit sa vie durant. Les situations qui ont présidé à l'établissement de ces structures rigides datent de périodes pré-verbales et pré-intellectuelles et, en conséquence, sont inscrites dans le corps sous forme de tension musculaire chronique. La tension renvoie également à des « conflits non résolus ». « Non résolus » dans le sens où les situations n'ont jamais été complétées par manque d'intégration des réponses du corps, des réactions émotionnelles qui en découlent et de la compréhension cognitive. La tension musculaire chronique et la présence de « situations non réglées » font partie du « caractère ». La compulsion qui nous fait répéter des comportements adoptés depuis l'enfance pour nous éviter de la souffrance s'est développée très tôt et nous amène aujourd'hui à vivre de semblables situations non réglées. Les gens répètent sans cesse des comportements voués à l'échec comme, par exemple, le fait d'épouser des partenaires qui ressemblent dangereusement à leurs parents ou le fait d'occuper encore et toujours des emplois qui ne leur apporteront aucune satisfaction.

Par conséquent, nous prenons le problème d'entrée comme point de départ de la discussion, ainsi que nous l'avons fait avec Anthony qui vint nous voir pour un problème d'impuissance. Il était, à trente-cinq ans, un avocat respecté dans son domaine, mais il faisait peu de cas de ses succès. Avoir une érection était la seule chose qui comptait à ses yeux. Que son amie n'en soit pas affectée ne changeait rien à l'affaire. Toutefois, à mesure que la thérapie avançait, il se mit à voir à quel point il était typique chez lui de ne pas « se tenir debout » devant son patron, son amie ou qui que ce soit d'important. Par la suite il lui vint à l'esprit qu'il n'avait jamais pu « se tenir debout » devant sa mère, étape pourtant nécessaire en vue de la séparation et de l'accession à l'autonomie. Au lieu de cela, il était devenu un « bon garçon » qui traverse la vie en essayant de « plaire à maman », même après avoir quitté le foyer à vingt ans. Sous les apparences se cachait en réalité le *refus* de lui plaire, mais à mesure qu'il vieillissait et dépassait l'âge permis pour une révolte ouverte, tout ce qui lui restait pour se rebeller était de refuser, inconsciemment, de jouer le rôle du « bon garçon » qu'il avait toujours été. Il se révoltait à la manière perverse de l'inconscient en refusant de « se tenir debout » et d'avoir une érection avec la seule figure maternelle disponible, sa petite amie. Quand il comprit enfin que son comportement actuel et particulièrement son incapacité d'avoir une érection était une reproduction de sa relation avec sa mère, il vit l'humour que contenait sa révolte symbolique. Lorsqu'il put entrevoir une issue à la situation, sa dépression régressa et sa vitalité s'accrut. Ses relations avec les autres s'améliorèrent au fur et à mesure qu'il apprit à « se tenir debout » devant eux. Alors qu'il se libérait du schéma vindicatif inconscient utilisé pour répondre aux demandes des gens qui lui importaient, ses problèmes sexuels aussi finirent par disparaître.

José, beaucoup de charme, milieu de la trentaine, nous donna un autre exemple de problème d'entrée en thérapie sous forme de symptômes sexuels. Il souffrait d'éjaculation précoce et d'angoisse généralisée. Au cours de sa thérapie, il revécut une scène dans laquelle son père le battait et où sa mère, cherchant à le protéger, serrait contre elle l'enfant terrifié. À l'instant où il revécut les coups, il se mit à étouffer et se sentit submergé par l'anxiété, la sienne doublée de celle de sa mère. Il vit clairement que l'intimité de la relation sexuelle réanimait sa vieille peur de la suffocation et l'angoissait au point d'en terminer inconsciemment l'expérience le plus vite possible. Il put reconnaître par la suite que le fait de s'être senti serré par sa mère jusqu'à l'étouffement avait eu sur lui un effet plus marquant que la colère consciente qu'il avait toujours ressentie contre son père. Toutefois, la peur vécue lors de cet incident isolé avait servi à « mettre en place » la sensation d'étouffement, de telle sorte que cela fut plus facile à recouvrer en thérapie. Comprenant le sens de son symptôme, il put se libérer de son anxiété, et sa colère se dissipa. Son angoisse se résolvant peu à peu, il parvint à renoncer à l'éjaculation précoce, sans pourtant avoir jamais été traité pour cela spécifiquement.

Suite à cette séance où il revécut l'expérience de sa jeunesse, José nous raconta : « J'ai passé plusieurs heures à écouter l'enregistrement de cette séance, c'était tellement important pour moi. Je suis allé au fond de moi-même, jusqu'à en avoir la chair de poule. La session portait sur mes refus et ma crainte d'être envahi, sur ma peur et mes gémissements, sur ma respiration. À chaque nouvelle écoute, j'allais un peu plus loin et j'en étais rempli d'émotion au point de ne pouvoir écouter plus de quinze ou vingt minutes à la fois. Je m'arrêtais et j'essayais d'intégrer ce que j'avais entendu. Je pense qu'une des raisons pour lesquelles je ne pouvais en soutenir plus longtemps l'écoute et devais m'en retirer, c'est que je n'ai pas l'habitude de ressentir beaucoup d'émotions, de vrais sentiments.

« À chaque fois que j'arrivais au passage où je laissais s'exprimer ma colère, j'éprouvais une sensation d'enracinement considérable. *C'était tellement réel que je me sentais comme à l'âge de trois ans, exactement comme si cela se passait aujourd'hui.* Quand je parvins à la séquence de respiration, je pris vraiment conscience de la rétention dans ma gorge et je dus cracher et tousser. Il m'était très difficile de rester à l'écoute : c'était presque trop. Mais je persévérai et la leçon que j'ai pu en tirer est qu'*il y a un lien étroit entre mes émotions et toute ma façon de voir les choses, la manière dont je fais face au monde, et cela depuis ma tendre enfance.* »

Revivre le passé

Notez bien que nous avons dit de José qu'il « a revécu une expérience » de son scénario originel. Nous avons choisi le mot « revivre » pour désigner une expérience psychocorporelle profonde, impliquant tous les sens, la vue, l'ouïe, l'odorat, le goût et le toucher plutôt que de parler de souvenir, processus principalement verbal et cognitif. En effet, la réminiscence seule ne permet pas d'atteindre nos expériences les plus anciennes parce qu'elles datent d'avant la parole. Notre corps, lui, a conservé les différentes sensations vécues : celles de chaleur, du bonheur d'être aimé, de la peur, des souffrances subies et de celles dont nous n'avons pas été soulagé. Quant aux sensations négatives, il nous est souvent arrivé de les enfouir, plus ou moins profondément, sous notre cuirasse musculaire protectrice. Elles sont, dès lors, doublement difficiles à recouvrer ; non seulement parce qu'elles ne sont pas disponibles sous forme de paroles comme le sont les souvenirs plus récents, mais aussi parce que le corps lui-même les dissimule. Le processus ressemble à celui des huîtres qui, suite à l'irritation causée par un grain de sable, l'enrobent de minéraux jusqu'à ce qu'il soit lisse et non irritant. À l'origine, l'huître ne connaît pas la cause de l'irritation, pas plus que le petit enfant la cause de sa douleur ; pas plus que lui, elle ne saurait expliquer le pourquoi ni le comment de son attitude protectrice. Nous nous reférons parfois à ces expériences cachées, mises sous capsules, comme à des « tragédies précieuses », nos perles personnelles.

On peut trouver des avantages à la manière efficace qu'ont les huîtres de faire face à leur souffrance, mais la réciproque humaine a plutôt des inconvénients. D'année en année, l'objet irritant ainsi camouflé entrave la libre ciculation d'énergie dans le corps et peut réduire l'accès à une gamme normale d'émotions. Plus profonde fut la blessure initiale, plus contractée est la cuirasse musculaire et plus il est difficile d'atteindre les sensations enfouies. L'énergie bloquée par ces nœuds musculaires n'est donc plus disponible. Ainsi en va-t-il des émotions. Il en résulte un ensemble de réactions plus ou moins naturelles dans le rapport au monde et avec les gens. L'armure s'instaure tôt dans la vie et y demeure. Cela se traduit par des épaules voûtées, par un corps contracté au point de ne plus pouvoir se détendre, par une nuque chroniquement tendue. Mais cela n'est pas toujours aussi frappant, et c'est alors à travers le comportement que nous pouvons déceler les postures rigides.

On peut facilement donner des exemples de la cohérence des schémas répétitifs. Mabel, dans la cinquantaine et l'air très digne, était tout ce qu'il y a de plus « collet monté ». Elle respirait à peine. Sur sa poitrine, on pouvait voir une vieille cicatrice qui laissait deviner une blessure ou une intervention chirurgicale traumatisante. Mais elle en faisait peu de cas. Elle faisait régulièrement des crises d'asthme. Cependant la rigidité de sa poitrine n'affectait pas que ses

poumons. Son « cœur » aussi était touché, si l'on peut dire, puisqu'elle n'avait jamais réussi à éprouver beaucoup d'amour ou d'affection pour ses semblables, ni à ressentir de grands élans sexuels. Au
cours de sa thérapie, particulièrement lors des sessions de respiration
(décrites plus loin sous le titre « Méthodes »), elle « se dissociait * »
immanquablement, c'est-à-dire que son attention fuyait les émotions
que la démarche suscitait. Une personne qui se dissocie ainsi est tout
simplement revenue à son schéma de défense habituel. C'est un
indice que des émotions très fortes sont en train d'émerger. Le
thérapeute doit alors encourager doucement le client à revenir au
moment où son attention a dévié. Grâce à ce processus Mabel réussit
enfin à soutenir l'exercice de respiration ; ce qui donna lieu à une
sensation d'agonie absolument terrifiante. Cette expérience ne décou-
lait pas des exercices respiratoires mais du fait de sa propre peur de
mourir, sentiment qu'elle portait depuis quarante-sept ans et qu'elle
avait gardé enseveli en elle toute sa vie.

La mère de Mabel avait voulu soigner sa poitrine sévèrement
congestionnée avec un cataplasme de moutarde. Cette manière de
faire n'était pas rare avant l'apparition des antibiotiques. L'emplâtre
était trop chaud, mais la mère qui se laissait facilement distraire, était
déjà loin de sa petite fille. L'enfant, terrorisée par la douleur, était
incapable d'appeler au secours. Déjà, à trois ans, elle savait qu'il était
inutile d'essayer d'attirer l'attention de sa mère, même dans des
circonstances ordinaires. Elle resta là, étendue, sans se plaindre, à
brûler sous son emplâtre de moutarde, certaine que la mort approchait
et tout aussi convaincue que sa mère s'en moquait complètement.
Celle-ci, en réalité, fut horrifiée et s'en repentit amèrement quand elle
découvrit la brûlure ; cependant Mabel en garda un traumatisme
psychologique beaucoup plus grand que celui causé par la douleur
physique.

Revivant le traumatisme une fois adulte, elle en arriva à accepter la
dure réalité, à savoir que sa mère n'avait jamais été vraiment là pour
elle, petite fille. Elle comprit pourquoi elle s'était toujours sentie si
isolée de tous. La tension dans sa poitrine commença à se dégager et

---

* « Se dissocier » : de l'anglais « splitt off ». Nous employons ce terme dans le sens
général de se dissocier d'une émotion, d'une situation, de « ne plus être là ». Ce
concept-clé sera développé plus loin. (Ndt.)

libéra un courant d'énergie qui lui permit d'exprimer son amour et sa sexualité.

Ginger constitue un autre exemple. À trente-sept ans, elle avait le corps et les minauderies d'une enfant, une voix haut perchée de petite fille, le bassin et le torse si rigides qu'ils pouvaient à peine bouger. Elle portait des vêtements d'aspect un peu trop folâtre et coquet pour une femme de son âge ; cette allure enfantine ne lui seyait guère. Elle avait connu plusieurs années de thérapie traditionnelle mais n'avait pu découvrir la cause du sous-développement de son corps avant d'entreprendre sa psychothérapie corporelle intégrée. Elle retraça le souvenir d'une maladie grave dont elle avait souffert dans son enfance et qui l'avait obligée à porter un plâtre sur tout le corps, de l'âge de quatre ans à l'âge de six ans. Pour la déplacer on devait la transporter dans les bras ou la mettre dans une poussette d'enfant. Quand elle réussit à revivre cette expérience grandement paralysante, elle put réintégrer son corps et le libérer du plâtre. Elle s'affranchit elle-même de son emprisonnement.

Quand une personne revit une expérience du passé, passant par les mêmes peurs, les mêmes souffrances et doutes, elle apporte avec elle quelque chose qui fait toute la différence, à savoir sa perspective d'adulte, son intellect, son ego et son langage. Alors qu'elle se remet dans les conditions d'autrefois, elle est néammoins une personne différente, un être qui a des pouvoirs que le petit enfant n'avait pas. Pris dans la même situation d'infortune que celle de l'enfant, avec sa capacité limitée de conscience et de langage et sa force réduite, un individu adulte a le pouvoir de se tirer lui-même de cette circonstance malheureuse. Prenons l'exemple de Sam qui, à trois ans, avait fait une chute dans une écurie et s'était retrouvé coincé entre deux bottes de foin. Trop petit pour se hisser hors de sa prison, le foin étouffant ses appels à l'aide, il demeura une bonne demi-heure dans une frayeur totale avant qu'on ne vienne le secourir. À l'âge adulte, faisant retour sur le passé, il revécut l'épisode de l'étable. Il renifla le parfum riche et poussiéreux de la paille, entendit le bourdonnement des mouches, sentit le foin lui picoter la peau, vit les murs se dresser droit au-dessus de lui et goûta la saveur des brins de paille qui s'étaient collés sur sa bouche lors de sa chute. En même temps vinrent la panique, la sensation d'abandon, le désespoir lié à la situation. Une fois qu'il eut bien retrouvé ces émotions, nous lui demandâmes ce qu'il allait faire maintenant : laisser l'enfant languir

sur place ou le sortir de là ? « Je le tire de là », nous annonça-t-il, et,
fort de son Soi adulte, il put escalader les bottes de foin et gagner sa
liberté. Il importe peu que la situation ne soit pas tout à fait logique.
Ce qui compte, c'est que, en présence du thérapeute, le client puisse
revivre un moment d'intense malaise émotif avec ses perceptions et
ses aptitudes d'adulte. Il lui est alors possible de faire face à une
situation destructrice pour lui, enfant. Alors qu'il peut ne pas être en
mesure de soulager le problème physique, comme dans le cas de la
petite Ginger obligée de porter un plâtre, il *peut* toutefois affronter
l'aspect émotionnel du problème. Mabel, par exemple, en revivant le
malheureux incident de la mouche de moutarde, arriva à accepter
l'indifférence de sa mère en la dissociant de la blessure émotionnelle
cette fois.

Cette technique met un terme à la fatalité du passé. Le client
relâche enfin la tension corporelle et les émotions qui lui sont
associées. La structure caractérielle perd alors de sa rigidité. La PCI
tient pour hypothèse fondamentale que, même si une personne semble prise pour toujours au piège de schémas répétitifs, elle peut, en
fait, rompre avec ses vieilles habitudes par le travail thérapeutique.

Réaction désuète au passé

T.S. Eliot, dans *The Cocktail Party*, affirmait que « les gens sont
un ensemble de réactions désuètes ». Nous en déduisons qu'il a pu
remarquer chez les gens les mêmes choses que nous : leur structure
caractérielle, établie dès la plus tendre enfance, les conduit à répéter
inlassablement les mêmes schémas toute leur vie, que la situation s'y
prête ou non. Notre travail consiste à briser cette structure rigide et à
en modifier les programmes. Un autre de nos postulats de base
consiste à croire que, si le passé ne peut être éliminé, on peut
cependant vivre le présent à partir de nouvelles réponses. En PCI, un
individu arrive à comprendre à travers son comportement actuel ce
que son passé signifiait pour lui. En le revivant il en surmonte les
effets négatifs sur sa vie présente. Alors qu'il ne peut supprimer le
passé, il peut, en en prenant conscience, s'en servir comme d'un
signal d'alarme pour éviter de revenir à son schéma en spirale.
Quand, au cours de sa vie adulte, il fait face à une situation réactivant
en lui un comportement d'échec, cela signifie que cette attitude

remonte à un passé fort lointain et qu'elle ne lui est plus d'aucun secours aujourd'hui. Par exemple, le Sam adulte qui, enfant, était tombé parmi les bottes de foin, a constaté qu'au travail des problèmes qui semblent insolubles de prime abord lui donnent envie de pleurer désespérément. Désormais, lorsqu'il rencontre ce problème, il se souvient que, petit garçon, il *était* en effet désespéré. Car il prit conscience, très jeune, que sa mère ne s'occupait pas beaucoup de lui. Qu'il soit enseveli sous la paille ou qu'il soit dans quelque autre pétrin, il devait se suffire à lui-même. En revivant l'une de ces situations, il commença par reconnaître la douleur causée par le manque de sollicitude de sa mère, puis il s'appliqua à se tirer lui-même d'affaire. « Ce qui se passe maintenant », nous confia-t-il longtemps après, « c'est que je me sens d'abord désespéré, les larmes peuvent même me monter aux yeux, mais au lieu de m'effondrer comme avant, je me rappelle mon escalade hors du foin. Peu importe que ma mère ne sache pas où j'étais ou qu'elle ne s'en souciait guère puisque j'ai réussi à m'en sortir. Et cela n'a pas d'importance aujourd'hui non plus. Je ne dépends pas du tout d'elle parce que je suis parfaitement capable de prendre soin de moi-même. Bien sûr, j'aurais bien aimé qu'elle s'en fasse... ». Sam se sert de sa nouvelle prise de conscience pour déclencher son désir de réponses appropriées en lieu et place des réactions désuètes au passé.

Il est également important que nos clients revivent des expériences de grand plaisir et de contentement, à dénouement heureux. Retrouver à nouveau la folle excitation de nos jeux d'enfant, les frissons de plaisir des matins de Noël, la douceur de l'heure du conte au moment de s'endormir, revivre la sécurité des réunions de famille ou le calme des promenades à la brunante produit un grand sentiment de bien-être. Le regard que porte l'adulte sur ces plaisirs simples ne les diminue en rien. « C'est curieux », nous dit une dame, « quand je vous ai raconté l'épisode où nous gravissions la colline pour regarder le coucher de soleil, j'ai dit que nous y allions *constamment* et c'est, en fait, un de mes plus chers souvenirs. Mais à bien y repenser, je me rends compte que nous n'y sommes pas montés plus de dix ou vingt fois ; ce souvenir revêt toutefois une importance aussi grande que si cela s'était vraiment passé comme je l'ai raconté. »

La guérison par le biais d'une relation

Un autre postulat de la PCI est que le processus de guérison implique nécessairement la relation entre le thérapeute et le client. Le scénario originel a surgi au sein d'une relation et c'est aussi dans le cadre d'une relation qu'un individu doit apprendre à faire face ou à transcender son scénario originel. Se contenter de simplement revivre des expériences négatives anciennes n'est pas suffisant ; si c'était le cas on pourrait faire le travail soi-même. Cela ne marche pas parce que la structure caractérielle inscrite dans le corps et qui régit les schémas de comportement ne permet pas d'avoir l'autonomie émotionnelle nécessaire par rapport à la situation. En dépit de l'éloignement dans le temps et de la présence de nouvelles aptitudes chez l'adulte, ce dernier n'en reste pas moins le produit de l'enfant traumatisé. Et il a besoin d'une autre perspective et du nouveau contexte émotionnel que le thérapeute est en mesure de lui fournir.

Il faut garder à l'esprit que les problèmes d'un enfant se développent au sein d'une relation et que chaque relation est unique. Le fait d'avoir passé deux ans dans un plâtre fut pour Ginger une expérience destructrice alors qu'un autre enfant n'en aurait gardé que les séquelles physiques. Les conséquences sont en partie le fait de l'enfant mais relèvent également de la dynamique parents-enfants. Des parents craintifs légueront leur peur à leurs enfants tandis que d'autres sauront leur transmettre leur foi dans la bonne tournure des événements. Ainsi la mère de Ginger, au lieu de proclamer tout haut ses doutes sur la guérison de l'enfant, aurait pu mettre l'accent sur le plaisir qui suivrait l'enlèvement du plâtre. Ginger a intériorisé l'attitude de sa mère comme partie intégrante d'elle-même et s'est empêchée de grandir jusqu'à l'âge de trente-sept ans.

Pour cette raison le rôle du thérapeute est important. Nous portons tous en nous la marque de nos parents. Leur présence constante se traduit par des reproches, des louanges, des menaces, des jugements et des conseils. Dans la mesure où nos parents étaient affectueux et avisés, leur présence en nous est salutaire et de bonne compagnie. Si, au contraire, nos parents étaient dépourvus de sagesse, de sensibilité, qu'ils étaient bourrus, froids ou peu judicieux, leur présence est alors préjudiciable (c'est ce qu'on appelle « l'introjection négative »). Ils nous empêchent d'agir à notre guise, entravent nos actes et répriment nos réactions. Ils nous poussent à réagir machinalement, que cela convienne à la situation ou non.

Lors de l'expérience d'évocation thérapeutique, le thérapeute accompagne le client dans son retour vers des émotions anciennes et reste avec lui comme support positif capable de contrecarrer toute présence négative. Par exemple, au moment où Sam revivait le sentiment d'impuissance et d'abandon de l'épisode du foin, le thérapeute lui assurait un environnement de soutien sensible et empathique pour qu'il ne bloque pas l'expérience douloureuse. Le thérapeute lui dit : « Racontez-moi comment vous vous sentez là-dedans. »

« J'ai peur », répondit Sam. « J'ai peur et je me sens seul...très seul. »

« Quoi d'autre », ajouta le thérapeute.

« Il n'y a personne », constata Sam avec des larmes et des tremblements dans la voix.

« Ce doit être terrible », dit le thérapeute.

« Oui, je me suis toujours senti seul », confirma Sam. « Ce n'est pas nouveau. Ma mère n'était jamais là quand j'avais besoin d'elle. » Il continua : « Elle ne m'aime pas...ne s'occupe pas de moi... » et il se mit à pleurer, non pas d'une tristesse soumise d'adulte mais secoué de sanglots comme un petit enfant abandonné.

Le thérapeute resta près de Sam, lui montrant qu'il comprenait ses sentiments et qu'il trouvait naturel qu'il se sente ainsi. Sam étant adulte, il pouvait désormais regarder en arrière et ressentir de la compassion pour le petit garçon, tout en prenant conscience que les sentiments intolérables d'impuissance de l'enfant laissé à lui-même ne devaient pas être projetés sur la situation actuelle. Le thérapeute lui fit remarquer que la mère indifférente de son enfance était encore présente en lui. Il put alors remplacer l'introjection négative par une nouvelle, positive, celle de sa propre voix intérieure, compatissante et encourageante. Petit à petit, Sam développa un sentiment de Soi positif pendant que son corps commençait à éprouver une grande sensation de bien-être. Il n'avait plus besoin de s'accrocher aux désirs inassouvis du passé.

Le résultat recherché en thérapie est de libérer la personne de ses blocages énergétiques et d'ouvrir la voie à la libre circulation de cette énergie. L'individu y gagne un sentiment de Soi ou d'identité, une connaissance de « qui il est », et cela lui permet d'exprimer le Soi avec créativité et satisfaction. Il est alors capable de vivre sa vie dans le présent, pleinement, comme si chaque journée était la dernière.

On utilise en thérapie plusieurs moyens pour assister le processus que nous venons de décrire ; certains ont déjà été mentionnés, d'autres le seront plus tard. Le travail corporel est indispensable pour localiser les schémas de tension, pour établir des liens entre des expériences anciennes et le comportement actuel, pour développer un sentiment de Soi et de bien-être physique. La tenue d'un journal est également un outil puissant. Le thérapeute suit le processus de près, écoute avec sensibilité et intelligence. Comme nous l'avons déjà dit, le champ énergétique d'un individu peut affecter celui d'une autre personne. Le thérapeute, par son ton et ses manières, par son attitude générale envers le client, crée une atmosphère de réceptivité qui favorise l'ouverture, l'acceptation de soi et la confiance. L'énergie du thérapeute peut ainsi entraîner la circulation de l'énergie chez le client.

Quand l'énergie d'un individu a été déclenchée et a commencé à circuler librement, il se sent non seulement plus équilibré mais aussi relié à ses semblables, à l'univers entier. L'esprit dégagé, il trouve plus de sens à sa vie et la vit totalement, avec plus de satisfaction. Dans la mesure où il demeure lucide, il connaît « l'illumination » et suit les traces de Buddha et du Christ.

En effet, nous croyons que l'illumination est une expérience neuro-physiologique. On ne va nulle part ; il n'y a que l'ici et maintenant et cet ici et maintenant se trouve dans le corps ! Nous ouvrons le corps et réveillons l'énergie dormante. Ce processus révèle le potentiel de croissance que possède la conscience naissante du sentiment de Soi. Nous avons ajouté à la théorie de Reich le concept de l'univers et de la transformation de la conscience. Cette transformation n'est pas une idée mais se passe réellement dans le corps. C'est en libérant l'armure caractérielle du corps, en ayant accès à une plus grande variété de réactions émotives, en élargissant le concept de notre identité et par l'intégration du corps, des émotions et de l'intellect, que notre être se transforme. Les circonstances de notre vie ne sont pas modifiées, cependant chaque événement est vécu à partir de la nouvelle perspective de l'unité psychocorporelle et du Soi institué.

Nous espérons, dans ce livre, partager avec vous nos connaissances, élargir la pensée actuelle en psychologie et présenter une méthode thérapeutique originale et puissante que nous avons développée avec beaucoup d'enthousiasme.

Jaillir du cœur de moi-même
du centre de mon être et de ma signifiance

Partager cette lumière et cette joie intimes
avec mes semblables par la force seule
de l'expression faite forme

Tout autre accomplissement
est futile et de signifiance
précaire

Jack Rosenberg

Chapitre 2

Point de départ : les techniques de base de la psychothérapie corporelle intégrée

La première étape, en PCI, consiste à faire connaissance : le thérapeute doit arriver à connaître chaque client et à créer les conditions d'un nouveau voyage intérieur au cours duquel celui-ci apprendra à prendre soin de sa santé physique et émotive et à développer une entente de travail avec son thérapeute. Nous avons, pour ce faire, quelques techniques de base. Elles diffèrent de nos techniques thérapeutiques, présentées en détail dans les chapitres suivants, mais constituent de bons outils pour faire le diagnostic, préliminaire à la thérapie. Elles nous permettent de connaître l'individu et son corps, de mesurer les effets des traumatismes physiques et émotifs qu'il a subis et leur incidence sur la structure caractérielle telle qu'elle s'est inscrite dans son corps. Après avoir fait un bilan corporel, nous nous renseignons sur son régime alimentaire, sur les médicaments qu'il prend et enfin sur son éventuel programme d'exercices. Enfin, dans le but de l'aider à reprendre contact avec lui-même, nous lui demandons de commencer à tenir un journal.

Le bilan corporel

Nous sommes convaincus de la nécessité de faire un bilan corporel depuis le jour où une femme du nom d'Anne vint consulter l'un de nos thérapeutes. Elle était agitée de tremblements tels qu'elle pouvait à peine allumer sa cigarette ; elle se plaignait d'être extrêmement nerveuse et irritable, de souffrir d'insomnie et d'avoir de la difficulté à s'entendre avec les gens. Elle ajouta que, l'année précédente, elle avait déjà consulté un psychiatre. Il avait diagnostiqué une névrose d'angoisse, lui avait prescrit du Valium et quatre séances de thérapie par semaine. Après une année, elle avait dépensé une fortune ; et, en plus de n'avoir pas réglé ses troubles initiaux, elle était devenue esclave du Valium. Anne nous révéla aussi qu'elle buvait au moins douze tasses de café par jour et qu'elle fumait quotidiennement trois paquets de cigarettes.

Sous la supervision d'un médecin, elle délaissa peu à peu ces « petites douceurs » toxiques et parvint à s'abstenir de prendre du Valium. En quelques semaines, ses malaises initiaux furent ainsi sensiblement réduits. Par contre, ses relations interpersonnelles restant toujours aussi pénibles, elles devinrent le sujet central de sa thérapie.

Comme en PCI nous travaillons autant au niveau physique que psychique, il serait non seulement impossible mais irresponsable de notre part d'entreprendre une thérapie avec un client sans être renseignés au préalable sur ce que son corps a vécu et vit présentement. En conséquence, nous faisons un bilan corporel, semblable à celui d'un dossier médical, mais dans un but différent : nous cherchons à découvrir les implications psychologiques des traumatismes physiologiques. Ce bilan ne tient pas lieu de dossier médical, il le complète. Si notre client n'a pas subi d'examen médical au cours de la dernière année, et si nous avons la moindre raison de penser qu'il devrait en passer un, nous pouvons l'exiger, et nous lui recommandons alors un médecin d'orientation psychocorporelle.

L'examen devrait inclure un électrocardiogramme, nous informant de tout problème cardiovasculaire, ainsi qu'un test sanguin établissant les taux de cholestérol et de triglycérides et nous renseignant sur le fonctionnement de la thyroïde, sur une possibilité d'anémie et sur la présence d'infection. La PCI est une thérapie puissante qui peut engendrer du stress ; c'est pourquoi il faut connaître les limites de résistance du corps.

Nous pouvons consulter le médecin traitant, s'il y a lieu, avant d'entreprendre le travail corporel. Certaines conditions physiques commandent une consultation médicale, par exemple les cas d'angoisse généralisée qui peuvent provoquer de l'insuffisance respiratoire (dyspnée), des nausées, de la tachycardie et des évanouissements. Si nous avons le moindrement des doutes sur l'origine du malaise, nous demandons que soit éliminée toute possibilité de cause organique avant de nous engager dans le travail corporel. Seulement alors pouvons-nous procéder en toute confiance, assurés que le travail corporel, quoique stressant, ne sera pas dangereux. Nous pouvons également recommander à la personne de suivre certains traitements auprès d'autres professionnels : spécialistes des troubles de la parole, spécialistes en éducation, gynécologues, chiropraticiens, Rolfers, nutritionnistes et dentistes.

De plus, nous portons une attention spéciale au moment où les maladies ont fait leur apparition : que se passait-il dans la vie de cette personne lors du premier symptôme ? Où vivait-elle ? Que faisait sa famille à ce moment-là ? Que se passait-il sur la scène politique et quel était le climat économique ? Des événements nationaux et internationaux, comme la grande dépression de 1929 ou la deuxième guerre mondiale, peuvent affecter un jeune enfant dont la vie est étroitement liée à celle de ses parents. Les pratiques éducatives inhérentes à une culture, que ce soit la règle qui prévalait dans les années trente en Amérique du Nord, à savoir « nourrir l'enfant aux quatre heures et le laisser pleurer entre temps », ou la pratique de certaines tribus primitives qui consistait à plonger le nouveau-né dans l'eau froide immédiatement après sa naissance, ont une influence déterminante sur la vie d'une personne. Famines, holocaustes, guerres civiles et programmes de bien-être social affectent autant les enfants que leurs parents.

En plus de connaître le milieu ambiant du client au moment où il est tombé malade, il importe de savoir ce qui se passait dans sa vie personnelle. Venait-il de terminer ses études collégiales ? Était-il jeune marié ou divorcé ? Avait-il subi la perte d'un parent ou d'un bon ami ? Avait-il eu un accident d'auto ou avait-il vu sa maison détruite par le feu ? Venait-il de gagner le prix Nobel ? On constate souvent qu'une maladie physique ou un symptôme apparaissent immédiatement après ou dans l'année qui suit un changement dans les conditions de vie. La grille de Holmes (tableau 1), qui inventorie des événements importants de la vie et les évalue en fonction de leur impact sur notre vulnérabilité à la maladie, corrobore, chiffres à l'appui, ce que nous avons trouvé maintes et maintes fois dans notre pratique : à savoir que les maladies physiques sont souvent le moyen pour le corps de retrouver son équilibre après une période d'émotions intenses (l'événement peut même être heureux, comme dans le cas d'un mariage ou d'une naissance). Les gens refoulent ou oublient souvent les circonstances traumatisantes qui entourent leurs maladies ou leurs blessures. Pourtant, l'émotion continue à régir leur comportement. Il faut alors oser poser des questions, même si cela peut être douloureux, parce que nos clients doivent prendre conscience de l'aspect émotif de leurs maladies physiques, qui est souvent à l'origine de schémas répétitifs dans leur vie.

Prenons le cas de Jolène, qui tombait constamment malade. Cela ne semblait pas la rendre malheureuse. Elle était un peu ennuyée d'épuiser ses congés de maladie ou de ne pouvoir participer à des soirées mais, tout compte fait, elle semblait prendre plaisir à la situation. Elle racontait avec attendrissement comment son mari venait replacer ses oreillers ou lui apporter du jus d'orange et comment les voisins lui faisaient de la soupe au poulet. Elle connaissait six spécialistes qu'elle appelait par leurs prénoms et échangeait des patrons de crochet avec leurs réceptionnistes ; malgré cela, elle niait trouver du plaisir à ses maladies. Cependant, durant l'élaboration de son bilan corporel, elle nous parla de ses crises de sinusite périodiques qui avaient commencé pendant son enfance. C'est ainsi qu'elle raconta comment se déclara sa toute première sinusite :

> Ma grand-mère venait de mourir. C'est elle qui s'occupait de moi quand maman travaillait. Alors, on peut imaginer, tout était sens dessus dessous. On m'envoya au camp d'été pendant que maman se mit à la recherche d'une bonne d'enfants. Mais, dès le deuxième jour, je tombai malade et l'on a dû me ramener à la maison. Maman, bien sûr, est restée à me soigner, et elle couvrait mon front de serviettes chaudes pour me soulager.

En se remémorant cette maladie d'enfance, Jolène découvrit un de ses modèles de comportement. La mère, trop occupée à chercher

Tableau 1 :
Grille d'évaluation de réadaptation sociale de Holmes
Une liste d'événements importants évalués d'après leur impact sur la vulnérabilité à la maladie.

POSITION	ÉVÉNEMENT IMPORTANT	UNITÉS DE MESURE D'APRÈS L'IMPORTANCE
1. Mort d'un conjoint		100
2. Divorce		73
3. Séparation maritale		65
4. Détention dans une prison ou une autre institution		63
5. Décès d'un membre immédiat de la famille		63
6. Maladie ou accident graves		53
7. Mariage		50
8. Congédiement		47
9. Réconciliation maritale		45
10. Retraite		45
11. Important changement dans la santé ou le comportement d'un membre de la famille		44
12. Grossesse		40
13. Difficultés sexuelles		39
14. Arrivée d'un nouveau membre dans la famille		39
15. Réajustement au niveau des affaires		39
16. Changement de situation financière		38
17. Mort d'un ami intime		37
18. Nouvelle orientation dans le travail		36
19. Augmentation des disputes avec le conjoint		35
20. Hypothèque ou prêt important		31
21. Saisie de biens hypothéqués ou sous créance		30
22. Changement de responsabilités au travail		29
23. Fils ou fille quittant le foyer		29
24. Problèmes avec les beaux-parents		29
25. Réalisations personnelles remarquables		28
26. Conjoint commençant ou arrêtant de travailler		26
27. Début ou fin des études		26
28. Changement dans les conditions de vie		25
29. Changement dans les habitudes personnelles		24
30. Problèmes avec son patron		23
31. Changement dans les heures ou conditions de travail		20
32. Changement de résidence		20
33. Changement d'école		20
34. Changement dans les loisirs		19
35. Changement d'activités religieuses		19
36. Changement d'activités sociales		18
37. Hypothèque ou emprunt de moins de 10 000 $		17
38. Changement important dans les habitudes de sommeil		16
39. Changement notable dans le nombre de réunions familiales		15
40. Changement important dans les habitudes alimentaires		15
41. Vacances		13
42. Période de Noël		12
43. Infractions mineures à la loi		11

Reproduit avec la permission de T.H. Holmes and R.H. Rahe, « The Social Readjustment Rating Scale », Journal of Psychosomatic Research, *n° 11, p. 213-218, Pergamon Press Inc., 1967.*

désespérément une nouvelle gardienne, n'avait pas vu le sentiment de perte déchirant éprouvé par l'enfant. En l'envoyant loin de la maison, non seulement elle ne l'avait pas aidée à apaiser sa douleur, mais elle l'avait privée du réconfort que lui procuraient ses objets familiers et de la présence de ceux qui auraient dû partager avec elle leur peine et leur deuil. L'apparition de la sinusite procura à Jolène l'attention dont elle avait besoin. La leçon ne fut pas perdue, et elle sut bien l'utiliser dans sa vie d'adulte, jusqu'à ce qu'elle apprenne de meilleures façons d'obtenir la sollicitude des gens.

Élaboration du bilan

Notre approche du bilan psychocorporel se base sur la disposition segmentaire de la cuirasse définie par Reich et correspond aux systèmes physiologiques du corps humain. En considérant le corps de cette façon, il apparaît clairement qu'il faut tenir compte de tout traumatisme vécu à l'endroit d'un segment ; en effet, une armure protectrice s'installe là où il y a eu blessure, opération chirurgicale ou maladie. Cette armure ou tension chronique entrave la circulation d'énergie dans le corps, rendant ce segment corporel vulnérable. On peut trouver, par exemple, un blocage diaphragmatique chez une personne qui a un ulcère ou tout autre problème digestif. Réciproquement, une maladie se développera dans une région bloquée. Le bilan corporel nous fournit alors les indices nécessaires à notre recherche thérapeutique.

Pour faciliter la collecte et l'organisation des données, nous dirigeons notre investigation en partant de la tête et en progressant jusqu'aux pieds. Vous verrez dans le schéma suivant la liste des systèmes corporels et de leurs perturbations possibles, modèle nous servant de guide.

La tête. Nous nous informons des migraines et autres maux de tête possibles. À quel moment de la journée ou de la nuit se produisent-ils ? Quand se sont-ils manifestés pour la première fois ? Que se passait-il alors dans la vie du client ? Quelle partie de la tête fait mal ? Un seul ou les deux côtés à la fois ? La localisation du mal de tête nous renseigne sur les zones de blocage et de tension. La douleur située devant ou au front peut être en rapport avec les yeux ; située à l'arrière de la tête, elle peut signifier une tension ou une raideur dans le cou et le dos. Les vrais symptômes physiques sont généralement localisés à un endroit précis du corps alors que les symptômes d'origine hystérique se retrouvent un peu partout, sans rapport avec le système neurologique.

Tableau 2 :
Systèmes physiologiques et problèmes associés

1. Systèmes nerveux, cérébral : épilepsie, vertige, évanouissement, syncope, étourdissement, mal de tête.

2. Vision : myopie, hypermétropie, cataracte, glaucome, autres problèmes de vision.

3. Audition : problèmes d'audition, port d'audiophones, infections chroniques d'oreilles, déséquilibre à cause de l'oreille interne.

4. Respiration (nez, trachée, bronches et poumons) : infections chroniques de la gorge, allergies, sinusite, bronchite, rhinite, rhumes chroniques et/ou toux, asthme, autres problèmes respiratoires.

5. Digestion (bouche, gorge, oesophage) : communication, agressivité, nutrition, sexualité, habitude de sucer son pouce ou de se ronger les ongles, chirurgie buccale, appareils dentaires, glandes thyroïde et parathyroïde, douleur et tension au cou et aux épaules.

6. Circulation (cœur, veines et artères) : maladie de cœur, crise cardiaque, tachycardie, varices, irrégularité cardiaque, souffle au coeur, tension artérielle, chirurgie du coeur, tumeur au sein.

7, 8, 9. Diaphragme et abdomen : ulcère, gastrite, hernie, inflammation intestinale, appendicite, colite, irrégularité intestinale, diarrhée, constipation, chirurgie abdominale, problèmes de rein, de foie ou de vésicule biliaire, nutrition et régime alimentaire.

10. Pelvis (reproduction, organes génitaux, bas-ventre, bas du dos) : traumatismes sexuels (viol, inceste, avortement, etc.), problèmes sexuels, cystite, chirurgie génitale (hystérectomie), vasectomie, menstruation, ménopause, grossesse, fausse couche, problèmes de prostate, infections urinaires.

Beaucoup d'individus considèrent leurs maux de tête comme une réaction normale au stress quotidien, aux douleurs pré-menstruelles et au surmenage. Or, ces sortes de maux de tête sont souvent des réponses conditionnées et révèlent la manière propre à chacun d'affronter le stress. Les gens ont également appris à accepter que leurs maux de tête soient des problèmes médicaux qu'ils soignent avec des médicaments, plutôt que de les voir comme la manifestation physique d'une émotion sous-jacente. Ils évitent ainsi de se mesurer directement à l'émotion et traitent, à la place, le symptôme qui en découle.

Nous nous informons des cas de vertiges, d'évanouissements, d'étourdissements, de pertes de coordination ou de conscience. Dans toutes ces situations, nous pouvons demander à un médecin de voir s'il n'y aurait pas une cause organique du mal. Il nous faut savoir si le client a déjà vécu une crise d'épilepsie. Celle-ci peut être déclenchés par un stress émotionnel ou par une oxygénation accrue. Le travail respiratoire serait dans ce cas contre-indiqué. Si la personne était sujette à ces sortes de crises, nous chercherions alors à savoir quand s'est manifestée sa première crise, ce qui se passait alors dans sa vie, quand a eu lieu sa dernière crise, et ainsi de suite...

Les yeux et les oreilles. Traumatisme et tension dans la tête peuvent également avoir rapport avec des greffes de cheveux, une opération de la mastoïde, une infection aux oreilles, un audiophone, une intervention de chirurgie esthétique, des problèmes dentaires ou des problèmes de vision. La plupart des gens ont du mal à admettre que les troubles de la vue peuvent être reliés à des émotions ; on constate pourtant des changements dans la vision au moment d'événements importants de la vie tels que divorce, mort d'un parent et naissance d'un frère ou d'une sœur. On constate la même chose avec les problèmes d'audition. On voit et on entend ce que l'on veut bien voir ou entendre. Nous aidons les gens à trouver des moyens moins destructeurs pour faire face à leurs difficultés, et cela, si possible, avant que le processus irréversible de somatisation n'ait commencé ses ravages. Des infections chroniques aux yeux et aux oreilles, des cataractes, du strabisme et une faiblesse musculaire révèlent la manière dont une personne réagit à ses problèmes affectifs. Même les cas de vue trouble et de perte de la vision centrale, que l'on associe généralement à des problèmes physiologiques, peuvent avoir une cause émotionnelle. Le fait que les parents aient eux-mêmes eu des symptômes semblables ne témoigne en rien d'un problème physiologique héréditaire, car il pourrait fort bien s'agir d'une réaction aux

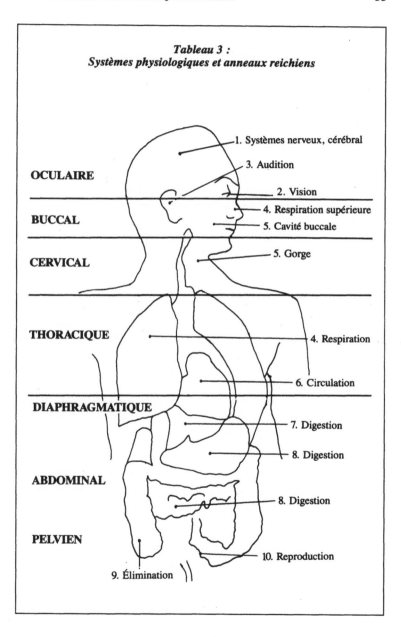

Tableau 3 :
Systèmes physiologiques et anneaux reichiens

OCULAIRE

BUCCAL

CERVICAL

THORACIQUE

DIAPHRAGMATIQUE

ABDOMINAL

PELVIEN

1. Systèmes nerveux, cérébral

3. Audition

2. Vision

4. Respiration supérieure

5. Cavité buccale

5. Gorge

4. Respiration

6. Circulation

7. Digestion

8. Digestion

8. Digestion

10. Reproduction

9. Élimination

situations émotionnelles. De plus, en sachant si une personne est myope ou hypermétrope (presbyte), nous avons un indice, petit mais significatif, de la manière dont elle dépense son énergie face à son environnement.

Le nez. Ici, nous commençons notre enquête au niveau du système respiratoire. « Êtes-vous sujet à des sinusites ? Bronchites ? Rhinites (ou rhumes de cerveau) ? Allergies ? Avez-vous déjà eu la tuberculose ? Avez-vous eu une ponction ou un collapsus pulmonaires ? Ou autre chose ? » Une réponse affirmative indique un lieu de tension chronique. Un passé d'asthmatique nous intéresse particulièrement parce que l'asthme a souvent une forte composante émotionnelle. Même si la personne ne fait plus de crises d'asthme, le corps, en position de régression durant le travail respiratoire, est à même de voir ses vieux mécanismes resurgir, donnant l'impression d'être en proie à une attaque. Le risque n'est pas grand si la crise n'est pas trop forte. Les thérapeutes de la PCI sont formés pour aider leurs clients à apprendre de nouveaux modèles respiratoires pouvant soulager les crises d'asthme, et savent percevoir le problème émotionnel sous-jacent aux crises. Toute personne asthmatique qui prend couramment des médicaments devrait toujours les avoir avec elle en thérapie. Une crise durant une session est un événement plus heureux que dangereux, car il permet de revenir au traumatisme qui, dans le passé, a initialement déclenché la crise. Ce fut le cas pour Dana, un homme d'environ quarante-cinq ans, qui n'avait pas eu d'attaque depuis des années. Quand enfin sa respiration haletante et sifflante d'asthmatique cessa, il nous raconta, en ces termes, un événement arrivé alors qu'il avait cinq ans :

> Ma mère était toujours occupée hors de la maison. Elle ne travaillait pas, mais elle s'absentait constamment pour aller déjeuner à l'extérieur ou faire des courses ou aller je ne sais où. Elle m'avait promis qu'un après-midi de cette semaine-là nous ferions des biscuits ensemble. La semaine tirait sur sa fin et maman était toujours sortie. Il devait s'agir d'un congé quelconque et j'ai vraiment eu l'impression que la semaine allait se terminer et que je ne verrais ni biscuits ni mère. Ce jour-là, elle monta une fois de plus dans l'auto, me décrochant de ses jupes,

et disparut. La voiture cracha de la fumée et partit en trombe pendant que je courais après elle dans la rue, essayant pathétiquement de la rattraper... les bras tendus vers elle...priant je ne sais quel Dieu dans mon désir de la ramener vers moi. Mais au lieu de s'arrêter au coin de la rue, exauçant ainsi ma prière, elle continua son chemin ; voyant l'auto s'éloigner, j'ai cru que mon cœur allait se briser de chagrin. J'étais hors d'haleine et j'avais une douleur terrible dans la poitrine. Je me suis jeté sur le gravier et me suis mis à crier. Je ne pouvais plus retrouver mon souffle et je me suis mis à haleter. Elle *ne pouvait pas* m'avoir *entendu* haleter — sa vieille auto faisait beaucoup trop de bruit — pourtant elle revint. Il doit s'agir d'un miracle car rien au monde n'aurait pu détourner ma mère de ses projets. Elle revint et prit soin de moi tout l'après-midi. Elle appela le médecin, me fit reposer et, finalement, nous avons confectionné les biscuits !

Depuis, Dana continue à éprouver des angoisses de séparation, et elles se déroulent selon le même scénario. Mais maintenant, dès que sa respiration devient haletante et sifflante, il reconnaît son schéma répétitif. Il recherche alors les causes de son anxiété et y fait face directement. S'il s'inquiète parce que son amie s'absente pour aller visiter une tante ou que sa secrétaire part en vacances, il se moque de lui-même. Il n'est tout de même pas question de les forcer à rester, alors à quoi bon avoir une crise d'asthme ! Et en effet, la crise passe. Il se sert du symptôme pour reconnaître que son angoisse d'abandon a été déclenchée.

La bouche. Il s'agit ici d'une zone importante par laquelle une personne s'exprime, communique, s'alimente, transmet son agressivité, et cette zone est associée à la sexualité. Nous aborderons la nutrition dans la prochaine section de ce chapitre. À cette étape-ci, nous cherchons à connaître l'existence de blessures possibles à la bouche ; le client a-t-il sucé son pouce longtemps ou se rongeait-il les ongles, a-t-il porté un appareil dentaire ou tout autre accessoire buccal ou encore une prothèse dentaire ?

Le fait d'avoir sucé son pouce plus longtemps que l'âge normal (autour de six ans) peut être révélateur de problèmes dans les tout débuts de la relation mère-enfant. Ce comportement « oral » offre à l'enfant un moyen de soulager sa souffrance émotionnelle. Même quand cette habitude a été abandonnée, elle peut réapparaître lors d'une situation douloureuse — par exemple quand la mère est hospitalisée pour donner naissance à un nouveau bébé ou quand un client revit, dans une session de thérapie, un événement émouvant de son passé. Peu d'adultes sucent leur pouce dans des circonstances normales ; mais sucer une pipe, fumer des cigarettes, mâcher un cigare ou « juste prendre un verre ou deux » semblent beaucoup plus acceptables socialement parlant. Le thérapeute qui n'est pas d'orientation corporelle et qui ne se soucierait pas systématiquement d'obtenir cette information de son client pourrait passer à côté de besoins psychologiques profonds cachés derrière ces comportements. Plusieurs indices significatifs sont ainsi perdus parce qu'on n'est pas assez attentif à ce genre d'information. Pourtant de tels signes peuvent raccourcir la thérapie et ramener le client beaucoup plus rapidement vers les émotions qui sont à la racine même de son comportement.

Les appareils dentaires qu'on cherche à camoufler déforment souvent les visages. Les gens cessent complètement de sourire, ou bien ils serrent les lèvres pour cacher leurs prothèses. Des appareils dentaires mal ajustés peuvent également faire naître des tensions musculaires chroniques dans la bouche. Des traumatismes dus à la chirurgie dentaire, l'absence d'une dent ou la présence d'une dent décolorée peuvent entraîner une crispation des lèvres. Ces attitudes rigides sont libérées par le travail corporel, et toute l'expression de la personne s'en trouve nettement améliorée.

Nous devons être avisés du port de tout appareil buccal, pont ou dentier car, au cours du travail corporel le client peut être amené à mordre ou à serrer les dents, ce qui pourrait endommager les prothèses.

La gorge. On trouve plusieurs structures vitales dans cette région du corps. Nous nous enquérons donc sur les infections de gorge, sur les amygdalites, l'amygdalectomie, les cas d'enrouement, de contraction ou de raideur, les difficultés à avaler ainsi que les problèmes de mue à la puberté. Certaines de ces expériences ont pu avoir un effet marquant sur l'individu, tant sur le plan physique qu'émotionnel. De plus, nous cherchons à savoir s'il y a déséquilibre glandulaire. Les gens ont tendance à prendre inutilement des suppléments pour la thyroïde afin de compenser un manque de vitalité, perdre du poids ou se remonter le moral. Cette pratique entraîne souvent une diminution du fonctionnement de la glande thyroïde, qui s'habitue au supplément et, en conséquence, devient paresseuse. En PCI, grâce à une nutrition adéquate, aux exercices et au travail sur la respiration, une personne retrouvera son énergie et sa vitalité. Il lui faut alors réduire sa consommation de suppléments afin d'éviter un état d'hyperthyroïdisme (tremblement, tachycardie, etc.).

La glande parathyroïde régularise le taux de calcium dans le sang. Un état de nervosité ou d'hypersensibilité peut indiquer un manque de calcium. Dans la mesure où la respiration exerce une influence sur le taux de calcium dans le sang, des spasmes musculaires peuvent se produire durant le travail respiratoire. Ceux-ci laisseront alors supposer un manque de calcium ou une déficience de la parathyroïde.

Le cou. Il faut absolument travailler à la fois l'arrière et le devant du corps. En conséquence, quand nous avons terminé notre enquête au niveau de la gorge, nous passons à la nuque. C'est une région chroniquement tendue chez la plupart des gens. C'est aussi une partie du corps sujette à des blessures comme le coup de lapin. Des tensions ou des déplacements de vertèbres cervicales peuvent se répercuter tout le long de la colonne vertébrale, car la tête est une charge lourde qui doit être maintenue en parfait équilibre au sommet de la colonne. En PCI, comme le travail corporel peut être intense, on doit connaître l'existence de toute blessure ou douleur chronique dans cette zone névralgique.

Le dos. Pour une raison ou pour une autre, le dos est souvent oublié. Il a pourtant une importance considérable, et il suffit d'avoir déjà eu un mal de dos pour s'en apercevoir. Avant d'entreprendre le travail corporel, nous nous enquérons donc de tout problème vertébral ou musculaire afin d'éviter d'amplifier le mal. En effet, des tensions dans le dos peuvent être des indices de difficultés dans la partie antérieure du corps et vice versa. Des épaules tendues désignent directement des émotions retenues comme la peur, manifestent une attitude défensive et témoignent d'une sensation d'écrasement sous le poids d'un fardeau. Une cuirasse protectrice se forme à la suite de blessures aux épaules. Le dos est une région chargée d'émotions ; il est important de ne pas l'ignorer.

Le cœur. Un grand nombre de difficultés du système circulatoire, particulièrement du cœur, ont une explication psychologique. Une blessure émotionnelle se manifeste quelquefois sous forme de déficience du système circulatoire. Notre investigation portera donc sur la tension artérielle, les crises cardiaques, les angines de poitrine, la tachycardie, les souffles au cœur, les irrégularités dans le rythme cardiaque et les douleurs aux extrémités. Une tension artérielle trop haute ou trop basse peut être causée par des difficultés émotionnelles reliées au stress, par une mauvaise alimentation et par un manque d'exercice. Par le travail respiratoire, on équilibre le système nerveux autonome (SNA). En activant une partie de celui-ci — le système nerveux sympathique — on élève la pression sanguine alors qu'en stimulant l'autre partie — le système nerveux parasympathique — on l'abaisse. Cependant, une mauvaise condition cardiaque ou un cas grave d'hypertension ou d'hypotension pourrait bien être une contre-indication au travail corporel. Il est important de connaître comment a eu lieu la première crise cardiaque. Il faut, de plus, prendre en considération le lien entre état cardiaque et comportement de type A.

Poumons, cage thoracique, poitrine et diaphragme. On s'enquerra maintenant de toute question sur le système respiratoire qui n'a pas encore été abordée. Ainsi toute intervention chirurgicale dans la poitrine, même l'ablation de kystes bénins ou de grains de beauté, est importante pour nous. Tout traumatisme dans cette région, côtes ou clavicules fêlées par exemple, peut entraîner une limitation de la capacité respiratoire. La sécrétion lactique des seins d'une femme qui n'est pas en période d'allaitement peut être causée par un taux de prolactine inhabituel, lui-même responsable d'une baisse de l'appétit sexuel. C'est l'exemple type d'un problème perçu comme étant d'ordre sexuel et qui, en fait, est d'ordre physiologique. Par ailleurs, l'élévation du taux de prolactine peut être la conséquence d'une tumeur de la glande pituitaire. Il faut alors consulter un médecin.

Enfin, un déséquilibre alimentaire, en particulier un excès de sucre et de caféine, peut produire des kystes dans la glande mammaire.

Le segment thoracique comprenant également le dos, il est donc important que nous demandions au client s'il est affligé de maux de dos chroniques, de spasmes musculaires ou d'excroissances. Pour chacun de ces cas, nous voyons un lien entre le segment et une émotion enfouie. Une personne qui contrôle ses émotions en retenant sa respiration finira par développer un diaphragme et une cage thoracique contractés. Un blocage diaphragmatique peut également résulter de l'utilisation excessive de ce muscle ; c'est le cas pour les chanteurs professionnels, les joueurs d'instruments à vent, les adeptes de la plongée sous-marine ou ceux qui pratiquent des techniques de yoga avancées.

Tableau 4 :
Caractéristiques d'une personne de type A

Est-ce que :

☐ Vous avez l'habitude, dans le langage courant, d'accentuer fortement certains mots-clés, même quand cela n'est pas nécessaire ?

☐ Vous finissez les phrases des gens à leur place ?

☐ Vous vous déplacez, marchez ou mangez *toujours* rapidement ?

☐ Vous vous emportez facilement quand vous êtes dans une file ou au milieu d'une circulation très lente ?

☐ Vous parcourez rapidement des yeux les textes et préférez des résumés ou des synthèses de livres ?

☐ Vous manifestez facilement votre impatience devant le rythme où vont les choses ?

☐ Vous avez tendance à ignorer les détails ou la beauté de votre environnement ?

☐ Vous êtes portés à penser ou à faire deux ou plusieurs choses à la fois ?

☐ Vous vous sentez presque toujours coupable quand vous vous détendez, quand vous êtes en vacances ou quand vous ne faites absolument rien pendant plusieurs jours ?

☐ Vous avez tendance à jauger votre travail en termes quantitatifs (nombre de bonnes notes accumulées, montant du revenu, quantité de parties gagnées, etc.) ?

☐ Vous gesticulez nerveusement ou avez des tics musculaires : grincer des dents, serrer les poings, etc ?

☐ Vous essayez de planifier le plus d'activités possible dans le moins de temps donné, laissant ainsi peu de place à l'imprévu ?

☐ Vous pensez généralement à autre chose en parlant à quelqu'un ?

☐ Vous prenez constamment plus de responsabilités que vous ne pouvez aisément en assumer ?

☐ Résumé et adapté du livre de Meyer Friedman and Ray H. Rosenman, *Type A Behavior and Your Heart*, droit de reproduction réservé à Meyer Friedman, 1974 et reproduit avec la permission de Alfred A. Knopf, Inc., New York.

Cynthia, une chanteuse professionnelle, était en thérapie avec nous depuis quelque temps. Elle s'intéressait surtout aux techniques respiratoires et faisait des exercices de respiration à la maison. Une nuit, alors qu'elle s'exerçait à faire des respirations très rapides et superficielles (respiration de type Kundalini), elle sentit la douleur envahir sa poitrine. Croyant qu'il s'agissait d'une crise cardiaque, son mari fit venir les auxiliaires médicaux et on la transporta d'urgence à l'hôpital. Son cas était un mystère pour tous, car, excepté la douleur, on ne pouvait trouver aucun autre symptôme d'une crise cardiaque. Pendant deux jours on lui fit subir sans résultats une série d'examens. Le troisième jour, sa thérapeute PCI vint la visiter. Elle lui raconta ce qui s'était passé, à savoir qu'elle pratiquait une respiration rapide quand la douleur apparut. La thérapeute émit donc l'hypothèse que le spasme du diaphragme avait été causé par la respiration accélérée. Après l'avoir massée, la contraction se relâcha, les muscles se détendirent et la douleur diminua.

Dans la mesure où la respiration est le cœur de notre travail thérapeutique, il faut tenir compte des blocages diaphragmatiques, car ils ont une grande portée émotionnelle. Chez nos clients, ces blocages s'accompagnent souvent d'une raideur de la colonne vertébrale. Le diaphragme a une place privilégiée dans le corps, il est le seul lieu d'accès au système nerveux autonome en passant par l'intermédiaire du système nerveux central. En PCI, nous utilisons des techniques respiratoires aptes à régir et à équilibrer le système nerveux autonome.

Des problèmes digestifs tels que ulcère, gastrite, inflammation intestinale peuvent être la cause d'un diaphragme bloqué. Et inversement, un diaphragme rigide peut causer la lenteur ou la stagnation du système digestif. En effet, les mouvements d'un diaphragme en bon état ont pour effet de comprimer et relâcher l'estomac et les intestins en les massant tout doucement.

La cavité abdominale. Le système digestif, siège de tant de troubles psychosomatiques, est une autre de ces régions du corps à forte teneur émotionnelle. Il faut donc poser des questions sur la digestion, l'élimination, l'état du foie, des reins ou de la vésicule biliaire. L'existence de douleurs ou de malaises dans cette région peut avoir une origine émotionnelle. Par exemple, le stress est souvent cause de dérangements d'estomac ou de maux de ventre. La plupart des symtômes intestinaux ont une composante émotionnelle et certains, en plus, ont un lien avec l'alimentation.

L'un de nos clients souffrait d'une grave condition spasmodique du côlon, provoquant depuis sa plus tendre enfance une diarrhée quotidienne. Il était dans la quarantaine avancée quand nous l'avons rencontré, et il souffrait toujours de cet état. Son père, dominateur et implacable, mourut subitement, le libérant ainsi d'une tyrannie qui avait duré presque cinq décennies. Ses symptômes disparurent aussitôt. La thérapie était trop peu engagée pour que nous puissions revendiquer la guérison.

Le bassin. Le bassin a une importance telle que nous lui réservons une place à part, dans un chapitre sur la sexualité. En élaborant le bilan corporel, il est nécessaire de connaître l'existence de tout traumatisme qui aurait entraîné des blocages dans la région pelvienne. Nous nous enquérons, par routine, de tout cathétérisme passé qui témoignerait de problèmes urinaires ou vésicaux. Pour les femmes : ont-elles déjà été enceintes ou ont-elles vécu des avortements, une hystérectomie, des fausses couches ou des dilatations et curetages, des cystites ? Nous vérifions, en outre, si un ou plusieurs examens gynécologiques auraient pu être traumatisants, et, bien sûr, comment se sont passés leurs accouchements. Le processus de l'accouchement peut être tout aussi traumatisant pour la mère que pour l'enfant et laisser chez chacun d'eux des traces indélébiles. Il nous faut, de plus, connaître l'existence de douleurs gynécologiques ou menstruelles chroniques ainsi que la date du début des menstruations, celles-ci pouvant influer sur certaines attitudes émotionnelles en rapport avec les organes génitaux et la région pelvienne.

Nous demandons aux hommes s'ils ont des pollutions nocturnes, ce qui pourrait effrayer un jeune homme, particulièrement s'il a souffert d'incontinence étant enfant ; la découverte, dans son lit, d'un endroit mouillé peut, en effet, susciter en lui des sentiments de gêne et de honte. Nous leur demandons s'ils ont déjà été circoncis, et si oui, à quel âge ? (plus tardive a été l'intervention, plus traumatisante a-t-elle pu être). Vasectomie et prostatectomie constituent des événements également traumatisants qui peuvent occasionner tension et contraction dans la région pelvienne.

L'apprentissage de la propreté, plus que tout autre événement traumatisant, constitue une source notoire de difficultés subséquentes. Des recherches ont démontré que la connexion neurologique entre le cortex et le muscle sphincter de l'anus n'est pas complètement établie avant l'âge de dix-huit mois. L'enfant que l'on force à être propre avant cet âge doit, pour réussir, retenir sa respiration et contracter les muscles striés du plancher pelvien, tendant par là même toute la région du bassin. Dans l'inconfort de cette situation, l'enfant apprend à étouffer le sentiment d'inconfort. Ainsi, il se coupe de toute émotion, et ce blocage peut persister durant toute sa vie. L'énurésie (ou incontinence nocturne) est un autre de ces souvenirs reliés à l'apprentissage de la propreté ; souvenir qui a laissé des traces tant physiques qu'émotives chez ceux qui, enfants, en ont souffert.

Il est toujours difficile d'interroger les clients au sujet de leur histoire sexuelle sans paraître indiscret. Alors, considérant que nous n'obtiendrons pas volontiers des renseignements sur des expériences sexuelles traumatisantes, prudence et sensibilité sont de mise pour procéder à notre questionnaire, qui doit susciter le moins d'anxiété possible. Les gens ont souvent de la réticence à raconter des événements angoissants, et quelquefois ils les ont enfouis si profondément en eux qu'ils en ont même oublié l'existence, à moins qu'on ne la leur rappelle. Notre principe est le suivant : *Sans question, il n'y aura pas de réponse.*

Le cas de Shirley prouve le bien-fondé de ce principe. Avant sa PCI, elle avait été en analyse pendant trois ans. Elle avait, entre autres problèmes, de la difficulté à déféquer. En treize ans, elle n'avait jamais pu aller à la selle sans l'aide d'un lavement. Lors de notre enquête de routine, nous lui avons demandé si elle avait déjà eu un avortement. Elle resta perplexe un moment, puis elle nous dit : « Ah oui ! Je l'avais oublié. » Et elle ajouta :

Quand j'avais dix-huit ans, j'étais une « bonne » fille. Je sortais avec mon ami depuis un an et nous étions tous les deux tellement sages que nous n'avions jamais vraiment eu de relations sexuelles. Nous nous contentions des jeux d'approche. Mais, une nuit d'été, alors que nous étions installés sur le siège arrière de sa Chevy'54, nous avons fait l'amour jusqu'au bout. C'était le pire moment du mois et je suis tombée enceinte. J'ai cru que c'était la fin de tout. À cette époque-là, il était illégal de se faire avorter. Vous aviez le choix entre risquer votre vie en allant à Tijuana ou vous glisser furtivement, après les heures de bureau, dans une quelconque arrière-boutique sombre. Nous savions de quoi il s'agissait pour avoir lu les illustrés du genre « Confessions vraies » ; j'en tremblais de peur.

Je suis allée voir un médecin bizarre qui me dit, bien sûr, qu'il ne pouvait pratiquer l'avortement, mais que si, par hasard, j'étais déjà en train de perdre du sang il *pourrait* alors opérer une dilatation et faire un curetage. Il nous donna le numéro de téléphone d'une vieille femme qui vint nous rencontrer dans un entrepôt situé dans le quartier des conserveries de pêche ; elle se servit d'un crochet comme dans les revues où les héroïnes meurent immanquablement ou alors deviennent stériles.

Cela fonctionna, jusqu'à un certain point. Je commençai à saigner après qu'elle eut tourné le crochet plusieurs fois dans mon utérus. Le lendemain je faisais de la fièvre et je saignais abondamment. Je me suis faufilée hors de la maison et me suis présentée à l'urgence de l'hôpital où j'accouchai d'un petit fœtus.

Je revins à la maison et me couchai en espérant que l'hémorragie cesserait, mais rien n'y fit. Ma mère me harcelait pour que je prenne de la soupe et du thé. J'étais tellement effrayée que j'aurais voulu tout lui raconter mais je n'osais pas. J'ai finalement été forcée de le faire. Au milieu de la nuit, comme j'avais des crampes épouvantables, je suis allée à la salle de bain. En m'accroupissant, je vis qu'au lieu d'évacuer des selles comme je m'y attendais, j'avais expulsé un second fœtus. Il devait être mort depuis que la vieille dame m'avait labouré le ventre avec son crochet, car cela sentait mauvais et il y avait du sang partout. Je n'avais jamais vu autant de sang. Je me suis mise à crier pour appeler ma mère. Elle vint et m'aida à libérer le placenta, mais elle hurlait plus fort que moi. J'avais l'impression que, pour ma mère, j'étais aussi condamnable de répandre une telle quantité de sang partout, sur le cabinet, le plancher, le tapis, les murs et sur moi que de m'être fait avorter. *Sa* propre fille ! Elle enveloppa le fœtus dans un sac de papier et le jeta aux poubelles. Elle nettoya ensuite la salle de bain. Puis elle me ramena à l'hôpital où l'on s'assura que cette fois-ci j'étais complètement nettoyée. Pendant trois semaines, ma mère ne m'adressa pas la parole.

Jamais, par la suite, elle ne mentionna l'événement et je n'en ai parlé à personne jusqu'à ce jour.

« Pourquoi pas ? », demanda le thérapeute.

« On ne m'a jamais posé la question » répondit-elle.

« Quand cela s'est-il passé ? » s'enquit le thérapeute, connaissant déjà la réponse.

« Eh bien », calcula-t-elle, « j'avais dix-huit ans à l'époque, et j'en ai maintenant trente et un, cela fait donc treize ans. »

Ses yeux s'agrandirent légèrement. « Treize ans », reprit-elle. « Est-ce possible ? » dit-elle, à mi-voix.

Le lien avec son passé étant fait, il suffit d'un peu de travail respiratoire pour amorcer la libération des tensions chroniques dans son bassin et elle se mit graduellement à vider ses intestins sans avoir besoin de lavement. La connexion était pourtant toute simple et elle aurait pu se produire beaucoup plus tôt dans sa vie si quelqu'un avait pensé à lui poser cette question de l'avortement. Le meilleur moyen pour ne pas passer à côté d'associations évidentes entre symptôme et événement émotionnel, c'est d'obtenir le plus de renseignements possible, en posant des questions pertinentes.

La peau. Tout comme le dos, la peau a une grande importance physique et émotionnelle mais on a tendance à la négliger. C'est le plus grand organe du corps. Elle est souvent étroitement associée à des allergies. Parce qu'elle constitue le contact principal entre nous et le monde, son apparence influe sur nos sentiments envers nous-même et provoque une réaction instinctive des autres à notre égard. Donc, notre investigation couvre des problèmes quelquefois traumatisants comme les allergies de la peau, l'eczéma, l'existence d'endroits facilement irritables, les éruptions et l'acné, qui peuvent tous affecter sérieusement notre comportement social et psychologique.

D'une manière générale. Notre enquête porte sur tout événement traumatisant : opérations chirurgicales, maladies, accidents. Naissance également, puisque le traumatisme même de cet événement joue un rôle important sur le développement ultérieur de la personne. Un enfant sort de l'utérus, de cet environnement chaleureux qui le nourrit si totalement, et se retrouve dans l'atmosphère bruyante et aveuglante de la salle d'accouchement. Avant même qu'il ait pris sa première respiration, la séparation d'avec la mère et l'agression contre ses sens ont pu laisser des empreintes négatives. Des traumatismes ont pu également précéder la naissance. En effet, une situation difficile vécue par la mère peut affecter le fœtus et produire sur son corps un conditionnement qui l'amène à construire un mécanisme de défense contre tout danger ou stimuli désagréables. Pendant la thérapie, les exercices de respiration font souvent surgir des traumatismes anciens.

Nous accordons une attention particulière au moment où maladies et accidents sont apparus. Nous demandons au client ce qui se passait alors dans sa vie, comment il faisait face à la situation, ce que cela signifiait pour lui et comment il interprétait alors le message transmis par son corps malade. Il faut noter que les affections comme le rhumatisme articulatoire aigu, la rougeole, la scarlatine, les oreillons, l'arthrite, le diabète et l'hypoglycémie peuvent avoir un effet direct sur la chimie du corps ou sur les déséquilibres du système nerveux autonome.

Il arrive souvent que, lors de l'élaboration du bilan corporel, le simple fait de poser certaines questions provoque des réactions émotives. Nous les travaillons superficiellement sur le coup (en reconnaissant l'émotion, par exemple) ; nous préférons prendre note de la réaction et y revenir ultérieurement, lorsque le client a amélioré son degré de conscience corporelle et peut ressentir des émotions fortes. Le moment est alors venu de l'aider à faire des liens entre ses émotions et l'information glanée au cours des premières sessions, expérience qui s'avère des plus riches. On a souvent constaté que le seul fait d'établir un lien avec le passé est suffisant pour permettre à l'individu de renoncer consciemment à son symptôme ou à son comportement. C'est ce qui s'est passé avec Shirley, restée marquée par l'horrible expérience de l'avortement, et qui, depuis, était incapable d'aller à la selle normalement. Plus tard, durant le travail corporel, elle put elle-même établir un lien direct entre les sentiments enfouis dans son bassin et l'avortement.

Avec une autre cliente, nous pourrions noter, en travaillant la région pelvienne, un sentiment de vide ou de perte qui nous rappelerait qu'elle a déjà vécu un avortement. Si nous lui demandons ce qu'elle éprouve à ce sujet, elle peut alors prendre conscience des

sentiments enfouis dans son bassin et faire le lien avec l'avortement :
au moment de l'avortement, elle a refermé son bassin et si maintenant, dans sa thérapie, elle accepte de revivre ce sentiment de perte,
elle peut se permettre de réouvrir cette partie de son corps.

Le bilan est, somme toute, important, car il procure au thérapeute
un plan de travail. Toute contre-indication au travail corporel entraî-
nera le choix d'autres méthodes, moins stressantes, comme la
conscience sensorielle, les mouvements doux, les voyages de fantaisie guidée à travers le corps et les techniques verbales de psychothérapie, qui peuvent être accompagnées ou non de travail corporel.

Au cours de l'élaboration du bilan corporel et de la cueillette
d'information sur l'alimentation, nous procédons à une évaluation
générale du client. Chaque personne étant unique, il nous faut alors
décider, sur une base individuelle, de la direction à donner au travail.
Dans certains cas, il se peut que nous référions le client à un médecin,
à un psychiatre ou à un autre psychothérapeute.

Pendant que nous posons les questions au client, nous tentons de
comprendre ce qu'il attend de sa thérapie. Comment pense-t-il arriver
à ses fins ? Pourquoi est-il ici ? A-t-il un solide sens de la réalité ? Se
fait-il des illusions ou est-il sujet à des hallucinations ? Le degré de
confusion d'une personne détermine les précautions à prendre avec le
travail respiratoire car ce dernier peut augmenter cette confusion. Le
fait de dissoudre la structure caractérielle, support du corps, et
l'identité qu'elle lui a prêtée peut être une expérience très troublante
pour quelqu'un dont le sens de la réalité et le sentiment de Soi sont
très fragiles.

Cette personne est-elle dissociée (pas « là ») ? Incapable de vous
regarder en parlant ? S'il ne vous est pas possible de garder le contact
avec elle, le travail respiratoire sera paniquant. Il faut alors traiter la
difficulté d'établir un contact (« Regardez-moi ». « Concentrez-vous
sur la lampe, l'horloge, la table... » et ainsi de suite).

Comment le client entrevoit-il les effets du travail corporel ?
Croit-il que cela va régler tous ses problèmes ou est-il convaincu au
contraire que cela ne rime à rien ? Il est important qu'il comprenne
que la thérapie n'est pas une solution miracle mais qu'elle mène à
l'apprentissage de moyens pour prendre la responsabilité de sa propre
vie, de sa guérison. À ce moment-là seulement le travail corporel
pourra commencer à avoir de l'effet sur l'individu. Mais il doit y être
prêt. Dans le cas contraire, non seulement le travail corporel ne

pourra seconder le processus de croissance, mais il pourrait même le retarder.

Notre questionnaire, les réponses du client et nos observations pendant le travail nous aident tous à déterminer le rythme de la thérapie, les techniques à utiliser, celles à éviter, ainsi que les précautions à prendre avec la structure caractérielle de cette personne et à l'égard de son sentiment d'identité.

L'alimentation et les émotions

En ce qui a trait à l'alimentation, seul le rapport entre la nutrition et le bien-être émotif du client nous intéresse, comme thérapeutes. Au début de notre pratique, nous ne nous préoccupions pas d'alimentation, mais il nous est apparu très rapidement que la nourriture est quelquefois aussi importante que les expériences originelles. Même les adultes de bonne éducation maltraitent leur corps. Ils sont au courant des études établissant le lien entre un déjeuner bien équilibré, riche en protéines, et la capacité d'apprentissage des jeunes ; aussi nourrissent-ils leurs enfants en respectant ces principes. Et pourtant ils arrivent en thérapie avec des symptômes de déséquilibres et de déficiences alimentaires. Pour avoir été témoins de quelques cas frappants, nous nous sommes intéressés aux habitudes alimentaires du client dès le début du traitement, quelquefois avant même que la thérapie ne débute.

Sonia en fut un bon exemple. C'était une dame élancée, dans la quarantaine avancée, élégamment vêtue, bien coiffée et délicatement parfumée ; mais ses mains tremblaient et ses yeux étaient très agités. Elle était terrifiée. Elle pouvait passer facilememt de la nervosité à l'hystérie et vice versa, et le faisait constamment, de manière si imprévisible qu'elle croyait en devenir folle.

Alerté autant par sa minceur que par ses symptômes, son thérapeute la questionna sur ses habitudes alimentaires. Comme il s'y attendait, elle était continuellement au régime. Elle prenait pour déjeuner du café et un beigne, puis, tout au long de la journée, elle n'ingurgitait guère plus que des jus de fruit, des boissons gazeuses diététiques et du café. Elle finissait la journée avec une légère collation. Stimulants et hydrates de carbone raffinés composaient presque exclusivement sa diète quotidienne. Suivant notre conseil, elle changea son alimentation, élimina le sucre et ajouta des protéines et des glucides complexes. Elle nous rapporta peu de temps après que ses sautes d'humeurs étaient beaucoup moins prononcées et qu'elle ressentait à nouveau un regain de vie et d'énergie.

Il est bien évident que le seul fait de changer son alimentation n'allait pas suffire à résoudre tous ses problèmes, mais c'était un premier pas. Bien que considérablement réduites, ses sautes d'humeurs continuaient à se produire, et nous lui avons demandé de consulter un médecin pour passer des tests d'hormone et de thyroïde. Son taux de progestérone était, en effet, très bas, révélant qu'elle avait commencé sa ménopause, et on constata que sa thyroïde était déficiente. Grâce à des doses minimales de suppléments hormonaux, sa santé s'améliora en deux semaines et ses sautes d'humeur disparurent. Alors seulement il fut possible de s'attaquer aux problèmes plus profonds causés par son divorce et le départ de son fils, même si elle était venue en thérapie non pas pour ces problèmes mais à cause de symptômes tellement violents que son thérapeute précédent avait pensé à l'hospitalisation. Les symptômes s'étaient avérés d'origine physique et non psychologique.

Certains clients s'impatientent quand on les questionne sur leur diète. C'est alors que nous les interrogeons encore davantage et notre intuition s'est souvent révélée juste. En effet, il est arrivé plusieurs fois que la nature même de leurs symptômes désignait presque immédiatement une difficulté d'origine partiellement alimentaire (voir la liste des symptômes de l'hypoglycémie au Tableau 5 par exemple). Nous nous préoccupons surtout du sentiment de bien-être qu'éprouve notre client. La meilleure thérapie au monde ne réussira pas à améliorer son sentiment de lui-même s'il consomme régulièrement des aliments ou des médicaments qui compromettent son bien-être émotionnel. En plus des relations généralement reconnues entre diète et santé, comme dans le cas de l'hypoglycémie, il faut tenir compte des réactions personnelles à la nourriture, qui sont parfois tout simplement des allergies. Une carence en vitamines ou en minéraux a des effets marqués. Certaines toxines de métaux lourds dont l'on connaît la présence dans le corps peuvent inhiber des fonctions métaboliques, ayant pour résultat une mauvaise utilisation de l'énergie. Une évaluation alimentaire par un spécialiste sera alors recommandée dans le but de rééquilibrer et de régulariser la chimie du corps.

Tableau 5 :
L'hypoglycémie : de quoi s'agit-il ?

Ressentez-vous plusieurs de ces symptômes de manière *régulière* ?

Épuisement	Dépression
Insomnie	Anxiété
Irritabilité	Maux de tête
Vertige	Sueurs
Crises de larmes	Tachycardie (palpitation cardiaque)
Douleurs musculaires/mal de reins	Anorexie (manque d'appétit notable)
Trémulation (tremblement interne)	Phobies (peurs injustifiées)
Difficulté à vous concentrer	Engourdissements
Indigestion chronique	Confusion mentale
Mains ou pieds froids	Vue trouble
Tics musculaires ou crampes	Douleurs articulaires
Comportement asocial ou antisocial	Agitation
Obésité	Démarche chancelante
Spasmes abdominaux	Évanouissements ou trous de mémoire
Convulsions	Tendances suicidaires

Combien de fois vous a-t-on dit que vous souffrez de tension nerveuse, d'hypocondrie ou que vous vous faites trop de soucis ? Il se peut que vous soyez du nombre de ces milliers de personnes qui souffrent de l'une des maladies les plus courantes et pourtant les plus ignorées ou les plus mal diagnostiquées.

L'hypoglycémie (diminution de la quantité de glucose dans le sang ou surdosage d'insuline) résulte d'une incapacité du corps de procéder convenablement au métabolisme des sucres. À l'hypoglycémie s'oppose le diabète qui signale un taux élevé de glucose dans le sang. Les symptômes de l'hypoglycémie sont tellement variés et changeants qu'on les confond avec des symptômes d'affections diverses. C'est pourquoi l'hypoglycémie est si souvent mal diagnostiquée. Une baisse de sucre dans le sang est généralement le résultat combiné de la vie stressante que nous menons tous plus ou moins et d'une surconsommation de sucre, qui est devenue le mode de vie nord-américain (il suffit de jeter un coup d'œil à la liste des ingrédients de la plupart des aliments en boîte dans les supermarchés).

On a pu établir une corrélation entre l'hypoglycémie et l'hyperactivité chez les enfants, les déséquilibres d'ordre émotif ou mental, l'asthme, la fièvre des foins, l'alcoolisme, les ulcères, les crimes perpétrés avec violence et les accidents d'auto ; on soupçonne également son influence dans les cas d'abus de drogues.

Reproduit, avec la permission de l'éditeur, de Hypoglycemia : A Better Approach, *Paavo Airola, Ph.D., Health Plus Publishers, Phoenix, Arizona 85028.*

Tableau 6 : Consommation alimentaire et cycle des humeurs

CONSOMMATION ALIMENTAIRE, JOUR _____

Consommation de la journée : _____

NOM : _____

Normale _____
Plus que d'habitude _____
Moins que d'habitude _____

DATE : _____

JOUR DE LA SEMAINE : _____

Heure du jour	Matin/après-midi	Humeur 1-10	ALIMENTS, BOISSONS, MÉDICAMENTS, DROGUES		Endroit du repas	Quantité consommée	Temps/Type d'exercice	Taux du rythme cardiaque	Laisser en blanc
			Item	Description					

Jack L. Rosenberg, Marjorie L. Rand, Diane Assy, 1985

Nous distribuons à chacun de nos clients le tableau intitulé « Consommation alimentaire et cycle des humeurs » et leur demandons de consigner tout ce qu'ils consomment pendant six journées consécutives, de suivre les progrès de leurs humeurs et de noter les exercices qu'ils font. Il est très important de suivre à la trace la séquence « consommation alimentaire et humeurs ». Nous cherchons à savoir ce qui se passe au moment où la personne est déprimée : Est-elle en train de manger ? De fumer ? De prendre de l'aspirine ? D'aspirer de la cocaïne ? Est-ce qu'il en résulte une perte d'appétit ? Et puis nous voulons savoir ce qui se produit après qu'elle ait accompli chacune de ces activités. La personne se sent-elle bien après ? Ou mal en point ? Pire ? Mieux ? Il ne suffit pas d'établir un rapport entre les humeurs et le *fait* de manger, il faut en plus noter le *contenu* de ce qui est consommé. Quel genre d'humeur succède à un repas riche en protéines ? À une collation faite de sucreries ? À de la nourriture très grasse ? Les correspondances sont passablement prévisibles, mais le fait de poursuivre cet exercice pendant six jours et de vraiment voir le lien entre alimentation et humeur est en soi très convaincant pour le client.

Le tableau pose également la question : « Endroit du repas ». Le contexte dans lequel on mange est en effet significatif. Plusieurs personnes mangent sur le pouce. Elles attrapent un bout de nourriture dans la cuisine et l'avalent en sortant par la porte d'en avant ; ou encore elles achètent du « prêt-à-manger » et l'engouffrent dans leur voiture. Elles mangent quelquefois debout, en lisant, inconscientes de ce qu'elles consomment. Nous connaissons une dame qui fait les deux à la fois : elle appuie son journal sur la planche à pain, installe son repas devant et pige dans l'assiette, tout en lisant. Si son plat se vide avant qu'elle ait terminé son journal, elle le remplit de nouveau. Par contre, si elle termine la lecture de son journal avant de finir son repas, elle est toute étonnée de se sentir aussi rassasiée et jette ce qui reste à la poubelle. Elle se rend à peine compte de ce qu'elle fait et avoue avoir, à l'occasion, des faims imaginaires quand il lui arrive d'oublier qu'elle vient tout juste de manger. Les gens qui se nourrissent sans porter attention à ce qu'ils font sont tellement « dissociés » qu'ils ont peu conscience de leur nourriture ; la plupart du temps ils ne mangent pas pour se sustenter mais pour pallier à une faim émotionnelle. Le client qui remplit le tableau « Consommation alimentaire et cycle des humeurs » prend conscience de la relation entre nourriture et humeur. Quand il peut *voir* sur le tableau qu'il a l'habitude de manger des mets sucrés lorsqu'il se sent déprimé et que, moins de deux heures plus tard, il est encore plus mal disposé, il commence alors à changer cette habitude. Cette prise de conscience lui apporte, en outre, le réconfort de savoir qu'il peut facilement améliorer une situation qu'il prenait jusque là pour un problème psychologique grave. Le recours à ce simple tableau nous a souvent épargné des mois de psychothérapie.

Un de nos clients médecin nous donna une illustration assez frappante de cette corrélation entre humeurs et nourriture. À nos questions concernant son alimentation, il répondit : « Je ne suis pas venu vous voir pour analyser la façon dont je me nourris, mais pour faire de la psychothérapie. Je me nourris bien et je prends soin de moi physiquement. » Le thérapeute, dans son désir de ne pas brusquer le client et lui faisant naïvement confiance, laissa tomber la question. La dépression était son symptôme principal. Il arriva un jour à son rendez-vous, fixé sans raison particulière à quatre heures de l'après-midi, complètement désespéré : rien ne fonctionnait plus dans sa vie, il n'avait plus aucun espoir, il n'en avait d'ailleurs jamais eu et il ferait aussi bien de se suicider et d'en finir avec la vie. Son thérapeute lui demanda ce qu'il avait mangé au petit déjeuner. Comme il avait été de garde la nuit précédente, il répondit : « Je n'ai pris qu'un café ce matin et une salade à midi. » Sur ce, le thérapeute alla lui chercher une pomme, la coupa en quartiers et les lui donna à mesure que la session progressait. La pomme à peine finie, le client commençait déjà à se sentir beaucoup mieux. Son expression et le timbre de sa voix s'étaient transformés radicalement. « Vous allez penser que je suis fou », dit-il, « mais je ne me rappelle plus pourquoi je me sentais si mal fichu. » Jusqu'à ce résultat saisissant, il avait refusé de prendre en considération le fait que son alimentation était liée à son bien-être émotif. En sa qualité de médecin, on aurait pu attendre de lui qu'il s'alimente mieux ; pourtant son état émotif était une réaction typique à l'hypoglycémie.

La plupart des gens n'ont pas une réaction aussi marquée, mais c'est tout de même un phénomène courant, causé par les réactions du pancréas, en suractivité chez la plupart d'entre nous. Voici ce qui se passe : on déjeune d'hydrates de carbone raffinés, pâtisseries ou jus de fruit dont le sucre va instantanément dans le sang. Le pancréas réagit à l'augmentation du taux de sucre par une production d'insuline qui, elle, diminue la quantité de glucose dans le sang. La situation redevient normale, mais le niveau du sucre continue de descendre. Vous avez vu la liste des symptômes de l'hypoglycémie ; une personne dont le taux de glucose sanguin s'abaisse progressivement va probablement ressentir une combinaison de quelques-uns de ces symptômes. Puis l'heure du repas de midi arrive. Même si la personne s'abstient de consommer des friandises, il est probable qu'elle s'alimentera de « prêt-à-manger », également composé d'hydrates de carbone raffinés et de matières grasses. D'où une nouvelle augmentation du taux de sucre. Le pancréas se remet à fournir de l'insuline pour en diminuer la quantité et, encore une fois, le taux de sucre sanguin descend trop bas. Les symptômes émotifs réapparaissent. Cela explique la baisse d'énergie du milieu de l'après-midi, le sentiment de dépression ou les « burk » que beaucoup de gens vivent. Et pourtant, on ne les a jamais diagnostiqués comme souffrant d'hypoglycémie.

Si l'on veut éviter ces hauts et ces bas extrêmes, il faut consommer des protéines et des hydrates de carbone complexes (non raffinés). Au lieu de boire des jus de fruit, il faudrait manger le fruit tout entier. Non seulement un verre de jus d'orange contient-il le jus de plusieurs oranges — or la plupart d'entre nous ne choisiraient pas d'en manger autant à la fois — mais la pulpe qui entoure chaque goutte de jus lui fait défaut. C'est le travail du système digestif sur les enveloppes de nos aliments qui fait la différence. Quand nous prenons des céréales complètes et des fruits entiers à la place de jus de fruit, nous consommons des hydrates de carbone complexes et non des glucides raffinés. Ces derniers, comme le sucre, entrent dans le sang presque instantanément après l'ingestion, alors que les glucides complexes passent par un processus de transformation qui dure un certain temps. Ce délai a pour but d'empêcher la décharge soudaine d'une grande quantité de glucose dans le sang et la suractivité du pancréas. Le pancréas fournit alors juste assez d'insuline pour parer à la quantité de glucose présente dans le sang. À mesure que le sucre s'ajoute, l'insuline augmente. Ceci est bien sûr une simplification du processus ; vous pouvez consulter n'importe quel bon livre de nutrition pour en savoir davantage sur le métabolisme des produits alimentaires. Nous nous servons de *Fit or Fat ?* de Covert Bailey parce que ce livre est facile d'accès et suffisamment convaincant en ce qui concerne la nutrition et les exercices[1].

Parce que la consommation d'hydrates de carbone raffinés est génératrice de symptômes, ce qui précisément nous intéresse, nous lui portons une attention particulière. Notre but n'est pas de devenir des spécialistes de la nutrition, mais d'alerter les gens sur des déséquilibres spécifiques qui, une fois corrigés, peuvent soutenir le travail de la PCI.

Quand nous collaborons *avec* notre corps, nous fonctionnons et nous nous sentons généralement beaucoup mieux. Le simple fait de mieux comprendre ce qui se produit quand nous déversons dans notre sang une grande quantité de sucre aide à adopter un régime alimentaire plus approprié. Le tableau 7 montre la différence entre une diète riche en glucides raffinés et une diète riche en protéines et glucides complexes.

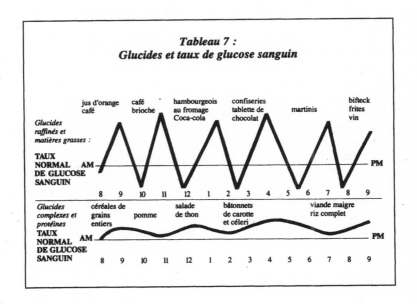

Tableau 7 :
Glucides et taux de glucose sanguin

---

1. Covert Bailey, *Fit or Fat ? A New Way to Health and Fitness Through Nutrition and Aerobic Exercise*, Boston, Houghton-Mifflin Company, 1977.

Remarquez qu'il n'y a pas que la valeur nutritive des aliments consommés qui concourt à différencier la situation de la première personne (grandes variations) de celle de la deuxième. En effet, l'individu au taux de sucre plus régulier prend des collations entre les repas —une pomme ou des bâtonnets de carotte et de céleri ou une collation légère composée de glucides complexes.

Les médicaments

Nous incluons les médicaments dans la section portant sur la nutrition, car il s'agit de voir tout ce qui est absorbé par l'organisme, que ce soit avec une fourchette, un verre, par aspiration, en fumant une cigarette, à l'aide d'une seringue ou d'un supppositoire. Comme nous l'avons dit au sujet de l'alimentation, notre intention n'est pas d'introduire de grandes réformes dans la consommation des aliments ou des médicaments. Nous nous intéressons plutôt à leurs effets sur les émotions et le sentiment de bien-être de nos clients. Si la nourriture a un effet considérable sur l'individu, les médicaments ont eux aussi un effet puissant, occasionnant souvent beaucoup plus de dommages encore.

Tout d'abord, il faut prendre note de tout remède prescrit au client, de ses effets secondaires et de la date à laquelle il a commencé à le prendre. L'ingestion de n'importe quel médicament en vente libre (incluant vitamines et aspirine), de marijuana et de différents stimulants doit être prise en considération tout autant qu'un passé d'alcoolique ou de toxicomane. Si l'on se sert correctement (et honnêtement) du tableau de consommation des aliments, l'ingestion régulière de quelque substance que ce soit sautera aux yeux immédiatement.

L'abus des médicaments ou leur usage à long terme peuvent modifier considérablement la chimie du corps et l'équilibre émotionnel. Plusieurs personnes deviennent littéralement dépendantes des produits en vente libre comme l'aspirine et le café, sans parler de l'alcool, qui est un dépresseur riche en hydrates de carbone. Ces glucides pénètrent dans le sang presque instantanément, et le pancréas réagit comme il le fait pour les jus de fruit en injectant de l'insuline. La caféine, que l'on trouve en grande quantité dans l'Anacin, le No-Doz, le thé, le café et les boissons gazeuses à base de cola, est un stimulant que l'on doit prendre à répétition pour en conserver les effets. Au moment où la stimulation s'interrompt, le corps réagit en se sentant encore plus déprimé qu'il ne l'est en réalité.

« Des symptômes d'anxiété peuvent être produits par une quantité de café qui n'est généralement pas considérée comme excessive. Une à trois tasses de café peuvent entraîner une réaction émotive car une tasse de café peut contenir à elle seule quatre-vingt-dix milligrammes de caféine », nous dit E. Cheraskin dans *Psychodietetics : Food As the Key to Emotional Health*[2].

Après avoir entrepris le travail respiratoire, il se peut que nos clients tolèrent moins bien l'alcool, le sucre et la caféine. Leurs effets, de même que ceux d'autres stimulants ou dépresseurs seront alors plus accentués qu'avant le travail de respiration et cela pour deux raisons. D'abord la respiration aide le corps à se débarrasser des toxines et, ce faisant, rend leurs effets plus évidents. Ensuite, la conscience corporelle étant plus développée, l'individu remarque plus facilement les déséquilibres et les tolère moins bien.

D'autres drogues, plus dangereuses, sont consommées couramment : les amphétamines et la cocaïne. La plupart des pilules prescrites pour les divers régimes contiennent des amphétamines et créent un effet d'accoutumance. La cocaïne crée une dépendance psychologique et, quand elle est aspirée, insensibilise et provoque finalement la nécrose des muqueuses nasales. Plusieurs personnes l'utilisent comme euphorisant, et aussi pour se donner un sentiment de toute-puissance. La cocaïne peut procurer une énorme sensation de bien-être mais, une fois l'effet évanoui, ce sentiment semble perdu à jamais. À chaque fois, il faut augmenter la dose pour obtenir le même sentiment de puissance et de bien-être. La disparition de l'état d'euphorie produit par la cocaïne s'accompagne souvent de paranoïa et de dépression profonde. Même les personnes qui ne sont pas dépendantes de la cocaïne et qui l'utilisent à des fins récréatives — lors de soirées ou le samedi soir seulement — peuvent s'apercevoir que la sensation de bien-être devient de plus en plus fuyante entre les moments d'euphorie. Le sentiment de Soi correspond à une conscience corporelle tellement délicate que son amplification grossière par la cocaïne émousse chez l'usager sa capacité de le percevoir.

L'oxyde d'azote (ou gaz hilarant) est une autre de ces drogues courantes et pourtant dangereuses. Elle entraîne un état d'euphorie agréable en diminuant l'apport d'oxygène au cerveau. Son usage

---

2. E. Cheraskin and W.M. Ringsdorf, Jr. with Arlene Brecher, *Psychodietetics, Food as The Key to Emotional Health*, New York, Stein & Day, 1974, p.103.

nécessite un contrôle extrêmement précis et le mélange d'oxyde d'azote et d'oxygène doit être soigneusement dosé ; sinon cette expérience risque d'endommager le cerveau et même de provoquer la mort. C'est ce qui se passa un jour quand un dentiste décida, après une journée difficile, de se détendre en inhalant ce gaz. Il se laissa joyeusement aller à la béatitude sans remarquer que l'équilibre entre l'oxyde d'azote et l'oxygène se rompait. Le système de contrôle de l'appareil était défectueux et le dentiste, normalement capable de contrôler lui-même le processus, était trop euphorique pour s'en soucier, et il mourut asphyxié.

Il est extrêmement important de savoir s'il y a consommation de médicaments afin de comprendre les réactions du corps au travail respiratoire. À mesure que le sentiment d'identité (de Soi) se développe grâce à la respiration, on voit souvent les gens réduire ou même arrêter complètement leur dépendance face aux médicaments et leur préférer le simple sentiment de bien-être corporel. Ils y arrivent par eux-mêmes, sans que le thérapeute ait à prendre le rôle du parent autoritaire.

Le phénobarbital, le Séconal, l'Amital, le Quaalude et autres tranquillisants inhibent la capacité du corps à développer une charge énergétique. Quand les médicaments sont ingérés avant une session de thérapie, le client peut trouver le résultat frustrant et décourageant. La marijuana produit le même effet ; il faut compter entre dix-huit et trente-six heures avant que ses effets soient effacés du corps. Certaines pilules pour le rhume vendues en pharmacie contiennent des antihistaminiques et ont un effet similaire, à long terme, à celui des dépresseurs. La cigarette, autre dépresseur, exerce une influence défavorable sur les poumons et sur la capacité des surrénales de maintenir un taux acceptable de glucose sanguin, sans parler du risque de toxicomanie. E. Cheraskin a décrit comme suit les effets nocifs de la nicotine dans *Psychodietetics : Food As the Key to Emotional Health*[3] :

La nicotine perturbe le système digestif en diminuant l'absorption de la vitamine C et gêne la circulation sanguine. En resserrant les vaisseaux sanguins, la nicotine prive le cerveau de

3. E. Cheraskin and W.M. Ringsdorf, *op. cit.*, p. 104.

son approvisionnement en nutriments essentiels, particulièrement en glucose sanguin, son combustible principal... La nicotine ouvre également la voie à l'hypoglycémie en augmentant le
nombre d'hormones produites par les surrénales.

Bien que nous n'acceptions pas de travailler, en PCI, avec les cas
de drogues dures (les programmes de désintoxication sont plus adéquats), nous avons relevé plusieurs cas de toxicomanie, sous une
forme ou sous une autre, alors que les personnes concernées n'a-
vaient jusqu'alors pas conscience de leur problème.

Par exemple, Scott, professionnel de trente-cinq ans qui ne
connaissait que des demi-succès dans sa carrière, son mariage et avec
ses enfants. Il ne réussissait pas mieux dans les aventures qu'il
s'offrait dans l'espoir d'oublier ses difficultés. Depuis des années
qu'il s'était promis de changer, il n'y arrivait pas. Quand il entra en
PCI, il nia qu'il consommait régulièrement de la marijuana. Son
thérapeute se mit toutefois à avoir des soupçons quand il vit que Scott
pouvait difficilement accumuler une charge énergétique et qu'il ne
semblait jamais tout à fait présent durant la séance. Suite à un
interrogatoire serré, Scott reconnut que non seulement il fumait de la
marijuana chaque jour et cela depuis quinze ans, mais qu'il ne
manquait pas d'en fumer avant chacune de ses séances de thérapie. Il
était évident qu'il ne pouvait affronter ses problèmes, car il était
constamment drogué, au lieu d'être enraciné dans la réalité. Il accepta, pour un temps, d'arrêter de fumer des stupéfiants et, quand il y
parvint, ses problèmes apparurent au grand jour. « J'ai détesté ma
profession avant même de terminer mes études », gémit-il, « et je
hais ma femme depuis presque aussi longtemps. La seule façon que
j'avais d'endurer l'une ou l'autre, c'était de les noyer dans la marijuana. » Malgré les conseils de modération de son thérapeute, Scott
quitta immédiatement son travail et retourna à l'école. Il s'abstint de
stupéfiants en dépit de la souffrance et de la désorganisation que sa
nouvelle prise de conscience entraînait dans ses habitudes ; et il
poursuivit sa thérapie, apprenant à faire sérieusement face à ses
difficultés de relation et à établir ses frontières.

Sandra avait un problème d'alcoolisme, quoi qu'elle l'aurait nié. À
trente-quatre ans, c'était une femme d'affaires dont les nombreuses
entreprises étaient couronnées de succès. Elle se plaignait principalement d'une grande fatigue et d'un sentiment de vide inexplicable à

ses yeux. L'analyse de sa consommation alimentaire révéla qu'elle buvait deux verres de vin à midi et qu'elle commençait à prendre des boissons alcoolisées en fin d'après-midi. Vers la fin de la soirée, qu'elle soit sortie souper avec des clients ou qu'elle soit restée travailler à la maison, elle avait ingurgité une quantité considérable d'alcool. Le matin, elle se propulsait dans l'action avec plusieurs tasses de café, et le cycle recommençait. « Comment puis-je être alcoolique ? » demanda-t-elle. « Je me rends au travail tous les jours et j'ai un poste de responsabilité. Les alcooliques ne peuvent pas travailler et dorment sur les bancs publics ». Néammoins, Sandra avait transigé pendant des années avec ses problèmes émotifs en buvant de manière excessive. N'eussent été nos questions précises sur ce qu'elle buvait et mangeait, elle aurait pu ainsi continuer pendant longtemps à imputer tous ses maux à des causes psychologiques. La plupart des thérapeutes ne font pas de questionnaire aussi détaillé, mais, pour ceux d'entre nous qui travaillons avec le corps, cela fait partie de notre routine quotidienne.

Nous avons découvert, indirectement, un autre cas de toxicomanie par l'alcool. Nous ne faisions pas encore de bilan corporel complet et n'utilisions pas le tableau alimentaire systématique. Kirk, beau et grand jeune homme de trente-huit ans, était entraîneur de football au collège ; il était l'image même de la santé. Et pourtant, il se plaignait de maux d'estomac fréquents. Quand on lui demanda ce qu'il mangeait et quel médicament il prenait, il répondit qu'il prenait plusieurs aspirines tous les matins. « Pour quelle raison ? » demanda son thérapeute, intrigué par cette régularité. « Pour mes maux de tête », répondit Kirk, comme s'il s'agissait d'une chose aussi normale que de se brosser les dents. En poussant un peu plus loin son enquête voici ce qu'apprit le thérapeute : chaque jour, après le travail, Kirk faisait une petite visite à l'entraîneur de baseball et prenait quelques bières avec lui. Puis il rentrait chez lui et en buvait quelques autres en préparant son dîner. Quelquefois, il téléphonait à des amies ou à son ex-épouse, mais, ordinairement, une fois le repas terminé, au cours duquel il avait ingurgité quelques bières supplémentaires, il était fatigué et allait se coucher vers dix heures. En s'abrutissant ainsi de boisson tous les soirs, il évitait de faire face à ses difficultés émotives et relationnelles. En vérité, n'eussent été ses maux d'estomac, qui disparurent dès qu'il cessa de prendre de l'aspirine, nous n'aurions jamais découvert le problème.

L'exercice physique et les émotions

L'évolution de la thérapie dépend autant de *ce que* mange le client que de la *façon* dont il l'assimile. La condition physique, la quantité d'exercice et le tonus musculaire déterminent l'efficacité avec laquelle le corps brûle son combustible.

En plus de soulager le stress et de contribuer au bien-être général, l'exercice est essentiel pour maintenir le corps dans une forme optimale. Les exercices les plus efficaces sont les activités aérobies, particulièrement celles qui mobilisent les muscles longs du corps : la marche, la course à pied, la bicyclette et la natation. Leur efficacité se mesure d'après le rythme cardiaque, qui varie en fonction de l'âge et de l'individu. Pour obtenir un bon rendement dans nos exercices quotidiens, il suffit de travailler juste assez fort pour monter notre rythme cardiaque à 80 pour cent de sa capacité maximale pour un âge donné, pendant une période minimale de douze minutes, et cela quatre fois par semaine. Pour le calculer, utiliser la formule suivante :

Soustraire de	220
votre âge (p.ex., 46 ans)	- 46
Multiplier le résultat	174
par 80 pour cent	x 0,80
Rythme cardiaque	139 battements à
maximal à obtenir pour	la minute
une personne de 46 ans	

À mesure qu'une personne augmente sa résistance, elle peut allonger la période de douze minutes, d'après l'évolution de son rythme cardiaque.

Les exercices anaérobies tels que l'haltérophilie, le yoga, les exercices isométriques et les étirements sont tous bons pour fortifier et tonifier le corps. Par contre, ils n'influent pas sur le système cardio-vasculaire ni sur l'assimilation des aliments. Les exercices aérobies, quant à eux, secondent le travail respiratoire de la PCI, l'effort supplémentaire de respiration demandé produisant une augmentation de la quantité d'oxygène utilisée par le corps. Certains exercices anaérobies ont pour effet d'inhiber le processus de dissolution de l'armure et d'augmenter sa rigidité plutôt que sa flexibilité. Le yoga, toutefois, grâce à l'usage qu'il fait de la respiration et l'implication du système nerveux autonome, aide à promouvoir la flexibilité musculaire tout en renforçant le corps. La combinaison idéale serait d'adjoindre le yoga aux exercices aérobies comme la course à pied ou la natation, car il active le système nerveux parasympathique alors que les exercices aérobies restent le meilleur moyen de stimuler le système nerveux sympathique.

Sans un corps sain, il ne peut y avoir de vie émotive saine. Voilà pourquoi nous attachons tant d'importance à une bonne alimentation et à la pratique d'exercices. Sur le tableau de la consommation alimentaire, nous avons en conséquence réservé aux exercices une colonne à remplir et à mettre en corrélation avec la courbe des humeurs de même qu'avec le type d'aliments consommés. Pour de plus amples renseignements sur les bienfaits des exercices aérobies, nous recommandons instamment la lecture du livre de Covert Bailey, *Fit or Fat ?*[4].

La technique du journal

L'un de nos objectifs consiste à amener le client à assumer lui-même la responsabilité de sa thérapie. Pour l'aider à remplacer le thérapeute et à prendre en charge ses changements et sa croissance, nous le familiarisons avec la technique du journal. Le client est totalement responsable de son journal, qui va l'aider à étudier ses rêves et à créer des rituels, à mener à terme des conflits non résolus, à développer une imagerie personnelle, à instaurer une introjection positive, à se libérer de situations chargées d'émotions, et, enfin, à acquérir le point de vue détaché de l'ego observateur, capable d'établir un pont entre le conscient et l'inconscient.

Le client doit se munir d'un cahier avec des pages non détachables et non lignées, dans lequel il pourra dessiner, griffonner ou tracer tout ce qui lui passe par la tête. Il doit y attacher un crayon et, le soir venu, placer son cahier près de son lit avec une lampe de poche.

Il doit écrire chaque jour, ne fût-ce que la date. Souvent, les gens n'écrivent pas les jours où ils vont bien, ne donnant ainsi, pour la relecture, qu'une image partielle de la réalité. Cela correspond à la

---

4. Covert Bailey, *op. cit.*

réticence que les gens éprouvent à venir à leur séance quand ils se portent bien ; pourtant, n'est-ce pas le meilleur moment pour faire du très bon travail, alors que leur façon de voir diffère entièrement de celle qu'ils ont habituellement ?

Dans le journal, nos clients doivent noter leurs rêves dès le réveil, pendant qu'ils sont encore vivaces. Nous leur demandons aussi d'écrire en état de demi-sommeil — que ce soit avant de s'endormir ou dès le réveil — et de noter le contraste entre les deux états. Les rêves, en tant que manifestation de l'inconscient, ont une valeur psychologique aussi grande que les événements de la journée. Le rapport entre les rêves d'un individu et sa vie quotidienne peut être révélateur, et le journal, qui emmagasine simultanément des descriptions des deux états de vie, l'aide à constater le synchronisme entre la réalité et le rêve.

Ce qui importe le plus dans les rêves, ce n'est ni leur contenu ni leur sens. Quoique nous ne soyons pas opposés à l'analyse des rêves, nous considérons que le plus important, c'est d'apprendre *à vivre avec* et de laisser l'inconscient devenir une partie intégrante de notre réalité. Nous rendons ainsi honneur autant à l'inconscient qu'à la vie consciente en consignant les rêves tels qu'ils nous parviennent.

Nous recommandons à nos clients d'observer leur processus, leurs schémas de comportement et leurs émotions quand ils écrivent, de surveiller attentivement le thème principal et les sujets répétitifs. Nous leur disons de remarquer à qui ils écrivent et pour qui ; il est tout à fait probable qu'ils écrivent à *quelqu'un* et ils devraient se demander si cette personne est en dehors d'eux-mêmes ou à l'intérieur. Nous leur expliquons que le journal est leur « poésie personnelle », à conserver hors de la portée des autres — mis sous clé si nécessaire — de façon à ce qu'ils se sentent absolument libres d'écrire ce qu'ils veulent.

Il existe de nombreuses techniques de journal. Parmi les plus utiles, on trouve les dialogues avec d'autres personnes (de notre vie actuelle ou non), les scénarios et les lettres qui ne seront jamais envoyées à leurs destinataires. Pour une excellente analyse de ces techniques, consulter le livre de Tristine Rainer, *The New Diary* (New York, Tarcher/Houghton-Mifflin, 1978).

Relire son journal, après quelques semaines ou quelques mois, est une chose aussi intéressante qu'éclairante. Les processus et les thèmes répétitifs sautent aux yeux. On peut voir sa vie reflétée dans des passages ou des expressions. Des événements ou des réactions qui ont pu nous déranger par le passé et qui semblaient des cas isolés peuvent maintenant être considérés comme éléments d'un schéma qui a du sens, c'est-à-dire qui a une cohérence. Un homme, par exemple, se sentait honteux et dérouté par certains comportements. Il avait cinquante ans, ayant femme et enfants, et il était intrigué parce qu'il agissait parfois de façon enfantine et irresponsable, comme dépenser trop d'argent pour des bricoles, prendre un après-midi de congé pour aller marcher sur la plage ou encore être de mauvaise humeur avec l'employée de la cafétéria. En relisant son journal, il reconnut là un scénario : quand ses responsabilités lui pesaient trop, il explosait et reproduisait son comportement d'adolescent. Il n'était pas fier de lui pour autant, mais au moins, en remettant les choses dans leur contexte, il pouvait en comprendre le processus.

Le journal est un baromètre efficace de notre courbe de croissance et de transformation. Une jeune femme que nous traitions pour dépression, à la suite de la perte de son compagnon, nous raconta qu'elle avait relu le début de son journal et y avait trouvé, à chaque page, le nom de son ex-mari. Et ainsi pendant des mois. Puis, graduellement, le nom y figura moins souvent, jusqu'à ce qu'il n'apparaisse plus du tout. Elle pouvait, par ce seul fait, retracer avec précision le moment de la disparition de sa dépression ; et le fait de découvrir qu'elle commençait à s'en sortir lui donna une dose supplémentaire d'énergie.

Le journal est un excellent moyen pour entrer en contact avec ses schémas de comportement répétitifs. Quand un client est troublé par un événement actuel, nous lui suggérons d'écrire sur une page divisée en deux colonnes. L'événement consigné, dans la première colonne, nous lui demandons d'en évaluer l'impact sur ses émotions, en prenant un ordre croissant de un à dix. Puis, dans l'autre colonne, il doit raconter un événement antérieur qui avait suscité chez lui une émotion semblable. Quand les deux événements sont notés, il doit prendre la valeur assignée à l'événement actuel et la répartir entre la situation passée et la présente. S'il a évalué à sept la situation présente, il fixera la valeur de l'événement passé à cinq et celle de l'événement actuel à deux par exemple.

L'essentiel est, bien sûr, d'amener le client à voir comment son passé régit son présent et à quel point ce passé le conditionne.

ÉVÉNEMENT ACTUEL	ÉVÉNEMENT PASSÉ
Je suis tellement en colère ! Ma compagne de chambre se marie ! Tout ce qu'elle fait c'est essayer d'attraper quelqu'un pour la prendre en charge et *elle* se dit féministe ! Quelle hypocrite !	Quand je pense à cette sorte de rage, je me rends compte qu'en réalité il s'agit plutôt de la jalousie que je ressens de n'avoir jamais eu quelqu'un pour s'occuper de moi. Je pense que ma compagne de chambre a le droit de vivre sa vie comme elle l'entend. Je vois bien que je suis encore en colère contre ma mère qui m'a abandonnée.
Total de l'impact : 10	
Impact de l'événement actuel : 2	Impact de l'événement passé : 8

Chapitre 3

Retour aux sources : le scénario originel

Le scénario originel marque le début et la fin de la thérapie. Le processus thérapeutique est une aventure, une recherche passionnante pour remonter à la source de la personnalité, au Soi — au scénario originel — et retracer la genèse des schémas de comportement d'un individu.

Nous utilisons le terme scénario — propre au lexique du théâtre et du cinéma — à cause des nombreuses analogies qui existent entre notre vie et le monde du théâtre. « Le monde entier est une scène de théâtre dont les hommes et les femmes ne sont que les acteurs », disait Shakespeare. Nous parlons des rôles que nous jouons à divers moments de notre vie et en diverses circonstances. Et il nous arrive parfois d'entrevoir à quel point nous tenons des rôles au lieu de réellement vivre notre vie, à quel point ce que nous faisons semble déjà planifié à l'avance. « Qui a décidé que je dois toujours ramasser tes affaires ? » demande l'épouse en colère. Il est généralement admis que nous avons de nombreux modèles de comportement : nous pouvons être dignes de confiance, idiots, déprimants, drôles, tâtillons, faciles à vivre ou encore efficaces. Quand nous adoptons les manières de vivre de nos parents et grands-parents, nous parlons de tradition ; c'est seulement quand les choses vont mal que nous nous plaignons de la constance et de la prévisibilité de nos comportements. « Comment, encore une fois ! Pourquoi est-ce que cela m'arrive toujours à moi ? » demandons-nous. « Comment se fait-il qu'elle ramène toujours à la maison le même genre d'homme ? » « Pourquoi ne puis-je jamais trouver un patron convenable ? »

Bonnes ou mauvaises, ces expériences répétitives trouvent leur source dans cette période de notre vie où les jeux se sont faits, où nos schémas de comportement se sont inscrits, où nos habitudes se sont ancrées. C'est la période à laquelle nous nous référons quand nous parlons du scénario originel. Elle s'achève, pour la plupart d'entre nous, vers l'âge de six ans, mais les trois premières années sont les plus importantes.

C'est à cette époque en effet que la première symbiose s'établit à travers la première relation signifiante que l'individu développe, avec sa mère (ou toute autre personne qui prend soin de lui à temps plein). Le scénario originel, histoire de cette première relation, devient alors le modèle de toute relation à venir. Idéalement, à cette période, la confiance en soi de l'enfant se développe et il apprend à établir des relations chaleureuses et satisfaisantes avec ses parents, ses frères et sœurs et, finalement, avec le monde extérieur.

Toutefois, comme thérapeutes, nous sommes généralement témoins de versions un peu moins idéales du scénario originel ; et celui-ci peut tout aussi bien se manifester par des comportements compulsifs, adoptés par l'enfant en bas âge pour se protéger de la souffrance de voir ses désirs non reconnus. Le scénario originel peut également être le lieu scénique où le Soi, incapable de se développer pleinement, se retire, érige des frontières, se recroqueville et tremble de peur d'être annihilé.

Paradoxalement, ce scénario construit en si peu de temps marque une personne pour la vie. *La plupart d'entre nous continuons inconsciemment et de manière compulsive à rejouer ce scénario originel durant toute notre vie ; et cela afin de combler les besoins inassouvis au départ et de compléter la tâche alors interrompue — le développement du Soi.*

Le scénario originel est la somme des expériences physiologiques et émotives que vit un individu au cours de ses premiers mois et de ses premières années. En effet, depuis sa naissance, le contexte culturel, social, politique et familial façonne son caractère. Un nouveau-né est une masse de réponses neurologiques, et il est presque malléable à l'infini. Il n'a ni le langage ni la culture pour analyser la situation qui est la sienne au moment où il est né, pas plus qu'il n'a l'expérience nécessaire pour lui résister ou s'en servir à son avantage.

Ainsi, il y a des différences radicales entre l'enfant né à New-York et l'enfant né dans la brousse australienne.

Tout le contexte familial est inclus dans le scénario originel. Il comprend le père, la mère, les grands-parents et les arrière-grands-parents ; la sagesse de la famille, ses folies, ses préjugés et ses valeurs ; ses drames personnels et ses réactions aux tragédies collectives ; sans oublier ses réactions à l'égard du nouveau-né lui-même. Ces personnes qui participent au scénario influencent directement l'enfant dans son apprentissage de l'amour et de la haine, du plaisir et de la souffrance, de la sécurité et de la peur, des relations inter-personnelles enfin. Sa structure caractérielle se développera en liaison étroite avec son scénario originel.

Le scénario nous habite si puissamment que nous traversons tous la vie en en reproduisant les leçons, inextricablement tissées dans les fibres mêmes de notre corps et manifestées à travers nos schémas de comportement. Quand les besoins de l'enfant n'ont pas été satisfaits avec sollicitude et au moment approprié, celui-ci apprend à contracter ses muscles afin d'enfouir en lui la souffrance qu'il ressent. « Il se durcit contre elle » parce qu'elle est intolérable.

Le procédé est simple, qu'il s'agisse de souffrances physiques comme la faim ou de souffrances psychologiques. Un bébé, en état de symbiose avec sa mère, est très sensible aux émotions qu'elle exprime par son corps, comme lui. Si le fait de le nourrir ou de le tenir dans les bras la rend nerveuse, cette nervosité se transmettra à lui par contact corporel, et l'énergie reçue ne lui apportera pas la chaleur et la satisfaction désirées. La mère qui ne prend pas volontiers son enfant dans les bras pour le seul plaisir de le serrer contre elle ou qui le recouche immédiatement après l'avoir nourri ne donne pas à son bébé l'amour dont il a besoin. La peine qui en découle est trop difficile à supporter ; dès lors, le bébé enferme cette souffrance en lui, tout comme il apprend à ne plus sentir ses tiraillements d'estomac. Il ne pleure probablement pas beaucoup et donne même l'impression d'être un « bon » bébé ; son silence est toutefois celui d'une personne vaincue. Son corps a mis la douleur sous capsule pour ne plus la ressentir, et après un certain temps il n'est plus beaucoup de sentiments qui réussiront à pénétrer en lui, car l'armure musculaire, elle, ne fait pas la distinction entre sentiments positifs et négatifs.

Un enfant a besoin que sa mère l'aide à développer un sentiment de bien-être pour que son Soi grandisse harmonieusement ; en conséquence, elle doit favoriser ses sentiments positifs. Heureusement, la plupart des mères sont en mesure de créer avec leur bébé une symbiose convenable pouvant fournir les bases d'un bon développement. Grâce au sentiment d'être inclu à l'intérieur de sa mère à la phase de l'attachement, l'enfant vulnérable pourra continuer à croître harmonieusement. De cette fusion dépendra la qualité de sa croissance.

La tension ou le mécanisme de défense musculaire (ou *blocages*, entendus en termes de circulation énergétique du corps) forme la structure caractérielle de l'enfant. Nous décrivons généralement le caractère en termes physiques :

> « Elle se promène le nez en l'air. »
> « Il marche sur des œufs. »
> « Il se prend pour le nombril du monde. »
> « Elle est froide comme un bloc de glace. »

Certains individus marchent en donnant l'impression qu'ils sont systématiquement poursuivis, d'autres ont constamment l'air de regarder les gens de haut ou se tiennent droits comme un piquet comme s'ils avaient peur de frôler quelqu'un. Ces exemples sont très évidents, mais il reste que le principe est le même pour tous : nous avons endossé une armure musculaire rigide marquant notre corps d'une manière indélébile. Érigée à l'origine comme mécanisme de protection contre la douleur, puis installée en permanence, nous avons là les vestiges d'une ligne de défense qui sert à la fois à nous couper des sentiments douloureux et à régler nos agissements d'après un schéma de comportement préétabli.

Une sociologue travaillant avec nous entreprit une étude informelle pleine d'humour (c'est ce qu'elle croyait à l'époque) sur le sens de la propreté auprès des enfants d'une garderie et de leurs familles. Voici ce qu'elle raconta :

> À partir du moment où la première mère commença à nourrir son bébé avec de la nourriture semi-solide, il devint évident qu'on allait assister à des comportements différents suivant les mères, et j'étais curieuse de voir comment ils allaient se manifester au fur et à mesure que les enfants grandiraient. Je ne

m'occupai que des cas extrêmes : les mères « super-propres » et les « désordonnées ».

Les super-propres avaient toujours à portée de la main une débarbouillette toute prête pour nettoyer vigoureusement les joues de leurs petits. La résistance de la peau du bébé m'étonnait. Je m'installai subrepticement derrière les chaises hautes, et j'en arrivai très vite à pouvoir prédire le coup de serviette au seul changement d'expression du visage maternel qui passait de la fierté au dégoût.

Les mères désordonnées, quant à elles, donnaient très tôt la cuillère à leurs bébés et n'intervenaient que lorsque l'enfant devenait frustré ou affamé. De mon point d'observation, il y avait une seule chose dont je pouvais être certaine : si le visage de la mère montrait de l'amusement ou une résignation attendrie, c'est que le visage de bébé était entièrement barbouillé de Gerber !

J'ai eu la chance de pouvoir suivre ces petits jusqu'à l'école maternelle. Les enfants super-propres restaient propres, mais cela semblait leur peser. Il était pénible de voir une enfant de trois ans essayer de manger une tangerine sans échapper une seule goutte de jus sur sa robe, puis se mettre à pleurer parce qu'elle l'avait tachée. Par ailleurs, il fallait prendre des précautions en touchant les enfants désordonnés si on ne voulait pas rester collés à eux, mais c'était un véritable plaisir de les regarder peindre avec les doigts. Ils se jetaient littéralement à corps perdu dans la peinture.

Quand de nouveaux enfants arrivaient à la maternelle, je pouvais dire à quel groupe ils appartenaient simplement par leur façon d'aborder la peinture. Les super-propres étaient tout contractés, leurs petites épaules relevées, les bras croisés devant eux, une main soutenant l'autre bras. On peut dire qu'ils peignaient vraiment avec les *doigts*, allongeant vers le papier leur petit doigt mince et le tenant aussi éloigné d'eux que possible, traçant des lignes claires et propres. Ce que les désordonnés faisaient, je ne vous le dirai pas — vous en avez sûrement déjà vus !

Après une activité de peinture, je me tenais près de la porte avec les enfants et j'observais la réaction de leur mère. Je pouvais toujours deviner si la mère faisait partie des super-pro-

pres, par le changement d'expression de son visage quand bien
même il n'y aurait jamais eu une seule goutte de peinture sur
l'enfant. Les petites épaules se relevaient et les bras se recroi-
saient sur la poitrine. Les mères désordonnées, elles, ou bien ne
remarquaient rien de spécial ou se mettaient à rire en demandant
à voir les dessins. Les enfants n'en revenaient jamais. Ils s'ex-
clamaient à tout coup : « Comment as-tu deviné ? », persuadés
que leur mère avait des pouvoirs magiques.

Voici d'autres exemples tirés de la thérapie illustrant comment le
corps a mémorisé des réactions corporelles datant du scénario originel :

   Mon mari ne peut supporter que les femmes lui demandent
quoi que ce soit sur le même ton de voix que celui de sa mère,
nous raconta une femme. Si je désire quelque chose, je dois
changer le ton de ma voix normale, trop semblable à celle de sa
mère.

   Je sais que c'est impossible, mais j'ai le sentiment que je n'ai
jamais vraiment digéré un seul repas depuis que j'ai quitté la
maison.

En même temps qu'elle lègue une langue et une culture à ses
descendants, la famille leur transmet les névroses de plusieurs générations, ainsi que les lacunes dans l'apprentissage et les manques sur
le plan émotif qu'elle a accumulés. Il n'y a pas de hasard dans le fait
qu'un individu aigri vienne d'une famille remplie d'animosité et
qu'une personne heureuse ait un passé familial joyeux. Que des
parents aient reçu une petite parcelle d'amour ou que la vie des
grands-parents ait été imprégnée de haine, dans un cas comme dans
l'autre on peut être certain d'en retrouver des traces dans le comportement de leurs descendants.

En recueillant le scénario originel, le thérapeute doit donc retracer
l'évolution de la famille et remonter jusqu'à plusieurs générations en
arrière ; car tout un passé de relations sert de modèle à l'enfant qui va
les reproduire sa vie durant sans se poser de questions. On peut se
faire difficilement à l'idée d'être conditionnés par l'enfance de nos
grands-parents, et pourtant c'est l'évidence même.

C'est la constance dans le comportement qui a le pouvoir d'affecter un enfant. Une explosion de colère occasionnelle ou une expression de dégoût passagère chez la mère n'auront pas d'effets durables chez l'enfant ; mais si elles surviennent de façon régulière, elles créent chez l'enfant des schémas de réaction ou de comportement répétitifs face aux difficultés. Comme la sociologue le mentionnait au sujet des mères super-propres ou des désordonnées, les enfants répondent à des attitudes constantes et prévisibles chez la mère, auxquelles ils ont été habitués dès leur jeune âge. Et à moins d'un imprévu qui vienne interrompre le cours de ce schéma, l'individu élèvera à son tour ses enfants de la même manière. Comme une mère nous disait un jour : « Je pensais avoir fait un bon bout de chemin par rapport à ma mère, mais hier, quand mon fils a vidé l'armoire de la cuisine, le cri aigu que j'ai poussé était une réplique exacte de celui de *ma* propre mère. »

L'un de nos clients, Alan, racontait en plaisantant une histoire qui illustre bien l'influence d'un passé de relations remontant à plusieurs générations. Il aimait commencer par dire : « Je déteste les indiens Sioux », puis attendait que quelqu'un le traite de raciste pour pouvoir s'expliquer : « Ils sont responsables de ce que je suis aujourd'hui, et du fait que je recherche constamment des femmes fortes, qui deviennent faibles et qui finissent un jour par me mépriser. »

Cela se passait au milieu du dix-neuvième siècle alors que mon arrière-arrière-grand-mère venait de naître dans un chariot bâché qui transportait des gens du Missouri au Montana. Arrivé au Dakota du Sud, le chariot fut attaqué par des Sioux, et tous les passagers furent laissés pour morts. Un ou deux jours plus tard, mon arrière-arrière-grand-mère, âgée de trois mois, était découverte, affamée et épuisée d'avoir tant crié, par un autre convoi de chariots qui venait à passer par là. Par pitié, on la recueillit. On la faisait passer d'une famille à l'autre, auprès des femmes qui pouvaient l'allaiter. Elle avait donc rarement la même « mère » deux jours de suite. Arrivés dans le Montana, ils trouvèrent une personne qui voulut bien l'adopter. Il s'agissait d'une femme sévère, renfermée, qui utilisait les mêmes principes pour éduquer un enfant que pour élever du bétail. Ainsi, mon arrière-arrière-grand-mère fut-elle bien nourrie et proprement vêtue mais elle ne reçut ni amour ni affection, considérés comme futiles aux yeux de sa mère. Inutile de vous dire, elle devint plutôt renfermée et un peu bizarre.

Fait assez étonnant, elle se maria et mit au monde une fille. Pensez-vous qu'elle sut profiter de son expérience ? Pas du tout. Elle avait reçu des soins maternels froids (c'est le moins qu'on puisse dire !) et elle copia ce comportement à la lettre avec sa fille, ma grand-mère.

Le temps passa et grand-maman se maria à son tour. Même scénario. Elle eut ma mère et la garda « à bout de bras ». Nous avons toujours été une famille « réservée », ajoute Alan en imitant l'expression hautaine et l'attitude distante de sa mère et de sa grand-mère. Puis ma mère me mit au monde et me garda « à bout de bras » en me faisant croire qu'elle me tenait serré contre son cœur.

« Et maintenant », résume-t-il d'une voie triomphante, « comprenez-vous pourquoi je déteste les Sioux ? »

Alan se sert de l'humour pour camoufler le malaise qui lui vient de la tragédie vécue par son arrière-arrière-grand-mère. Il y a toutefois d'autres histoires familiales dont on n'a pas envie de rire. Les histoires d'horreur de ceux qui ont vécu l'holocauste et survécu aux camps de concentration ne se sont pas terminées avec la fin de la guerre. Les dommages subis par les jeunes enfants se sont transmis à ceux de la génération suivante, qui viennent aujourd'hui en grand nombre consulter en thérapie. Si aucune aide et aucun support ne leur sont apportés, le dommage continuera à se perpétuer de génération en génération. Ceux qui, dans leur enfance, ont été maltraités, ont des dispositions pour maltraiter à leur tour leurs enfants, et ceci corrobore ce que nous avançons : nos schémas de comportement viennent de nos premières relations avec les autres et nous répétons par la suite ces mêmes schémas inconsciemment et de manière compulsive.

Recueillir le scénario originel

Étant donné l'importance du scénario originel, le thérapeute de la PCI commence à en recueillir les données dès qu'il en a terminé avec le bilan des médicaments et de la consommation alimentaire. On parle de « recueillir » mais on pourrait tout aussi bien dire « être à la poursuite » ou « déterrer », ou même qualifier le processus de « quête du scénario originel ». Toutes ces expressions traduisent bien ce dont il s'agit. L'action de recueillir évoque la simplicité de la cueillette des fruits, mais aussi le rassemblement laborieux de fragments d'information glanés ici et là, au cours du temps, ce qui est exactement ce que nous faisons. Les grandes lignes du scénario originel sont obtenues en une ou deux séances, mais il faut continuer, tout au long de la thérapie, à recueillir des fragments essentiels qui auraient été oubliés, réprimés ou jugés non pertinents.

Les termes « déterrer » et « être à la poursuite » conviennent bien pour qualifier ce travail de détective qui nous fait remonter à la source de l'identité et de la structure caractérielle d'un individu. Nous découvrons des indices n'importe où : dans ses traits corporels distinctifs, ses tensions musculaires chroniques, ses problèmes physiologiques, ses schémas de relation, les anecdotes qu'il raconte au sujet de sa famille, ses préjugés, les choses qui le passionnent et même dans le vieil album de famille.

Nous préférons quelquefois parler de « quête du scénario originel » ; en effet, tout comme l'explorateur doit affronter les dangers naturels pour trouver la source d'une rivière importante, nous devons nous aussi partir à l'aventure. Le mince filet d'eau, suintant à travers la roche et que dissimule une fougère, peut sembler bien ordinaire ; pourtant le véritable explorateur n'en est pas déçu. Au contraire, il est excité par sa découverte et ressent du respect pour ce qui deviendra une puissante rivière.

Un client en thérapie éprouve lui aussi des frissons de plaisir quand il s'approche de *ses* propres sources, son scénario originel. Le souvenir des yeux de sa mère braqués sur son visage sale, même si le regard était plutôt de mauvais augure, peut lui procurer la même excitation que celle de l'explorateur devant le suitement dans les fougères.

Il y a plusieurs façons de procéder à la cueillette du scénario originel. Cela dépend des préférences du thérapeute et de la manière dont chaque client envisage son passé et s'en souvient. En général, nous nous servons d'un tableau sur lequel nous dressons l'arbre généalogique du client dans ses grandes lignes au fur et à mesure des confidences qu'il nous fait, ajoutant ici et là de brefs commentaires et des notes succinctes. Il est important de présenter le scénario originel sous forme de diagramme, car l'effet visuel produit chez le client une

impression plus forte que le simple fait d'en parler. Sur le diagramme, nous inscrivons les relations les plus signifiantes de sa vie.
Nous prenons note de certains détails que nous approfondirons ultérieurement. Vous pouvez trouver aux pages 107, 108 et 109 un
exemple de l'arbre généalogique d'Alan et un court résumé de son
scénario originel.

Une bonne façon de procéder, c'est de se servir de la série de
questions compilées par Jodi T. Samuels. Nous ne posons pas systématiquement *toutes* les questions de la liste à *chaque* client. Nous
posons les questions principales, et si les réponses du client nous
mettent sur une piste, nous fouillons un peu plus loin. Par exemple, si
on lui demande : « Y a-t-il eu des complications à votre naissance ? »
et qu'il réponde « Oui, en effet, j'ai eu la jaunisse », nous cherche-
rons à savoir la durée du séjour à l'hôpital, par exemple.

Ce qui nous intéresse dans les réponses, c'est ce qu'elles révèlent
de la nature des premières relations de la vie d'un individu. Ainsi, ce
n'est pas le fait que la personne ait eu une jaunisse à la naissance qui
nous importe, mais bien plutôt le fait qu'elle ait passé une semaine à
l'hôpital sans sa mère dans cette période critique de symbiose entre
elle et l'enfant.

Nous n'agissons pas autrement dans nos enquêtes sur la nutrition,
où nous ne nous intéressons aux habitudes alimentaires de nos clients
que dans la mesure où elles affectent leur santé émotive.

Dans l'énumération qui suit, les questions numéro un à dix-neuf
portent sur les préjudices causés à l'enfant, alors que les questions
suivantes visent les schémas de comportement répétitifs entraînés par
ces mêmes préjudices.

1. Représentez-vous les débuts de votre vie sous forme d'un film.

C'est une technique utile à plus d'un point de vue. Plusieurs de nos
schémas de comportement ont été établis à l'époque du scénario
originel à tel point que nous voyons parfois la vie d'une personne se
dérouler comme un film qui repasse sans cesse. L'individu projette ce
film dans la vie comme sur un écran et il y tient son rôle. En projetant
ses attentes sur le monde, il s'arrange pour que les gens autour de lui,
comme lui-même, se conforment aux schémas de comportement
établis quand le film fut tourné pour la première fois. Cette technique
fonctionne bien parce que la plupart d'entre nous avons conservé de
vieilles photos de famille représentant nos parents et nos grands-pa-

rents enfants ou jeunes mariés. Cela nous aide à les imaginer avec plus d'acuité aux périodes importantes de notre scénario, plutôt que de nous référer à nos souvenirs plus récents alors qu'ils sont plus vieux.

2. Commencez avec votre père et votre mère : quels acteurs ressemblant à vos parents choisiriez-vous pour jouer leur rôle dans votre film ?

C'est le premier indice valable de notre cueillette. Quels acteurs le client choisit-il pour interpréter le rôle de sa mère ou pour jouer le rôle de son père ?

Il est important que le thérapeute s'abstienne d'interpréter les données pendant la cueillette et qu'il se contente de noter l'information pour y revenir plus tard. Il évite ainsi de s'écarter de son but ; mais surtout il faut attendre que le client ait suffisamment progressé dans la thérapie et qu'une relation de confiance se soit établie ; alors seulement pourra-t-il être en mesure d'accepter l'interprétation du thérapeute et « revendiquer » des liens mêmes douloureux que le thérapeute a pu deviner bien avant lui.

3. Comment étaient vos parents quand ils se sont rencontrés ?

Quel âge avaient-ils ? Qui était la personne la plus importante pour votre mère ? Pour votre père ? Étaient-ils heureux ? Étaient-ils impatients de se marier ou vivaient-ils joyeusement leur vie de célibataires (les réponses sur le père et la mère peuvent différer) ? Étaient-ils en bonne santé ? Quel était leur système de valeurs ? Quels buts poursuivaient-ils ? De quoi avaient-ils l'air ?

4. Que faisaient-ils à l'époque ? Allaient-ils à l'école ?

Travaillaient-ils ? Faisaient-ils partie d'un organisme de coopération internationale ? Étaient-ils en prison ? À l'hôpital ? Faisaient-ils le tour du monde en voilier ? Poursuivaient-ils sérieusement leur carrière ? Prenaient-ils soin de leurs vieux parents ? Votre père fuyait-il la conscription ?

5. Parlez-nous de vos grands-parents.

Comment étaient les rapports entre eux et vos parents ? Quel type de relation avaient-ils entre eux ? Comment étaient-ils, plus âgés, quand vous les avez connus, si tel est le cas ?

Il est très important de prendre les grands-parents en considération. Si le thérapeute connaît une partie du scénario originel de la mère de son client, il peut se faire une idée des torts qu'elle a subis ; et, en conséquence, de ce qu'elle a pu infliger à son tour à son enfant. Les gens sont portés à élever leurs enfants exactement comme ils ont été éduqués ou, au contraire, de façon exactement opposée dans le but de compenser pour ce qu'ils n'ont pas reçu.

En effet, il peut y avoir quelquefois une alternance de générations dans les schémas familiaux. Par exemple, les enfants d'une famille grandissent dans la pauvreté ; ils commencent à travailler tôt, et le confort se fait rare. Adultes, ils peinent durement et donnent tout à leurs enfants. Quand ceux-ci deviennent grands à leur tour, ils considèrent que leur vie a été trop facile et se mettent à éduquer leurs petits d'une manière spartiate, exigeant qu'ils gagnent leur argent de poche et trouvent des emplois d'été.

Les gens vont souvent s'identifier plus aisément à leurs grands-parents qu'à leurs parents. La relation a peut-être été plus facile et agréable. Il se peut également que les histoires de famille stimulent l'imagination des enfants ou qu'elles éveillent leur intérêt, leur faisant désirer ressembler plus à un de leurs grands-parents qu'à leur père ou à leur mère. Peu importe la dynamique familiale, les grands-parents sont des personnages qui ont influencé de façon marquante le scénario originel.

6. Que représentait votre père pour votre mère et vice versa ?

Il s'agit ici de l'une de ces questions qu'on peut modifier ou amplifier à souhait au cours de la thérapie. Lors de la première cueillette du scénario, on peut y aller un peu par probabilités. Par contre, dans certains cas, on sait exactement à quoi s'en tenir. Beaucoup de couples ont des histoires à raconter, et elles ne sont pas toujours très flatteuses. « Mon mari croyait épouser quelqu'un exactement comme sa mère », répétait souvent une femme. « Quelle n'a pas été sa surprise quand il découvrit que je m'attendais à *me faire servir* mon petit déjeuner au lit au lieu de *le lui servir.* » Les plaisanteries familiales sont souvent révélatrices, comme celle de cet homme qui racontait toujours à ses enfants, avec une triste fierté : « Je pensais que votre mère était un petit agneau docile comme ma mère, mais j'ai découvert un tigre à la place. »

On peut encourager le client à imaginer la sorte de relation qui existait entre ses parents s'il n'en a aucune idée de prime abord. Dans ce cas, leur âge respectif peut être un indice ; une grande différence d'âge laisserait par exemple supposer la recherche d'un parent dans le partenaire. Leur profession laisse quelquefois entrevoir si un des deux était visiblement plus dominateur que l'autre, s'il avait plus de succès au travail ou bien s'il était plus stable. De tels indices peuvent toutefois être trompeurs ; en conséquence, le thérapeute doit se contenter d'aiguillonner la mémoire et l'imagination du client tout en évitant d'interpréter.

7. Avec quel passé se sont-ils engagés dans leur relation ?

Avaient-ils été mariés auparavant ou sérieusement engagés avec quelqu'un ? Avaient-ils des enfants ? Avaient-ils déjà perdu des êtres chers ou subi des maladies graves ? Étaient-ils très religieux ? Comment s'entendaient-ils avec leurs parents ? Qu'attendaient-ils du mariage ?

8. Combien de temps se sont-ils fréquentés avant de se marier ?

Vivaient-ils ensemble ? Se connaissaient-ils depuis longtemps ?

9. Ont-ils eu des difficultés monétaires dès le début de leur vie commune ?

Leur mariage a-t-il eu des répercussions financières sur leur travail ou leurs études ? Comment ont-ils réagi à ces changements ?

Beaucoup de gens qui sont en thérapie aujourd'hui ou qui l'ont été dans les vingt dernières années sont nés de parents mariés pendant la Dépression. C'est le cas d'un client qui avait été élevé dans la pauvreté et avait dû porter des vêtements achetés dans des magasins d'articles usagés ou trouvés dans les poubelles. Toute idée de dépenser de l'argent pour des choses non essentielles était regardée d'un mauvais œil. Adolescent, il eut un grand choc quand ses parents, venus le voir au collège, l'invitèrent au restaurant et commandèrent du steak et du homard. « Je me suis senti trahi », dit-il, « et j'ai commencé à mettre en doute tout ce qu'ils m'avaient enseigné. » On l'avait habitué, pendant son enfance, à être extrêmement parcimonieux, et cela était devenu pour lui un principe moral qui faisait maintenant partie de sa structure caractérielle. Ses parents, eux, avaient appris ces principes lorsqu'ils étaient jeunes adultes. C'était alors une question de survie et non pas un trait de leur structure caractérielle. Ainsi, quand leur situation économique s'améliora, ils purent dépenser de l'argent sans problèmes. Il n'en était pas de même pour leur fils, qui attrapait des crampes d'estomac chaque fois qu'il devait régler ses factures.

10. Depuis combien de temps étaient-ils mariés lors de la naissance de leur premier enfant ?

Pourquoi l'avoir eu si tôt ou pourquoi avoir tant attendu ? Votre mère a-t-elle eu de la difficulté à devenir enceinte ? La grossesse a-t-elle accéléré la date de leur mariage ? Quel genre de vie menaient-ils et quels changements durent-ils y apporter après la venue de l'enfant ?

11. Vos parents ont-ils désiré vous avoir ?

Qui vous désirait, pourquoi et dans quel but ? Étiez-vous désiré afin d'apporter un sens à la vie de votre mère ? Ou pour continuer la lignée paternelle ? Quel genre de messages pensez-vous avoir reçus en naissant dans cette famille ?

12. Si c'était à refaire et que vous ne pouviez rien changer à votre situation, souhaiteriez-vous encore naître ?

Poursuivant la métaphore de la représentation cinématographique, nous demandons au client de se représenter d'abord la scène de sa naissance et, après seulement, nous lui posons la question. Les gens qui répondent « non » présentent souvent un cas de dépression chronique ou une maladie psychosomatique. Ceux qui hésitent et qui finissent par dire « Ah ! c'est aussi bien comme cela », n'ont jamais vraiment fait le choix de vivre, n'ont jamais embrassé la vie pleinement. Ils glissent sur leur vie dans un rôle de victime, n'assumant pas la responsabilité de ce qui leur arrive. Beaucoup d'individus sont mécontents d'avoir eu à naître, de s'être faits expulser de la chaleur de l'utérus, et passent leur vie en colère à récriminer contre cet état de fait. Par contre, beaucoup de gens questionnés répondent « Oui, bien sûr » ; il s'agit là de ceux qui prennent la vie avec enthousiasme.

13. Êtes-vous né avant terme ?

Un événement particulier a-t-il précipité votre naissance, comme l'expulsion prématurée du placenta ou la maladie de votre mère ou un accident de voiture ?

14. Vous a-t-on mis dans un incubateur dès la naissance ?

Pour quelle raison ? Pour combien de temps ? Votre mère pouvait-elle venir vous voir et vous tenir dans ses bras ? Y avait-il une personne en particulier qui s'occupait de vous d'une manière constante ?

15. Y a-t-il eu des problèmes reliés à votre naissance ?

Votre mère était-elle en bonne santé durant sa grossesse ? A-t-on craint que vous n'ayez hérité ou développé des tares dues à l'ingestion par votre mère de certains médicaments ? L'accouchement s'est-il déroulé normalement ou a-t-on eu recours à une césarienne ? Dans le cas d'une personne adoptée, il est probable qu'elle ne soit pas au courant des détails de sa naissance que s'ils étaient particulièrement insolites. Elle connaît peut-être les détails entourant son adoption : a-t-elle été adoptée immédiatement après la naissance ou bien est-elle restée un certain temps à l'hôpital, à l'orphelinat ou chez des parents nourriciers ? Il est important de connaître l'âge à l'adoption. Si l'individu a été adopté immédiatement après l'accouchement, toutes les questions concernant ses parents et grands-parents adoptifs sont aussi importantes que pour ceux qui ont été élevés par leurs parents naturels.

16. L'accouchement a-t-il été difficile ?

L'accouchement était-il naturel ou provoqué ? A-t-on administré à votre mère des médicaments contre la douleur, l'a-t-on anesthésiée ? Votre père était-il présent durant le travail et/ou l'enfantement lui-même ? Où êtes-vous né ?

17. Y a-t-il eu des difficultés pour l'allaitement ?

Avez-vous été nourri au sein ou au biberon ? Dans ce dernier cas, aviez-vous une intolérance au lait en boîte ? Votre mère a-t-elle craint de manquer de lait ? Votre mère a-t-elle été encouragée par ses parents dans le choix qu'elle a fait par rapport à l'allaitement ?

Il est étonnant de constater à quel point les gens se souviennent de leurs premières habitudes alimentaires alors qu'ils ont oublié un grand nombre de détails sur le reste de leur vie. Cela est révélateur de l'importance que nous accordons à la nourriture. Comme parents pourvoyeurs, nous craignons souvent de ne pas être à la hauteur de la tâche, et les nouvelles mamans sont sujettes à des peurs ridicules

quand on connaît le succès de l'allaitement maternel. Justifiées ou
non, ces peurs sont transmises à l'enfant et il peut réagir de telle sorte
que les craintes de la mère en soient aggravées. Imaginons une mère
effrayée, serrant nerveusement contre elle son nouveau-né et tellement contractée que son lait s'arrête de couler. L'enfant suce le sein,
n'obtient rien, tire encore puis se met à crier. La grand-mère intervient : « La dernière fois que j'ai entendu un bébé crier ainsi, il n'a
pas passé la nuit. » C'est ce qui est arrivé à une dame que nous
connaissons. « Ma mère perdit ainsi son lait », dit-elle, « pendant
qu'elle était en train de me nourrir. Elle dut me donner du lait en
boîte, mais elle ne s'est jamais pardonnée de n'avoir pu me nourrir
elle-même. »

18. Avez-vous des frères et sœurs ?

Qui est né juste après vous et comment sa naissance vous a-t-elle
affecté ? Quel genre de relation avait ce frère ou cette sœur avec
vous ? Avec votre mère ? Avec votre père ? Combien de temps votre
mère s'est-elle absentée de la maison pour cette naissance ? Où
étiez-vous et qui prenait soin de vous ?

L'arrivée d'un nouveau bébé peut être un traumatisme majeur dans
la vie d'un enfant. Pendant toute une année, sinon plus, il a joui de
l'attention totale de ses parents, particulièrement de celle de sa mère.
Même quand il y a des enfants plus âgés dans la maison, c'est le plus
jeune qui reçoit l'attention la plus soutenue. Quand cette attention lui
est soudainement retirée, l'enfant perd le sentiment d'importance
absolue qui l'habitait ; il perd sa place au soleil, sa position éminente.
La qualité de la relation qu'il entretient avec ses parents et la manière
dont ils l'aideront à vivre cette perte influera sur le développement de
son sentiment de Soi et sur la formation de son caractère. Ce moment
est crucial, et la présence du père est importante pour aider l'enfant à
accepter qu'il *perde* la première place. Alan, l'homme qui déteste les
Sioux, nous décrivit ainsi la naissance de sa sœur : « J'étais le
premier enfant, la prunelle des yeux de ma mère. Je menais ma
famille à la baguette comme un chef d'orchestre. Je commandais mon
père, je donnais des ordres à ma mère. Le monde entier m'obéissait.
La scène entrait en action au simple claquement de mes doigts.
Quand ma sœur arriva, je ne pouvais même plus écouter la radio ».

Les enfants réagissent de diverses façons à la perte de leur rôle de vedette. Certains vont se rebeller et faire tout ce qui est en leur pouvoir pour obtenir l'attention de leurs parents. D'autres vont devenir au contraire particulièrement gentils et même aider à prendre soin du petit frère en vue de recouvrer l'amour de leur mère. Les gens sont souvent guidés par une croyance magique (et souvent erronée) qui veut que si l'on prend soin de quelqu'un on recevra de l'attention en retour.

Il arrive que les enfants soient envoyés chez des amis ou des parents pour la naissance du nouveau bébé. Cet événement peut être lui aussi plus ou moins traumatisant, selon l'état de développement du Soi de l'enfant, selon aussi le type de relation qu'il a avec ses parents et avec la personne qui le garde.

Par exemple, une femme fut gardée pendant six semaines par une grand-mère sévère. Elle n'avait que deux ans, et elle se sentit non seulement abandonnée mais aussi punie. Cet événement peut être la première expérience réelle de séparation d'un individu. On abordera de nouveau cette question de séparation à propos de l'entrée à l'école.

19. Combien d'années séparaient les frères et sœurs ?

Les intervalles étaient-ils planifiés ou bien laissés au hasard ? Une logique singulière régit souvent le schéma de répartition des naissances, et on peut y apprendre beaucoup sur la dynamique familiale. Un schéma courant est celui où l'on trouve deux enfants rapprochés puis un espace de six ou sept ans suivi de deux autres enfants nés à la suite l'un de l'autre. Le troisième enfant est souvent un accident et le quatrième est alors planifié comme compagnon de jeu, et aussi pour utiliser à plein rendement la nouvelle poussette d'enfant ou le nouveau berceau.

Par contre, la famille de Siegfried présentait une répartition peu commune. La coutume, en Allemagne, son pays d'origine, était d'envoyer les enfants au pensionnat dès l'âge de six ans. Or, il naquit exactement onze mois après le départ de son frère, et sa sœur vint au monde, dix mois après son propre départ. Quand elle partit pour l'école à son tour, le dernier enfant vint au monde moins d'un an plus tard. « Mon père n'avait jamais désiré avoir d'enfants », nous dit Siegfried, « mais il accepta que ma mère en ait un. Quand, six ans plus tard, elle eut l'impression d'avoir perdu ce premier enfant, il acquiesça à son désir d'en avoir un autre. Et ainsi de suite. » Bien qu'il nous ait raconté cette histoire avec amusement, il se mit à réfléchir au cours de sa thérapie sur ce que signifiait « laisser » sa femme avoir un enfant. Qu'avaient dû représenter ces enfants pour leur mère pour qu'elle ressente ainsi le besoin de les remplacer, et qu'est-ce que cela laisse sous-entendre de sa relation à son mari ?

20. Parlez-moi de votre entrée à l'école.

En commençant par votre première expérience (l'école maternelle, la garderie ou le jardin d'enfants), comment avez-vous vécu la séparation d'avec votre mère ?

Répondez aux questions suivantes sur les autres départs de la maison. Avez-vous été pensionnaire, en camp d'été ou avez-vous rendu visite à des parents pour le plaisir ou à l'occasion de la naissance d'un nouveau bébé ? Comment vous et votre mère avez vécu cette séparation ? Et pour les autres séparations, comment était-ce ? Partir au collège ? À l'université ? À l'armée ? Pour vous marier ?

Les séparations nous affectent grandement. Un enfant dont le sentiment de Soi est bien développé, qui a la certitude que sa mère sera toujours disponible pour lui, en sera beaucoup moins affecté, comparé à l'enfant qui perçoit que sa mère est « là » seulement la moitié du temps, présence pour le moins imprévisible. Sandy passait son temps à pleurer au jardin d'enfants au lieu de jouer ; elle avait une peur terrible que sa mère ne meure pendant son absence. Ce genre de peur irrationnelle démontre le manque d'un narcissisme sain, c'est-à-dire que la mère n'a pas été suffisamment réelle dans la vie de l'enfant pour qu'il puisse « l'emmener avec lui » quand il quitte la maison. Il lui faut sans cesse vérifier sa présence pour être sûr qu'elle est bien là.

21. Comment avez-vous fonctionné à l'école ?

Était-ce facile pour vous de fréquenter les autres élèves ? Quels étaient vos résultats scolaires ? Qui étaient vos meilleurs amis ? Faisiez-vous partie de clubs ? Participiez-vous à des activités scolaires ? Alliez-vous danser ?

22. Parlez-moi des relations signifiantes que vous avez eues jusqu'à maintenant dans votre vie, autant avec des personnes de votre sexe qu'avec des personnes du sexe opposé.

C'est ici que le thérapeute peut voir se dessiner les répétitions dans le schéma de relations décrites, où le client cherchait à satisfaire des besoins non remplis antérieurement.

23. Y a-t-il eu des divorces dans votre famille ? Des suicides ?

Les deux types d'événements sont importants, car ils instaurent des modèles et donnent la permission implicite de résoudre soi-même les problèmes de la même façon.

24. Parlez-moi de vos relations actuelles.

Comment vous rappellent-elles vos relations passées ? (Y compris vos relations familiales avec parents et grands-parents, et vos relations avec des personnes de votre sexe.)

C'est ici que les schémas de comportement répétitifs deviennent évidents.

Et, en guise de dernière question, demandez au client quel titre il donnerait à son film. La nef des fous ? L'île du rêve ? Grandeur et déclin de l'empire romain ? Guerre et paix ?

C'est au cours des trois premières années que le sentiment de Soi et la structure caractérielle se développent le plus, aussi sont-elles très importantes dans l'élaboration du scénario originel. Ensuite, l'histoire répète généralement ces premières années.

Cependant, nous poursuivons la cueillette du scénario jusqu'à l'âge de six ans environ. Puis nous recherchons la première longue relation de l'âge adulte où nous pouvons déceler les répétitions du scénario de base. Au chapitre huit, nous développerons les autres périodes de développement (puberté et adolescence).

Ce qui suit est un extrait du journal d'une cliente qui commence à découvrir le rapport entre sa vie actuelle et son scénario originel.

La peine et la colère que je ressentais avant ma séance de thérapie étaient très intenses, et j'évitais d'y faire face ; je les ignorais mais en même temps je m'y accrochais.

À ma grande surprise, l'accent durant la séance fut mis sur la colère que j'éprouvais autrefois à l'égard de mon père et à laquelle je n'accorde plus aucune attention depuis dix ans. J'ai trente-deux ans, mais quand j'en avais dix-sept, je détestais royalement mon père et cela dura à peu près cinq ans.

Je viens juste de m'apercevoir que je me suis mariée à la fin de cette période-là. J'avais vingt-deux ans. Exactement au moment où ma colère contre mon père s'estompait !

Quelques jours après ma séance, j'ai noté dans mon journal les sentiments négatifs qui m'animent à l'égard de mon amant. Comparant les deux situations j'ai eu un choc : mes sentiments à l'égard de mon père et de mon amant sont identiques !

Les souvenirs de cette femme concernent la relation de l'adolescente de dix-sept ans avec son père, mais elle avait été établie beaucoup plus tôt. Les gens voient aisément des liens entre les événements de leur adolescence et les schémas de leur comportement adulte. Pourtant la période de l'adolescence n'est qu'une répétition d'événements antérieurs. Cette jeune femme se souvient d'une période de sa vie qui est en fait la reconstitution d'une époque plus ancienne. Elle pourra un jour remonter encore plus loin dans son passé, mais actuellement elle n'a pas de souvenirs antérieurs à ses treize ans. Cela signifie qu'elle était déjà « dissociée » à l'époque, comportement qu'elle maintient encore aujourd'hui en thérapie. Nous continuerons à l'aider à retracer ses schémas répétitifs, à travailler corporellement avec elle et à permettre à ses souvenirs inconscients d'émerger jusqu'à ce qu'elle parvienne à se détacher de son scénario originel. Pour ce faire, nous devons veiller à la garder présente, c'est-à-dire l'empêcher de se dissocier et l'aider à ne pas fuir les émotions que les souvenirs éveillent en elle.

Le scénario originel d'Alan

Lorsque les parents d'Alan se sont rencontrés, David, son père, avait vingt-deux ans et Grace, sa mère, vingt-et-un. Alan choisit Robert Young pour interpréter le rôle de son père et Marylin Monroe pour celui de sa mère. David était gérant de cinéma et Grace y était ouvreuse. Ils n'avaient pas beaucoup d'argent à l'époque et restèrent pauvres leur vie durant. La mère de Grace avait été une femme sévère et indifférente, et son père les avait quittées alors que Grace avait quatre ans. Elle n'a donc jamais pu développer de relation ni avec l'un ni avec l'autre. En épousant David, elle espérait trouver quelqu'un qui put prendre soin d'elle, jouer le rôle d'un père. David, élevé par une mère forte et dominatrice, était le modèle du « bon garçon », espérant, en réalité, trouver une autre mère comme épouse. Bien sûr, il n'en était pas conscient et il s'efforça de personnifier le héros dont Grace rêvait pour prendre soin d'elle. Étant de la troisième génération d'une série de femmes renfermées et bizarres, elle critiquait en permanence tous les gestes et bonnes intentions de son mari, même si celui-ci réussissait à faire vivre toute sa famille y compris sa propre mère. Dans les souvenirs d'Alan, son père était un homme joyeux et chaleureux, mais il s'absentait souvent pour essayer en vain de gagner assez d'argent pour satisfaire sa femme.

Au cours d'un premier mariage, Grace avait fait une fausse couche et doutait depuis lors de sa capacité d'enfanter. Même après la naissance d'Alan et bien qu'il fut un bébé parfaitement constitué, son anxiété et un profond sentiment d'incompétence lui firent croire qu'elle risquait à nouveau de perdre son bébé, faute de pouvoir le nourrir elle-même. Son insécurité se répercuta sur Alan qui, à son tour, ne fit qu'aggraver la situation par ses vagissements. Ce qui décida sa mère à le nourrir avec du lait en boîte. Lorsqu'elle se rendit compte que l'enfant était allergique au lait de vache, sa peur de le perdre décupla jusqu'au jour où elle découvrit qu'il tolérait bien le lait de chèvre.

Cette même peur l'entraîna à surprotéger son fils, mais comme elle était « dissociée », elle n'était jamais vraiment présente. Elle avait sporadiquement des accès de sollicitude et s'en occupait avec excès pour un temps donné et ensuite se dissociait à nouveau. Prenant conscience du sentiment d'incompétence de sa mère, avec cette intuition particulière aux enfants, Alan commença tout jeune à se sentir responsable d'elle et à en prendre soin. (Voici une autre de ces croyances magiques enfantines, à savoir qu'ils sont responsables des limites de leurs parents. Ils réagissent en prenant soin du parent afin qu'à leur tour *ils* reçoivent de la sollicitude. En grandissant, ils réagissent en *se souvenant* du parent comme d'un être parfait, comme si en s'inventant une nouvelle histoire ils pouvaient rétroactivement recevoir l'attention qui leur avait manqué).

Alan vécut avec sa mère une période de symbiose plus longue que la normale. Elle lui affirmait constamment qu'elle l'aimait. Après la naissance de sa sœur — il avait alors quatre ans — elle lui disait qu'il restait son préféré, mais en réalité il ne se sentit jamais vraiment rassuré. Vu l'absence du père et la présence à la maison de sa grand-mère, Alan appris à entrer en relation seulement avec des femmes.

La perte de sa position privilégiée dans la famille, après la naissance de sa sœur, fut pour lui un événement tragique. La jeune sœur ne développa jamais vraiment de relation avec la mère mais, avec les années, elle se rapprocha de son père. Alan comprit très tôt que prendre soin de sa petite sœur était la meilleure façon et peut-être la seule d'obtenir l'attention et l'approbation de sa mère.

À cause de l'attachement trop fort qui le reliait à sa mère, Alan ne fréquenta jamais l'école maternelle ni le jardin d'enfants. Il quitta la maison seulement au moment d'entrer à l'école primaire. Ce jour-là, il pleura à chaudes larmes, hurla même et revint à toute vitesse à la maison pour vérifier si sa mère était toujours là. Elle était sortie déjeuner avec une amie !

En thérapie, Alan prit conscience qu'il ne s'était jamais véritablement détaché de sa mère, même après la mort de celle-ci. Il l'avait tout simplement remplacée par des femmes qui, d'abord, l'attiraient par leur force mais pour qui il éprouvait par la suite de la répulsion devant leur soudaine dépendance, trop semblable à celle de sa mère. Il aime bien raconter cette histoire : « Chaque jour, pour aller au bureau, je passe devant un magasin de vêtements. À chaque fois, le même mannequin est là mais habillé d'une robe différente. Et, invariablement, dès que je le vois, je suis pris d'une bouffée de désir, d'un élan d'amour, et c'est seulement en m'approchant que je m'aperçois que c'est un mannequin, dur, froid, indifférent comme ma mère et comme toutes les femmes que j'ai choisies pour compagnes. »

Alan apprit en thérapie que la blessure émotionnelle qu'il avait subie avait eu lieu au stade du « reflet » ou du « miroir », étape où l'enfant commence à développer le sentiment de Soi. Alan était incapable de se percevoir autrement qu'en relation avec une femme.

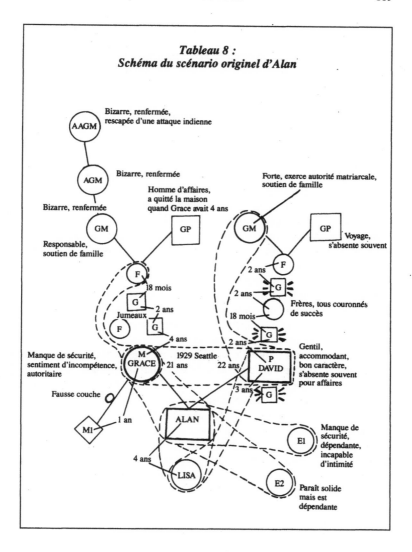

Tableau 8 :
Schéma du scénario originel d'Alan

La nécessité de recueillir le scénario originel

Avant que les gens prennent conscience du caractère automatique et compulsif du scénario originel, ils fonctionnent dans la vie selon une vision magique de la réalité. Leurs actes sont régis par le postulat suivant : « Si tu ne réussis pas du premier coup, recommence, vas-y, recommence », mais ils en détournent le sens quelque peu et le reformulent comme suit : « Si je refais sans cesse la *même chose*, je finirai bien par obtenir un résultat différent. » Ce n'est malheureusement pas le cas et ils se désespèrent, se découragent et se sentent impuissants. Par contre, quand ils connaissent toutes les données de leur scénario, ils cessent d'avoir des attentes irréalistes et commencent à voir l'inefficacité des schémas répétitifs de leur vie. En remontant dans les générations passées, ils voient ces mêmes schémas destructeurs à l'œuvre chez leurs parents et grands-parents. Cela leur permet de prendre la responsabilité d'interrompre la chaîne des répétitions absurdes.

Lorsque les grandes lignes du scénario sont dévoilées, le client essaie, avec l'aide du thérapeute, de relier entre eux le scénario, les schémas de tension corporels et les événements actuels de sa vie. Peu à peu, il entrevoit la possibilité de se transformer.

Avant la prise de conscience de son état, le client ne pouvait choisir ses comportements ; après, oui. Mais les changements ne se font pas par le simple fait de voir clair. Il peut s'écouler une longue période de temps pendant laquelle l'individu est conscient de ce qu'il fait mais n'opère pas encore les changements désirés. Il s'agit d'une période critique du processus de croissance et le thérapeute doit permettre au client de rester là où il est, d'intégrer les éléments de compréhension à son propre rythme. Il faut éviter que cela devienne une autre source de culpabilité, d'inconfort, de renoncement à soi ou de désespoir pour des gens qui ont déjà tendance à se critiquer sévèrement pour avoir si mal conduit leur vie. Il faut éviter qu'ils utilisent leur nouvelle conscience pour se reprocher de ne pas changer immédiatement. Leurs énergies devraient plutôt servir à mieux comprendre les besoins de leur enfance qui n'ont pas été satisfaits, à apprendre les mécanismes utiles pour se libérer de l'armure protectrice qu'ils se sont fabriquée, et à satisfaire leurs besoins d'une manière créatrice, adulte.

Pendant cette phase de la thérapie, l'individu se voit vivre son scénario avant de pouvoir faire le choix de s'en détacher. Il se permet un temps de réflexion qui favorise le développement de l'ego observateur. Même si la prise de conscience est l'élément fondamental de la capacité de changement d'une personne, il peut se passer un certain laps de temps — voire même des années — avant que le changement ne se produise. Comme on le dit dans un chapitre ultérieur : « Le processus du changement est semblable à un voyage à bord d'un transatlantique, où le capitaine à la barre, sur un coup de baguette, par un simple tour de gouvernail, change soudainement de cap. Le paquebot ne semble pas réagir à l'ordre ; en fait, il ne le fait pas, car il ne peut tourner rapidement vers une nouvelle direction. Il lui faut du temps pour adopter la position voulue et quand il y arrive l'horizon peut paraître inchangé. Seul un capitaine aguerri sait que la trajectoire est correcte. »

L'accueil favorable du thérapeute peut aider le client à accepter que ce délai est en fait positif et que ses raisons de ne pas changer immédiatement sont légitimes. Il doit aussi prendre conscience que, même si sa vie est régie par des habitudes négatives, elle peut aussi comporter des modèles et des valeurs qu'il chérit et qui lui apportent beaucoup de satisfaction. Il doit introduire les changements dans sa vie en veillant à garder un heureux équilibre et ne pas risquer de perdre le bon grain en détruisant l'ivraie. Comme le disait Perls, « Je ne puis en ce moment être autre que ce que je suis. »

Marylin était la première-née de parents alcooliques. Elle passa son enfance à faire à la perfection tout ce que ses parents attendaient d'elle. Elle prenait soin de ses jeunes frères, s'occupait de la maison et, au besoin, de ses parents. Elle avait de bonnes notes à l'école et obtint son diplôme d'enseignement. À vingt-cinq ans elle épousa un vétéran paraplégique, bel homme au demeurant. Ils achetèrent une maison, adoptèrent deux enfants et vécurent heureux, jusqu'au moment où les vieilles blessures de son mari se mirent à le faire souffrir et l'obligèrent à quitter son travail. Marylin reprit son métier d'enseignante. Son mari prit soin des enfants à la maison et se mit à boire. Plus il souffrait, plus il buvait, et plus il se plaignait des absences de sa femme. Attristée et mue par son amour pour lui, elle réduisit ses activités à l'extérieur, espérant ainsi le rendre heureux. Quand elle entreprit sa thérapie, elle était décharnée et pâle, elle ne mangeait ni ne dormait plus et était pitoyablement tourmentée.

Quand elle découvrit qu'elle était devenue la gardienne de son mari en répétant le scénario de son enfance, elle comprit qu'elle avait le *pouvoir* de rompre avec les vieux schémas de comportement, de divorcer et de commencer une nouvelle étape de sa vie.

« Mais je ne peux le laisser en ce moment », dit-elle en pleurant, « il se meurt ». Les choses en restèrent là. Ce qu'elle pouvait faire de mieux était de comprendre les mécanismes à l'œuvre dans sa vie, d'assumer les responsabilités qui relevaient d'elle et de se décharger de celles qui n'étaient pas de son ressort, comme les souffrances de son mari et son problème d'alcoolisme. Elle se remit à fréquenter ses amis, à participer à des danses folkloriques et, à l'occasion, à aller skier, toutes choses auxquelles elle avait renoncé parce que son mari ne pouvait ou ne voulait pas y participer.

Dans le cas de Marylin, sa prise de conscience n'eut pas pour effet un changement de vie radical, mais elle lui permit de « se voir aller » et de faire des choix à l'intérieur de la situation qu'elle vivait. Elle s'épargna ainsi de la culpabilité, du ressentiment, de la colère et de l'apitoiement sur elle-même.

Le scénario originel est l'un des éléments les plus importants de la psychothérapie corporelle intégrée : la thérapie débute là, nous nous y référons continuellement tout au long du travail et c'est là-dessus que la thérapie se ferme. Nous avons décrit la technique du scénario en termes simples, mais l'application individuelle est plus complexe qu'elle semble au premier abord. Au fur et à mesure des répétitions du scénario dans notre vie, de nouvelles facettes se dévoilent à travers nos schémas de relation et à travers sa reproduction dans le processus thérapeutique. Le travail corporel en révèle de nouveaux indices, et cela accroît notre connaissance du scénario. Plus nous sommes renseignés sur l'origine des schémas de tensions corporels, plus nous sommes en mesure d'aider le client à les relâcher.

L'enquête se poursuit, resituant sans cesse les schémas de comportement actuels de la personne par rapport à la source qui les a produits. La thérapie est un processus de guérison qui peut être simplifié et accéléré si l'on sait quelle est la blessure à traiter et comment y arriver. Une fois renseignés sur le scénario originel et la structure caractérielle de notre client, nous sommes en mesure de déterminer quel type de travail corporel sera le plus efficace pour lui et comment procéder le plus adéquatement. La technique du scénario est donc un puissant outil de diagnostic, et nous en avons constamment des preuves dans notre travail.

Chapitre 4

Le processus énergétique : contraction et expansion

Nous avons décrit le scénario originel comme un plan de diagnostic pouvant servir, entre autres, à guider notre cheminement thérapeutique. Nous en tirons des indices sur le genre de blessures infligées au client pendant son enfance. En reliant ces indices à ce qu'il nous raconte de ses relations actuelles, nous pouvons déjà entrevoir quel sera pour lui le type de travail corporel le plus approprié. Puis, en observant son corps, nous en apprenons davantage sur sa structure et pouvons ainsi commencer à panser les vieilles blessures.

Le cas de Sara illustre bien comment les données du scénario originel nous aident à tirer le meilleur parti possible du travail corporel et comment, en retour, nous nous servons de ce travail pour soulager les peines provenant du temps du scénario originel.

Sara était une femme aimable d'une quarantaine d'années, artiste indépendante. Forte, en bonne santé, gaie, compétente, maternelle, elle était par-dessus tout serviable. En fait, c'est précisément cette serviabilité qui la conduisit en thérapie.

« Tout d'abord, j'ai accepté de remplir cette petite tâche », nous dit-elle, « puis cette autre. Ensuite, j'ai avoué avoir le temps d'en prendre une troisième. Puis, finalement, juste au moment où j'allais m'effondrer, j'ai intercalé au milieu de tout cela trois semaines de vacances avec mon ami. Si seulement je pouvais vivre trois semaines en une seule, tout irait bien. Imaginez : trois journées qui se dérouleraient simultanément ! Je pourrais alors prendre soin de tout le monde. »

Elle entreprit donc ses premières séances de thérapie, au cours desquelles on élabora son tableau de consommation alimentaire et son bilan corporel, et on procéda à la cueillette du scénario originel. Puis arriva le moment de la première séance de travail corporel. Sara la décrivit ainsi :

J'avais commencé à voir Hélène, ma thérapeute, depuis quelques mois, et j'en étais arrivée à la connaître et à lui faire confiance pendant qu'elle rassemblait les données de mon bilan corporel et qu'elle découvrait mes affreuses habitudes alimentaires. Lors de la cueillette de mon scénario originel, je lui racontai mon histoire telle que j'ai l'habitude de le faire. J'ai en effet toujours été fière de mon enfance et de mon adolescence, qui furent heureuses et calmes. Ma mère et moi avons toujours été amies, même pendant mon adolescence. J'avais de bons résultats scolaires et j'ai toujours été entourée d'hommes bons et responsables. C'est assez étonnant quand on considère que le bel homme qu'était mon père avait été un coureur de jupons, qu'il avait brisé le cœur de ma mère, pour ensuite meurtrir son corps quand elle se plaignait. Je racontai à Hélène comment maman avait été heureuse de m'avoir, moi, un si bon bébé. Je dormais beaucoup, me réveillais le sourire aux lèvres et ne pleurais jamais. Mon frère, par contre, était un vrai diable, hyperactif, surgi dans la vie de mes parents avant même qu'ils aient eu la chance d'apprendre comment lui faire face. Il criait vingt heures sur vingt-quatre et ma mère, suivant la coutume de l'époque, ne le nourrissait qu'aux quatre heures. Il pleurait donc beaucoup. Il passa en conséquence le reste de sa vie à criailler et mourut finalement alcoolique. Par chance pour moi, ma mère prit la décision de me nourrir selon son propre désir et je n'ai jamais eu à crier. Ce n'est pas étonnant que je m'en sois si bien sortie.

J'avais l'impression de m'« être très bien tirée » de mon scénario originel. J'avais vécu d'autres thérapies traditionnelles et j'étais certaine que mon histoire était bien au point. Mon père portait la responsabilité de tous les problèmes et ma mère n'avait jamais fait quoi que ce soit de répréhensible. Depuis ma plus tendre enfance, elle m'avait gratifiée du respect qu'on donne à un adulte. Elle avait confiance en mon jugement, admirait mon intelligence et m'avait aidée à développer ma confiance en moi.

Malgré cela, je me montrais peu disposée à creuser plus profondément, de peur de découvrir qu'elle ne soit pas la personne aussi charmante, drôle et aimable que je m'étais toujours imaginé. Et si j'allais déterrer quelque horrible événement comme le fait qu'elle me battait quotidiennement et m'enfermait dans l'armoire ! Une telle découverte ébranlerait les fondements mêmes de ma vie. Je ne craignais pas vraiment que cela se produise : après tout, mon thérapeute antérieur avait eu beau creuser et fouiller, l'image de ma mère était restée intacte.

Néanmoins, j'arrivai à ma première séance extrêmement agitée et décidée à ce que tout se passe bien. Je n'avais jamais exprimé autre chose que des émotions agréables et ne désirais pas qu'il en fût autrement. Je ne l'avais jamais fait ; comment pourrais-je commencer aujourd'hui ? On m'avait parlé du travail corporel et de la libération des émotions. La seule pensée de pleurer et d'avoir le cœur au bord des lèvres devant les autres m'effrayait et me dégoûtait littéralement. Grand Dieu ! Et si, en régressant, je me mettais à sucer mon pouce — je n'oserais jamais plus regarder ma thérapeute en face. Du fond de mon angoisse, je me rassurais en me disant que, de toutes façons, il y avait peu de chances que cela se produise. D'abord, je croyais pouvoir affronter une émotion enfouie avec toute dignité, évitant les sanglots et les situations embarrassantes. Ensuite — et cette pensée me rassura beaucoup — je ne croyais pas être habitée par bien des émotions désagréables et surtout pas par des émotions réprimées. J'avais l'habitude d'injurier les mauvais conducteurs et de donner des coups de pied dans les machines défectueuses, mais ces actes se faisaient au grand jour et sans répression. Après tout, je n'avais rien à craindre. Dieu sait que les gens qui me connaissaient me trouvaient gaie, heureuse, sereine, calme et sûre de moi. « Peut-être que rien ne se dissimule sous la surface, » me dis-je. « Hélène aura une de ces surprises ! » Et imbue de confiance, attitude suffisante que j'adoptais à l'école en période d'examens, je me présentai à cette séance fatale.

Je portais un débardeur confortable et des collants, parce que Hélène avait mentionné qu'il était important qu'elle voie le plus possible la coloration de ma peau et les mouvements de mon corps. J'avais l'habitude d'être légèrement vêtue, mais ce matin-là, assise dans la salle d'attente que je trouvais d'habitude toujours trop chaude, je tremblais de froid. Dans la bureau d'Hélène, plus chaud de cinq degrés, je gelais encore plus, mais je refusai d'admettre que je pouvais être tendue. « Pas moi, je suis très accommodante ; je ferai tout ce qu'on me dira de faire », pensai-je en mon for intérieur alors qu'Hélène me demandait de m'étendre sur la table de massage.

« Étendez-vous », me dit-elle « et mettez vos pieds à plat sur la table. Écartez-les à la largeur de vos hanches et déposez vos bras de chaque côté de vous. » Je me conformai à ses demandes. « Maintenant, ouvrez un peu plus les jambes », ajouta-t-elle. Je tortillai des pieds légèrement. « Et aussi vos genoux », dit-elle patiemment. Je regardai mes genoux : ils restaient étroitement serrés l'un contre l'autre comme deux aimants. Je les écartai et observai comment ils revenaient brusquement à leur position de départ. « C'est bien », commenta Hélène, « détendez-vous un peu et ils se placeront d'eux-mêmes pendant le travail. Maintenant regardez-moi ». Sa voix était basse et vibrante. Elle résonnait avec un tel dynamisme que j'ai immédiatement senti à quel point elle était « toute là » et qu'elle portait plus d'attention à mes paroles et à mes sentiments que je ne le faisais moi-même. Comme j'avais appris à lui faire confiance, j'obéis, bien que tremblante de peur.

Je la regardai dans les yeux, vis son expression affable et son regard amical et souhaitai ardemment ne pas la décevoir. « Êtes-vous présente ? » demanda-t-elle. « Prête à travailler ? » Mes « oui » successifs résonnèrent comme des cris étranglés. « Que ressentez-vous ? » dit-elle. J'étais mal à l'aise parce que je sentais peu de choses. Je décrivis tout de même la sensation de mes bras sur la table, la raideur dans le creux de mes genoux, la dureté de la table sous ma tête. « Est-ce tout ? » « Oui, c'est tout », répondis-je en m'excusant.

« J'aimerais que vous commenciez à respirer maintenant », continua-t-elle. « Respirez par la bouche et amenez votre respiration *ici* — auriez-vous objection à ce que je vous touche ? » s'enquit-elle, désignant un endroit juste sous les clavicules. Je ne savais pas que mes poumons montaient aussi hauts, mais je fis ce qu'elle me demandait. Du moins le croyais-je. Pourtant elle revint à la charge : « Essayez de mobiliser votre poitrine ». J'essayai en prenant, cette fois, une longue respiration profonde, repoussant mes épaules contre la table aussi loin que je le pouvais. Je dus admettre que le résultat était mince. Elle plaça sa main sur le haut de ma poitrine et appliqua une pression ferme. « Respirez à nouveau et repoussez ma main », dit-elle. Je répétai le processus plusieurs fois jusqu'à ce que je commence à sentir que ma respiration faisait enfin bouger sa main. À ce moment-là, elle relâcha soudainement la pression et ma poitrine se dilata. « Bien », commenta-t-elle, « conservez cette expansion en respirant ». Je m'y appliquai mais c'était beaucoup de travail.

« Que sentez-vous à présent ? » J'avais cette fois quelque chose à raconter : ma bouche était sèche d'avoir respiré, le cœur me débattait un peu et j'avais des picotements dans les doigts. La sensation était assez déplaisante, mais j'étais contente d'avoir enfin quelque chose à dire.

Je continuai à respirer profondément, portant attention aux mouvements de flux et reflux de ma poitrine. Quand Hélène me dit de respirer plus vite, je lui obéis même si j'avais l'impression d'avoir emmagasiné assez d'air pour tout un mois. « Qu'est-ce qui se passe ? » demanda-t-elle. Je lui dis que je me sentais en alerte, prête à l'action. Je pouvais délimiter le contour de mes avant-bras, de mes cuisses et de mes mollets par le picotement que j'y ressentais, et mes pieds semblaient vouloir supporter le poids de mon corps même s'ils étaient complètement détendus. « Avez-vous plus chaud maintenant ? » demanda-t-elle. Je lui répondis affirmativement et au même moment je me mis à trembler. Mes genoux qui avaient enfin adopté une position confortable se cognaient l'un contre l'autre. Mes côtes étaient agitées de mouvements sporadiques pendant qu'une vague montait et descendait convulsivement de mon ventre à ma nuque et vice versa. J'ai comme eu l'impression que j'étais en train de tomber malade, mais j'étais trop préoccupée à essayer de retenir mes tremblements violents pour m'en inquiéter vraiment.

« Vous pouvez laisser sortir des sons pendant que vous respirez », me suggéra Hélène. Je me suis demandée comment elle savait que j'en avais envie, mais je décidai d'essayer. Je commençai par pousser un petit « couic », puis un léger sifflement et, finalement, un croassement timide. « Bien », dit Hélène avec le ton d'une mère qui encourage son enfant maladroit mais persévérant. « Essayez encore une fois ». C'est ce que je fis.

Mais tout à coup je n'ai plus eu à essayer : les tremblements de mon corps et la vague convulsive qui me faisait craindre une nausée ont dû me rappeler inconsciemment le son que j'avais besoin de faire car je me suis mise à sangloter. « Voilà », dit Hélène avec un ton de satisfaction telle que je n'ai pas senti le besoin de m'excuser d'avoir ainsi perdu ma dignité. Pleurer me faisait un bien immense, je sanglotais comme un bébé. Mais je ne pouvais imaginer le lien entre ce résultat et la respiration accélérée.

J'entendis la voix d'Hélène à travers mes sanglots. « Vous vous sentez comment ? » « Comme une petite fille », répliquai-je en sanglotant. « Pouvez-vous vous représenter cette petite fille ? » demanda-t-elle. Oui, je le pouvais. C'était une enfant adorable s'amusant près d'un lac dont j'avais gardé un souvenir précis grâce aux films de famille. Elle portait autour de sa tête dégarnie un ruban bleu et elle arborait le large sourire qu'elle a toujours conservé. Mignonne petite fille heureuse.

« Qu'est-ce que vous aimeriez faire avec elle ? » s'enquit Hélène. Question stupide. L'enfant était parfaitement heureuse à ramasser des fleurs, alors pourquoi la déranger ? À ma grande surprise je m'exclamai : « Je veux la serrer dans mes bras. » « Alors prenez-là », dit Hélène comme si c'était la chose la plus naturelle au monde. Je la pris tout contre moi ; elle se débattit un peu. « Vous savez que vous pouvez aussi vous enlacer vous-même », ajouta Hélène et elle me montra comment envelopper mes bras autour de mes épaules comme on le fait quand on est seul et qu'on *doit absolument* s'étreindre de joie ou de peine.

C'était très étrange. J'avais pensé serrer contre moi une enfant charmante qui n'avait manifestement besoin de rien ni de personne, et pourtant je savais que la petite fille radieuse était la même que l'adulte qui ne pouvait s'arrêter de sangloter. Et le fait d'entourer l'enfant en imagination correspondait à m'étreindre moi-même et à *me* consoler de la peine enfouie sous mes côtes.

Hélène me fit rouler sur le côté et, sans effort, je pris la position du fœtus. « Vous savez que vous pouvez enlacer la petite fille chaque fois que vous le désirez », dit-elle. « Votre mère avait beaucoup de soucis. Elle devait être malheureuse quand votre frère criait et que votre père la maltraitait. Elle avait besoin que vous soyez une bonne petite fille. Cela a dû être terrible de ne pouvoir ni crier ni désobéir. » J'avais toujours cru avoir un tempérament naturellement docile, mais les sanglots qui montaient du plus profond de moi confirmaient qu'Hélène avait raison.

« Les enfants pleurent, se salissent, lancent des objets dans les airs et brisent des choses », continua-t-elle. « C'est normal. Vous pouvez aider la petite fille qui est en vous à grandir. Réconfortez-la quand elle ne se sent pas bien et dites-lui que *vous* l'aimez même quand elle n'est pas le bébé parfait et souriant que votre mère aurait voulu qu'elle soit. Faites-lui savoir que ses sentiments négatifs sont tout aussi acceptables que ses bons sentiments et que vous lui conserverez toujours votre amour. »

Je pleurai encore un peu puis je m'étendis sur le dos. « Notez les sensations de votre corps », conseilla Hélène, et ce fut cette fois un plaisir que d'en faire l'inventaire. Je n'avais plus de picotements, mais je pouvais sentir chaque parcelle de mon corps, jusqu'aux plantes calleuses de mes pieds. Je me sentais à la fois merveilleusement détendue et pleine de vie. J'aurais pu tout aussi bien sombrer dans un sommeil réparateur ou aller danser. « Regardez comme votre visage est ouvert », dit Hélène en me présentant un miroir. Elle avait raison. Mes mâchoires semblaient plus détendues, j'avais les yeux grands ouverts, je n'étais plus sur mes gardes : mes traits étaient sereins comme quand je suis amoureuse ou profondément heureuse.

L'expérience thérapeutique de Sara s'est déroulée d'après le schéma habituel présenté au tableau 9 (courbe de l'accumulation d'une charge énergétique et de la respiration). Très active, ayant développé une saine conscience de son corps, elle avait su profiter au maximum de sa première séance, et elle y apprit beaucoup. Par contre, elle ne découvrit rien de si terrible sur sa mère, mais elle comprit qu'elle lui avait infligé une blessure en n'acceptant pas que sa propre fille puisse avoir des défauts. Comme punition elle lui montrait sa déception : « Oh Sally ! comment peux-tu, toi, faire une chose pareille ! » Par sa fausse gentillesse elle obligeait Sara à étouffer toute impulsion qui aurait pu décevoir sa mère.

« Encore aujourd'hui », nous dit Sara, « quand j'agis maladroitement ou que j'oublie stupidement quelque chose, je me parle en utilisant mon surnom de bébé, sur le même ton irrité et faussement patient : « Oh Sally... »

Cette blessure avait conduit Sara à craindre éternellement de décevoir les autres. Elle ne pouvait supporter de lire la déception dans les yeux de sa mère et, en grandissant, elle faisait en sorte de ne décevoir personne. Elle eut toujours le désir de plaire aux gens. Ses amis l'aimaient bien mais certains abusaient de sa bonté. D'autres personnes, par contre, pensaient qu'elle manquait de personnalité et lui demandaient : « Est-ce qu'il t'arrive parfois d'avoir des opinions personnelles ou d'avoir envie de contredire quelqu'un ? » « Non » répondait-elle. « Sincèrement, peu m'importe où je mange ou de quel côté du lit je dors », attitude conséquente avec sa peur de décevoir les gens. Elle retenait ses sentiments et cherchait d'abord à découvrir les désirs des autres. Non pas qu'elle fut totalement dépourvue d'opinions et de préférences, mais elle les gardait généralement pour elle-même. Mais la situation finit par se retourner contre elle, car en essayant de satisfaire tous les autres, elle finit par les décevoir. Cette situation devint si pénible qu'elle décida de changer de thérapeute afin de réévaluer sa vie.

Elle fut surprise de voir apparaître si rapidement des sentiments qu'elle avait réussi à cacher à son ancien thérapeute. Bien sûr, il n'avait cherché ni à reconstituer son scénario originel ni à mettre en lumière les schémas répétitifs de sa vie. Au cours de ses séances, elle n'avait fait aucun travail de respiration particulier, alors qu'un apport supplémentaire d'oxygène aurait permis à son corps de révéler ses secrets. Elle ne faisait que s'asseoir et parler, or *se contenter de parler est insuffisant.*

Concepts de base de la thérapie corporelle

Nous devons beaucoup à Wilhem Reich, qui fut le premier à intégrer la notion de travail corporel en psychothérapie, contrairement à Freud et à ses disciples. En effet, Reich croyait au contact physique ; il s'asseyait en face de ses clients, les regardait droit dans les yeux et les touchait à l'occasion. Dans *L'analyse caractérielle*, il précise :

Quand les pulsions naturelles, justes et instinctives du corps ne peuvent être mises en relation directe avec les objets du monde, il en résulte de l'anxiété. Celle-ci prend la forme d'un retranchement à l'intérieur de soi et de la construction d'un mur infranchissable[1].

La vision de Reich a fortement influencé les diverses thérapies corporelles, en particulier la thérapie par la Gestalt dont Fritz Perls est le fondateur.

Tout comme Freud, Reich croyait que les névroses étaient causées par la répression de l'énergie sexuelle. Il croyait aussi que la thérapie avait pour but de restaurer la libre circulation de l'énergie dans le corps, de façon à favoriser une « pleine puissance orgastique », c'est-à-dire la capacité d'accumuler et de libérer pleinement l'énergie durant l'orgasme. Pour rétablir cette circulation énergétique, il faut dissoudre l'armure caractérielle qui l'entrave. Reich disait qu'on restreignait l'énergie en nous par la « cuirasse » en adoptant des postures musculaires rigides : « C'est comme si la partie affective de notre personnalité revêtait une armure, une carapace rigide sur laquelle les chocs du monde extérieur autant qu'intérieur rebondissent. Cette armure rend l'individu moins sensible aux désagréments ; par contre, elle réduit sa libido et sa capacité de mobiliser son agressivité ; en conséquence elle réduit son accès au plaisir et à la réalisation de soi[2]. »

L'élaboration par Reich d'une théorie de la répression fondée sur la cuirasse musculaire constituait un renversement de paradigme dans les milieux de la psychologie et elle a permis d'effectuer de nombreux changements dans les méthodes thérapeutiques.

Quand les gens refoulent leurs pensées ou leurs pulsions afin qu'elles n'atteignent pas leur conscience, ils créent en eux des tensions ou des contractions musculaires. Par exemple, un serveur qui doit rester poli avec ses clients même quand ils sont grossiers devra réprimer tout désir de renverser du café sur leurs vêtements. Après une soirée passée avec ce genre de clients, il rentrera problablement chez lui avec un mal de tête, des tensions dans le cou ou encore des spasmes musculaires un peu partout dans le corps. C'est

---

1. Wilhem Reich, *L'analyse caractérielle*, Paris, Petite bibliothèque Payot, 1971.
2. Wilhem Reich, *op. cit.*

cette contraction intense et permanente que l'on appelle armure. Les muscles se rigidifient et ne peuvent plus s'étirer facilement. C'est ce que Reich appelait « le gel des émotions ». Il en résulte une impression de mort. Pour éviter de souffrir, la personne se contracte ; mais elle ne peut ressentir de sensations agréables non plus, car seule la dilatation musculaire pourrait lui en procurer.

Pour fournir un travail, le muscle doit se remplir d'énergie, mais quand ce travail est achevé le muscle devrait se relâcher, se dilater et libérer toute l'énergie. Si celle-ci reste emprisonnée dans le muscle, il reste contracté en permanence, prêt à l'action. La circulation d'énergie est interrompue et le fonctionnement naturel du corps entravé. Si le corps demeure dans cet état, l'excitation sexuelle et l'orgasme, entre autres, sont inhibés. La thérapie reichienne visait la suppression de l'armure musculaire et l'expression des émotions jusqu'alors réprimées pour rétablir la libre circulation de l'énergie dans le corps.

Même si nous avons des points communs avec les thérapies corporelles actuelles (en ce qui concerne une certaine filiation à Reich), l'objet et le but de notre thérapie sont très différents. Le travail de Reich visait la dissolution de la cuirasse musculaire afin de libérer l'énergie emprisonnée et de rétablir la « pleine puissance orgastique », c'est-à-dire la capacité pour le corps d'accumuler et de libérer la totalité de la charge énergétique durant l'orgasme. En psychothérapie corporelle intégrée, nous considérons que le sentiment de Soi de l'individu est en fonction de sa vitalité corporelle et du flux vital qui l'habite. Le Soi est constitué de sentiments de bien-être, de continuité et d'identité inscrits dans le corps, auxquels s'ajoutent le langage et les connaissances acquises. C'est ce sentiment de Soi que nous voulons retrouver en PCI. Nous avons élargi la théorie et les méthodes reichiennes car, selon nous, l'utilisation de l'énergie de l'âme et du Soi doit aller bien au-delà de la simple décharge orgastique.

La libération par la catharsis

Certaines thérapies corporelles actuelles cherchent à provoquer la libération par la catharsis, mais sans établir de contact émotif entre le client et le thérapeute. Pourtant, ce contact émotif est un facteur de guérison important ; il enracine l'expérience dans la réalité. Ceux qui ont suivi ce genre de thérapie corporelle n'ont aucun souvenir du moment où s'est produite la décharge émotionnelle et énergétique. Il est vrai qu'ils se sentent mieux, mais leur sentiment de bien-être ne dure pas. La méthode de respiration « ventilation » est à la mode, pourtant elle ne procure qu'un soulagement ponctuel. En effet, les décharges d'émotions répétées doivent être accompagnées d'une prise de conscience de la blessure sous-jacente ; sinon, l'armure n'est adoucie que temporairement et se reforme dès que la personne revient dans la vie normale.

Si Sara avait été seule pour vivre la partie respiratoire de la séance, elle aurait sans doute éclaté en sanglots et se serait sentie immédiatement soulagée, mais elle n'aurait jamais su pourquoi elle avait pleuré. Si Hélène n'avait pas été là avec les données de son scénario originel pour l'aider à relier ses pleurs à sa petite enfance, Sara aurait pu croire qu'ils étaient causés par la respiration inhabituelle. Après tout, nos corps nous cachent des secrets depuis tant d'années qu'il ne faudrait pas croire qu'ils sont prêts à nous les révéler si facilement. Nous avons réprimé des émotions secrètes pour nous éviter de souffrir et nous continuerons à le faire. Pour que le client puisse affronter cette souffrance, il faut vraiment qu'il ait une grande confiance en son thérapeute ; celui-ci, pour que la thérapie soit efficace, fera alors le nécessaire pour relier l'expérience corporelle au vécu émotionnel. C'est le point de départ du processus d'intégration, quand le Soi cognitif et verbal se relie au Soi émotif et physique, plus primitif.

Stewart, avant de venir nous voir, avait suivi pendant plusieurs années des thérapies orientées vers la libération des émotions. Il n'avait jamais développé de véritable relation avec son thérapeute. Il s'étendait et respirait sans regarder son thérapeute et sans lui parler. Aux premières contractions musculaires, il surmontait la tension en faisant jaillir ses émotions et en pleurant beaucoup. Après chaque séance, il ressentait un grand soulagement et attendait de sa thérapie en PCI des résultats semblables. Dès la première séance, il devint évident que les décharges d'émotions vécues jusque là n'avaient eu qu'un effet temporaire et avaient à peine effleuré sa cuirasse. Il portait un masque, sa nuque était rigide, et son corps très mince était fortement musclé. Pris dans son armure, il était absolument incapable d'entrer en contact avec son thérapeute ou d'établir une relation. Son regard était vide et il semblait peu présent. Par exemple, il était

incapable de fermer complètement les yeux, si on le lui demandait ;
ils les gardait mi-ouverts, restant toujours un peu sur la défensive. Il
était clair que tout progrès thérapeutique était impossible si l'on ne
s'attaquait pas d'abord à cette incapacité d'établir le moindre contact
avec le thérapeute. De plus, dans sa vie, il ne pouvait pas entretenir de
relations avec les autres. C'était tragique de voir que tous les efforts
antérieurs de ce client avaient été sans effet puisqu'il n'avait jamais
été mis en contact avec ses propres émotions.

Le but de la PCI n'est pas la « décharge » ; elle vise plutôt à
découvrir le Soi, en remontant jusqu'à la source du blocage. Pour
cela il faut comprendre la fonction de l'armure. Une fois cette prise
de conscience faite, la décharge peut être choisie par le client comme
moyen de progression. Il peut choisir aussi d'abandonner ses vieux
schémas de comportement et développer de nouvelles réponses
même si rien n'a changé dans sa vie. Notre première tâche n'est donc
pas de dissoudre l'armure caractérielle mais d'utiliser la conscience
que l'on a de cette armure et de son rôle comme fondement de
l'exploration psychologique.

L'armure signifie qu'une personne est restée accrochée à un conflit
non résolu. Ce conflit est revécu par le client dans la relation
thérapeutique. Le thérapeute peut ainsi voir la nature répétitive du
processus, faire le lien avec le scénario originel et intervenir en
conséquence. Mais il arrive quelquefois que le thérapeute s'abstienne
d'intervenir quand le client est en situation de blocage. Le client peut
en être frustré, mais nous nous servons alors de cette frustration pour
lui montrer comment il entrave la circulation de l'énergie ; et nous
mettons en lumière le fait que ce qui se passe là en thérapie se produit
aussi dans sa vie, qu'il étouffe sa vitalité et tue son sentiment de Soi.

Le client doit se sentir en confiance pendant le douloureux processus de la dissolution de l'armure ; aussi nous traitons le client
individuellement, organisant le type de travail thérapeutique grâce à
notre évaluation de départ et à l'information que nous tenons du
scénario originel. Tout le monde ne réagit pas de la même façon ni au
même rythme aux différentes techniques utilisées. Le contact établi
entre le thérapeute et le client permet à ce dernier de prendre
finalement la décision de relâcher ses défenses. Si c'est le thérapeute
qui produit la libération de l'énergie, par des techniques telles que le
massage ou le mouvement, cela peut créer une dépendance du client
envers son thérapeute. C'est essentiellement la relation thérapeute-

client qui permet de guérir le client et qui lui donne la force et le courage nécessaires pour laisser tomber de lui-même ses défenses. C'est ce que font les parents quand ils apprennent à leurs enfants à devenir responsables pour les sortir de leur dépendance face à eux.

Cependant, les défenses d'une personne sont importantes et nous les respectons. Aussi utilisons-nous rarement des manipulations musculaires trop violentes, comme le massage du tissu conjonctif et le mouvement à partir des positions d'étirement. Avec ce genre de techniques, le client risque de se retirer en lui-même et d'enfouir encore plus profondément ses défenses. Imaginez que vous poursuiviez un ennemi avec une arme très dangereuse, il n'aura d'autre choix que de s'enfuir au plus profond de la forêt.

> Cette porte vous ne deviez pas l'ouvrir ; vous l'avez fait.
> Entrez maintenant et voyez pour quel maigre butin
> vous avez trahi... Nul trésor ne s'y cache,
> ni jarre mystérieuse, ni cristal clair où miroite
> la vérité tant convoitée, aucune tête de femme assassinée,
> immolée à une avidité comme la vôtre, ni détresse déchirante.
> Il n'y a que ce que vous voyez... Regardez bien :
> une chambre vide, désolée, où abondent les toiles d'araignées.
> Ce lieu seul, je le gardais pour moi, loin du regard étranger.
> Vous avez tout profané quand, ce soir, vous en avez franchi le
> seuil.
> Jamais plus je ne pourrai soutenir votre regard.
> La chambre est à vous. Je pars à la recherche d'un autre lieu.
>
> Edna St. Vincent Millay

Reproduit avec la permission de Edna St. Vincent Millay, *Collected Poems*, 1917, 1945, Harper and Row.

Nous avons réalisé en PCI qu'il est possible d'aider une personne à sortir d'elle-même avec tendresse et compassion. Toutefois, certaines situations requièrent des techniques de décharge musculaire. Si la contraction musculaire est chronique, la personne ne peut pas relâcher ses tensions sans aide extérieure. Il faut alors intervenir avec des techniques de décharge corporelle.

À mesure que l'armure se dissout, il devient important de remplacer les expériences de décharge douloureuses par des « introjections positives ». On fait appel ici non pas tant à des images ou à des paroles mais plutôt aux sentiments agréables qu'un parent aimant aurait su instiller dans le cœur de son enfant, par un sourire, une étreinte, un signe d'approbation ou quelque geste d'acceptation ou d'amour inconditionnel. Or c'est justement l'inverse qui a causé la blessure qui sera ainsi cicatrisée par l'introjection positive. Pendant le transfert, le thérapeute devient temporairement le soutien parental idéal jusqu'à ce que le client développe le sentiment de Soi dans son corps et intériorise le parent positif. C'est ce que Sara a fait quand elle a voulu serrer dans ses bras l'enfant qu'elle était. Sa thérapeute lui a alors fait comprendre qu'elle pouvait donner à la petite fille l'amour inconditionnel dont elle avait besoin et qu'elle pouvait le faire encore aujourd'hui. Ce faisant, la tension musculaire chronique fut remplacée par une introjection positive.

Il ne s'agit pas d'éliminer complètement les défenses des gens, car elles feront surface, au besoin, dans des situations menaçantes ; mais une fois le danger disparu, un corps sain se débarrasse de toute tension. L'armure est faite de tensions chroniques et elle est inflexible, ne permettant aucun relâchement. Le but de la thérapie consiste alors à développer la flexibilité et la possibilité de choix. En PCI, nous remplaçons les frontières caractérielles et musculaires rigides servant de défense par les frontières du Soi qui sont l'expression du sentiment d'identité de l'individu et qui sont flexibles.

La notion reichienne de puissance orgastique

Reich arriva à la conclusion que la santé émotive d'un individu dépendait de sa capacité à s'abandonner totalement lors de l'acte sexuel : c'est ce qu'il nomma la « puissance orgastique ». L'énergie emprisonnée par des tensions musculaires chroniques ne peut être déchargée pendant l'orgasme. D'où son intérêt à dissoudre ces tensions. Reich définissait l'orgasme non pas comme une éjaculation ou comme un apogée mais comme une réponse involontaire du corps entier, se manifestant sous forme de mouvements rythmiques et convulsifs. C'est ce type de mouvements qui apparaissent lors d'une séance où la respiration est complètement libérée et que la personne s'abandonne physiquement.

La décharge de l'énergie sexuelle survient, en général, à la fin du réflexe orgastique. En principe, une personne dont le corps est suffisamment libéré pour atteindre le réflexe de l'orgasme durant une séance de thérapie devrait être capable d'atteindre le plein orgasme pendant la relation sexuelle et serait considérée, d'après les critères de Reich, comme une personne saine. C'est ici que nous nous écartons de la théorie de Reich. En effet, nous croyons que la thérapie se poursuit bien au-delà de la réalisation de la pleine puissance orgastique. Le réflexe de l'orgasme montre que des courants intérieurs puissants peuvent circuler à travers le corps qui s'est complètement libéré de ses blocages usuels. Grâce à la décharge orgastique, la personne perd la conscience habituelle de son ego, connaît un sentiment de paix profond, d'intégration et d'union avec le Soi. Cet état de conscience altérée devient alors le fondement pour atteindre les niveaux transpersonnels ou spirituels de la thérapie. Le réflexe orgastique devient la première partie d'un cycle de vagues énergétiques traversant tout le corps. À cette étape du travail, nous cherchons à ramener cette énergie dans le corps libéré pour donner à la personne plusieurs choix dans l'expression de cette énergie. Bien que Reich ait distingué l'idée de la force vitale, qu'il décrivit comme étant l'énergie d'orgone, il n'a jamais vraiment pris conscience de tout le potentiel de ce concept. Nous présenterons les aspects transpersonnels de la PCI au chapitre 9.

Le processus de la charge

Pour décrire l'orgasme, Reich dessine une courbe cyclique avec phases de tension, charge, décharge et relaxation. La technique de respiration reichienne fait passer le client à travers ces phases. Cette courbe de l'orgasme nous intéresse vivement puisqu'elle se déroule comme les phases d'une séance de respiration typique en PCI.

Si nous considérons ce graphique en fonction d'une séance de thérapie, nous y voyons une accumulation de charge produite par le processus respiratoire. La personne est étendue sur une surface rigide, les genoux relevés, les pieds à plat (avec une pression également répartie du talon aux orteils) et posés dans le prolongement du bassin. Comme nous suivons de près chaque changement subtil dans le corps, il est important — pour autant que cela ne crée aucun malaise chez le client ou chez le thérapeute — que la personne soit très légèrement vêtue. La poitrine et les jambes sont découvertes mais la nudité de tout le corps est rarement nécessaire.

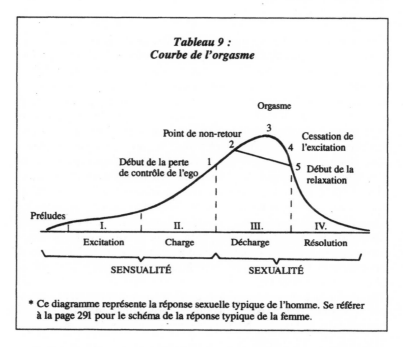

Tableau 9 :
Courbe de l'orgasme

* Ce diagramme représente la réponse sexuelle typique de l'homme. Se référer à la page 291 pour le schéma de la réponse typique de la femme.

En PCI, nous encourageons l'intensification et la propagation de l'excitation dans le corps ; c'est ce que nous appelons la « charge ». On peut déterminer le niveau de charge en utilisant une échelle de un à dix. Nous essayons de travailler avec une charge de niveau six ou sept.

L'augmentation de la charge se manifeste par des changements physiologiques tels que les picotements de la peau et l'altération de la coloration de la peau. Les endroits ainsi chargés rougiront ou deviendront marbrés car la circulation sanguine dans les capillaires est activée. Les parties qui sont bloquées et manquent d'activation deviendront blanches. Les lignes de démarcation entre les endroits chargés ou rouges et les zones étranglées ou blanches sont souvent aussi évidentes que les lignes de maillot de bain d'une personne bronzée.

La température de la peau va augmenter en conséquence de l'activation de la circulation sanguine provoquée par la technique de

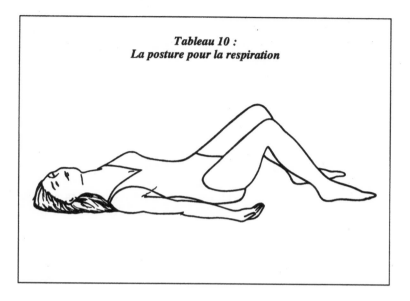

Tableau 10 :
La posture pour la respiration

respiration. Par contre, chez une personne armurée musculairement, la circulation sera entravée et la peau restera fraîche au toucher.

Représentons-nous cette expansion corporelle sous la forme d'un ballon que l'on gonfle ; une fois partiellement gonflé, on dessine une image sur sa surface extérieure. Quand on voudra continuer à le gonfler, les parties dessinées, contractées par la peinture, résisteront à l'extension. Le corps peut être comparé au ballon, la charge à la pression et les blocages musculaires à la peinture.

La montée de la charge se fait graduellement, par niveaux. Il y a d'abord la phase plateau, puis soudainement cette barrière est franchie et la progression peut continuer. La plupart des clients veulent aller vite et ont tendance à « forcer », mais cela ne sert à rien. Il ne faut jamais dépasser les limites de tolérance du corps face à l'activation des émotions qui résulte de la technique de respiration profonde et du « laisser aller ». On doit donner au corps le temps de triompher des vieilles structures. Le thérapeute peut aider les personnes impatientes à voir comment elles se laissent emporter de la même manière dans leur vie, dans leur travail et dans leurs orgasmes. Il peut relier ces schémas de comportement à ceux de leur scénario originel.

Au début de l'accumulation de la charge, à la phase de l'excitation, nous rencontrons souvent des gens incapables de tolérer cette sensation « d'être chargés ». Ils vivent la même incapacité sur le plan sexuel. Ils recourrent alors à la dissociation pour éviter de ressentir l'excitation dans leurs relations sexuelles, leurs activités quotidiennes et même dans la séance de thérapie.

Durant cette phase I d'excitation, les gens interrompent l'accumulation de la charge par des moyens physiques et psychologiques (par exemple, par le fou rire ou la dissociation). Nous maintenons alors le contact pour garder la personne « présente », de façon à ce que l'excitation puisse se développer. Les interruptions que nous voyons se produire à la phase II de la charge sont en général de nature plutôt psychologique : ainsi un client peut régresser en revivant principalement des expériences douloureuses anciennes. C'est à cette étape-là que survient la guérison et que nous introduisons l'introjection positive. À la phase III de la décharge, nous voyons souvent se produire des expériences transpersonnelles, des expériences hors du corps ou

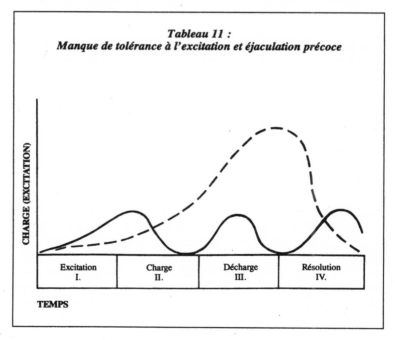

Tableau 11 :
Manque de tolérance à l'excitation et éjaculation précoce

CHARGE (EXCITATION)

| Excitation
I. | Charge
II. | Décharge
III. | Résolution
IV. |

TEMPS

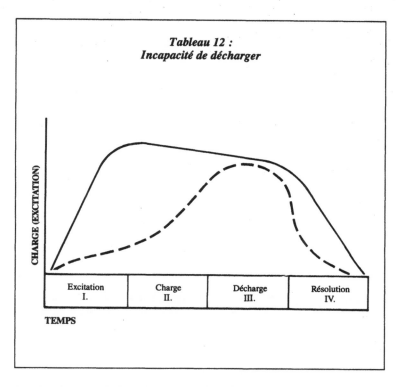

Tableau 12 :
Incapacité de décharger

| Excitation I. | Charge II. | Décharge III. | Résolution IV. |

CHARGE (EXCITATION)

TEMPS

des états de présence intérieure de nature très profonde comme les expériences archétypales (voir au chapitre 9). À la phase IV ou phase de la résolution, nous voyons un début de relaxation. Le client allonge ses jambes et se laisse envahir par une sensation hyperparasympathique ; c'est cela le sentiment de Soi et de bien-être profond.

Nous venons de décrire la phase de l'excitation en considérant les cycles de charge/décharge comme des expériences corporelles. Nous allons maintenant parler du processus de la respiration. Idéalement, à mesure que la respiration augmente, l'énergie s'accumule dans le corps qui atteint peu à peu l'apogée de l'excitation, puis elle est déchargée ou libérée (voir le tableau 9). Dans les faits, les processus d'excitation et de décharge diffèrent d'un individu à l'autre (voir les tableaux 11,12 et 13).

La personne, ici, ne peut tolérer la surexcitation et décharge rapidement. En conséquence, elle atteint un niveau de charge relati-

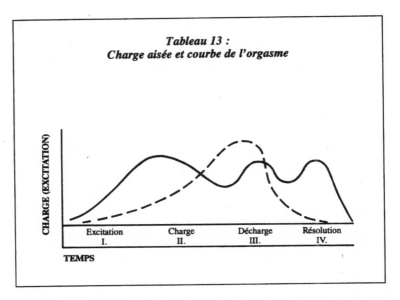

Tableau 13 :
Charge aisée et courbe de l'orgasme

CHARGE (EXCITATION)

| Excitation | Charge | Décharge | Résolution |
| I. | II. | III. | IV. |

TEMPS

vement bas et relâche aussitôt l'énergie. Sur le plan psychologique, cela correspond à l'incapacité de tolérer des sensations agréables. L'éjaculation précoce en est l'équivalent sur le plan sexuel. À cette étape-ci, il faut apprendre au client à contenir et à accumuler une charge (excitation/plaisir).

La personne, ici, développe rapidement une charge élevée mais n'arrive pas à décharger. Elle peut avoir des orgasmes, même s'ils sont minimes, mais les phases de décharge et de résolution sont retardées. Il faut, dans ces cas, mettre l'accent sur le contact, l'enracinement et s'assurer que la personne libère les émotions qu'elle cherche à éviter. Sur le plan psychologique, ce schéma de comportement indique que la personne se dissocie de la situation, de sorte qu'elle ne ressent pas l'excitation et que même des stimulations de plus en plus fortes ne parviendront pas à produire de décharge. C'est une situation que l'on retrouve fréquemment chez les femmes préorgastiques qui semblent avoir besoin d'une très grande stimulation avant de pouvoir décharger ; chez les hommes, cela correspond à l'éjaculation retardée. Dans la vie, ces personnes sont sans cesse à la recherche de stimulations, parfois même dangereuses, qui puissent éveiller en elles une sensation de vitalité.

La personne est capable de développer une grande charge et de soutenir l'excitation, de garder le contact et d'atteindre facilement l'orgasme avec un minimum de tension. Cela se reflète dans son style de vie : cette personne a des hauts et des bas, mais elle passe d'un événement à l'autre en jouissant de sa vie. La courbe de charge/décharge est semblable au schéma de l'orgasme multiple.

Le processus respiratoire

On peut construire une charge en modifiant le schéma respiratoire normal d'un individu. En activant le système nerveux sympathique, par la respiration dans le haut de la poitrine (par opposition à la respiration diaphragmatique ou abdominale), on accentue l'excitation et en conséquence le niveau d'énergie. Toutes les fois qu'une émotion nous submerge, notre respiration s'en trouve altérée. On peut donc, en changeant volontairement la respiration, modifier nos émotions et nos sensations.

Le niveau respiratoire devrait augmenter à la suite d'une plus grande excitation ou charge. C'est souvent le contraire qui se passe : le malaise produit par la charge pousse les individus à contrôler leur excitation afin de « rester calmes » et de « garder leur sang-froid » et ils y arrivent en réduisant leur respiration. Il y a une bonne raison à ce comportement, puisque respirer profondément amplifie la prise de conscience des émotions. Comme les longues respirations profondes font surgir des émotions souvent peu agréables, on préfère généralement les raccourcir pour éviter le désagrément. En faisant cela, on réduit aussi les sensations de plaisir. Cette réaction est un mécanisme courant. Durant les heures normales de la journée, la plupart des gens ne respirent pas à pleine capacité et dès qu'ils sont tendus ou effrayés, ils retiennent encore plus leur respiration. Avant de continuer plus avant, nous allons parler des effets de la respiration sur le système nerveux autonome.

Le système nerveux autonome

À l'origine, Reich avait nommé son système thérapeutique la « végéto-thérapie », car il se référait aux réactions du système nerveux autonome. La mobilisation des émotions par la respiration et par des mouvements musculaires active les centres végétatifs (les ganglia du système nerveux autonome) et libère ainsi l'énergie végétative. Le corps possède deux systèmes nerveux : le système nerveux central ou système nerveux volontaire et le système nerveux autonome, périphérique et involontaire. Le système nerveux central contrôle les mouvements musculaires, donc volontaires ; le système nerveux autonome régit la fonction des organes, les émotions (par le biais du système endocrinien), la respiration et même la réaction sexuelle (par les systèmes endocrinien et circulatoire). La thérapie reichienne se soucie avant tout du système nerveux autonome ; en effet, l'un des postulats de base de la théorie de Reich veut que les résistances caractérielles (l'armure) sont « automatiques », donc emprisonnées dans ce système.

Le système nerveux autonome est composé de deux parties : le sympathique et le parasympathique. Le système nerveux sympathique (celui qui régit l'attitude « j'attaque ou je fuis ») a pour but de protéger la personne en mobilisant ses ressources : par la production de l'adrénaline, par l'augmentation du rythme cardiaque et de la vitesse respiratoire et par la mobilisation des muscles en vue de l'action. C'est la phase de contraction (voir le tableau 6). La personne acquiert ainsi un supplément d'énergie lui permettant de faire face au stress.

Le parasympathique est le côté plus subtil, plus décontracté du système nerveux qui donne accès au sentiment de plaisir et à la libre expression des émotions. L'idéal, c'est de faire travailler ces deux systèmes de façon équilibrée. Cela peut se réaliser en modifiant le schéma respiratoire de l'individu. Si par exemple une personne est tendue et craintive, il suffit de ralentir sa respiration et de la déplacer vers le diaphragme et/ou vers le ventre afin d'activer son système nerveux parasympathique et de la calmer.

Si une personne est apathique, sans éclat, on la fera respirer dans le haut de la poitrine pour qu'elle accumule une charge énergétique, ce qui activera l'aspect sympathique de son système nerveux. La respiration est ce qui permet de relier les systèmes volontaire et involontaire, car elle-même est une activité à la fois volontaire et involontaire. En exerçant consciemment un contrôle sur sa respiration ou par des manipulations, on peut agir sur nos réactions involontaires.

Quand on vit un stress psychologique, le système nerveux sympathique du corps réagit comme s'il était sous l'effet d'un réel danger physique. Si cette réaction se prolonge, des symptômes de stress et des « maladies d'adaptation » apparaissent, comme l'écrit Hans Selye dans *Stress sans détresse*[3]. Nous visons à instaurer un équilibre entre les deux systèmes ; on peut avoir recours à certaines techniques pour libérer la tension en montrant à la personne comment activer le système nerveux parasympathique.

Les interruptions

La plupart des gens ont de la difficulté à accumuler une charge énergétique. Des interruptions de type musculaire auront tendance à survenir pendant la phase I (excitation) ; voir le tableau 9. Elles se manifestent comme suit : pensées, étourdissements et/ou nausées (généralement signe d'angoisse), dissociation, l'air « d'être dans la lune », agitation, grattements, tortillements, bâillements, somnolence, spasmes musculaires, crampes, bourdonnements dans les oreilles, envie d'uriner, paroles, rires et autres réactions qui dissipent l'intensité de la charge. À l'augmentation de la charge d'énergie correspondent des sensations d'excitation et de plaisir, et nous voulons aider le client à tolérer ces sensations avec le moins d'interruptions possibles. Les interruptions sont des signes de résistance qui nous servent d'indices révélant les lieux où nous devons travailler pendant la thérapie. Elles témoignent des blocages de la personne. Comme nous sommes particulièrement à l'écoute des tentatives inconscientes que fait le client pour éviter ces impasses douloureuses, nous lui demandons de vivre consciemment le blocage et l'inconfort de la contraction musculaire.

Revenons à l'exemple de Sara, dans la séance décrite au début du chapitre : lorsqu'elle a ressenti l'envie de pleurer, elle a commencé par résister, car elle avait bâti une bonne armure pour se défendre contre les pleurs. L'interruption prit la forme d'un tremblement intense de tout son corps. Comme nous l'avons vu, sa thérapeute choisit de la laisser pleurer et ensuite de lui faire raconter ce qu'elle venait de vivre. L'autre solution aurait consisté à la faire vivre son

---

3. Hans Seyle, *Stress sans détresse*, Montréal, La Presse, 1974.

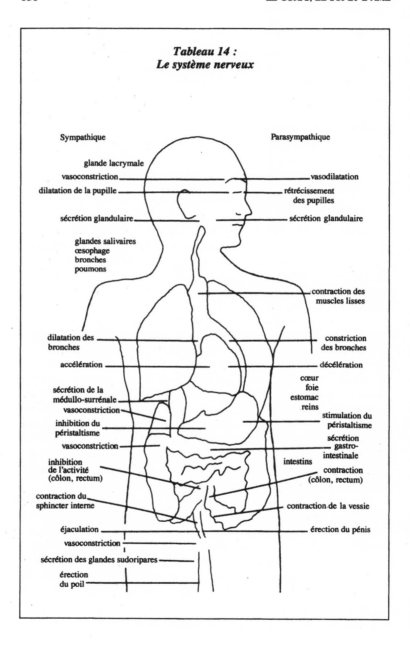

Tableau 14 :
Le système nerveux

Sympathique   Parasympathique

glande lacrymale
vasoconstriction ———————————————————— vasodilatation
dilatation de la pupille ————————————————— rétrécissement
                                                des pupilles

sécrétion glandulaire ——————————————————— sécrétion glandulaire

glandes salivaires
œsophage
bronches
poumons

                                                ———————— contraction des
                                                         muscles lisses

dilatation des ————————————   constriction
bronches   des bronches

accélération ——————————————————————————— décélération

                                                cœur
sécrétion de la   foie
médullo-surrénale ————————   estomac
vasoconstriction ————   reins
                                                ———— stimulation du
inhibition du ————————   péristaltisme
péristaltisme
                                                sécrétion
vasoconstriction ————   ———— gastro-
                                                      intestinale
inhibition   intestins
de l'activité ————   contraction
(côlon, rectum)   (côlon, rectum)

contraction du ————   contraction de la vessie
sphincter interne

éjaculation —————————————   érection du pénis
vasoconstriction
sécrétion des glandes sudoripares ——————
érection
du poil ————

Tableau 15 :
Fonctionnement du système nerveux autonome

Effets sur le système sympathique	Organes	Effets sur le système parasympathique
Inhibition des muscles sphinctériens de la pupille : *pupilles dilatées*	Musculature de l'iris	Stimulation des muscles sphinctériens de la pupille : *rétrécissement des pupilles*
Inhibition des glandes lacrymales : « yeux secs ». Dépression	Glandes lacrymales	Stimulation des glandes lacrymales : « yeux de braise ». Joie
Inhibition des glandes salivaires : « bouche sèche »	Glandes salivaires	Stimulation et sécrétion accrue des glandes salivaires : « met l'eau à la bouche »
Stimulation des glandes sudoripares (visage et corps) : « peau moite et froide »	Glandes sudoripares	Inhibition des glandes sudoripares (visage et corps) : « peau sèche »
Contraction des artères : « sueur froide », pâleur, anxiété	Artères	Dilatation des artères : « peau fraîche et congestionnée », turgescence sans transpiration
Stimulation des muscles du follicule pileux : cheveux dressés, « chair de poule », frissons	Muscles arrecteurs du poil	Inhibition des muscles arrecteurs du poil : peau qui devient lisse et chaude
Inhibition de la contraction musculaire : détente des bronches	Musculature des bronches	Stimulation de la contraction musculaire : rétrécissement des bronches
Stimulation de l'activité cardiaque : palpitations, battements rapides	Coeur	Inhibition de l'activité cardiaque : coeur au repos, pouls lent
Inhibition du péristaltisme : sécrétion des glandes digestives réduite	Tube digestif : foie, pancréas, reins, toutes les glandes digestives	Stimulation du péristaltisme : sécrétion accrue des glandes digestives
Augmentation de la sécrétion des surrénales : réaction d'anxiété	Glandes surrénales	Réduction de la sécrétion des surrénales : réaction de plaisir
Inhibition des muscles de la vessie, stimulation des sphincters urinaires : inhibition de la miction	Voies urinaires, vessie	Stimulation des muscles de la vessie, inhibition des sphincters urinaires : stimulation de la miction
Contraction des muscles lisses, réduction de la sécrétion glandulaire, diminution du flux sanguin, sécheresse vaginale : manque d'appétit sexuel	Organes sexuels féminins	Relaxation des muscles lisses, stimulation des fonctions glandulaires, augmentation du flux sanguin, humidité vaginale : appétit sexuel accru
Contraction des muscles lisses du scrotum, réduction des fonctions glandulaires, diminution de l'alimentation sanguine, pénis flasque : « appétit sexuel en baisse »	Organes sexuels masculins	Relaxation des muscles lisses du scrotum, augmentation de toutes les sécrétions, augmentation du flux sanguin, érection : « appétit sexuel plus vif »

blocage, en lui demandant par exemple : « Sentez-vous quelque chose ? Qu'est-ce qui se passe ? Que sentez-vous dans votre poitrine ? Dans votre gorge ? Et les tremblements, comment les vivez-vous ? » Elle l'aurait ainsi amenée à prendre conscience des lieux de tension : la raideur de sa poitrine, son diaphragme contracté, ses mâchoires serrées et les muscles fortement tendus autour de ses yeux. Puis elle aurait demandé à Sara de sentir comment elle bloquait ses émotions ; enfin elle lui aurait montré qu'elle la comprenait, en lui disant par exemple : « Cela doit être terriblement pénible d'être si proche d'une émotion et de ne pouvoir l'exprimer. »

Comme la plupart des gens n'ont pas conscience de leurs blocages, la deuxième approche est, de ce fait plus intéressante. Une simple décharge de larmes ou d'angoisse permet une détente momentanée mais sans plus. L'émotion se dissipe et la leçon est perdue. C'est ce qui se passe lors des thérapies à décharge cathartique, où la personne se sent temporairement à la fois en état d'exaltation et détendue. Le processus de la PCI vise au contraire l'apprentissage et la rééducation.

On réalise très vite que les leçons apprises sous le coup d'une grande émotion sont celles dont on se souviendra le plus longtemps. On n'oublie pas son premier amour, ni la situation la plus gênante qu'on a eu à vivre, ni ce qu'on a appris d'un professeur passionnant ! Voilà pourquoi le thérapeute apprend beaucoup grâce aux interruptions du processus respiratoire. Quand un client bute contre une émotion forte, insupportable, il est alors extrêmement réceptif, mais aussi très vulnérable. Le thérapeute doit donc cheminer avec délicatesse et n'aller ni plus vite ni au-delà de ce que l'individu peut tolérer. Il se met dans la position du *guide*, il assiste le client mais ne le dirige pas. Il lui *permet* d'avancer mais ne le bouscule pas. En effet, même si ses mécanismes de défense sont désuets, ils sont partie intégrante de sa structure caractérielle et de son identité ; ils ne doivent donc pas être dissous avant que l'individu ne soit prêt à le faire lui-même. Le thérapeute lui laissera la responsabilité d'abandonner ses vieilles structures, de plonger par lui-même plutôt que de le pousser avant qu'il n'ait vaincu sa peur.

Certaines interruptions sont de nature physiologique. Elles peuvent se produire au début du travail corporel. La respiration profonde stimule l'organisme et altère la composition sanguine, occasionnant une diminution du taux de calcium. Il peut en résulter des symptômes nerveux tels que de l'engourdissement et des picotements dans les doigts et autour de la bouche, parfois même des spasmes musculaires et des crampes (tétanie). La diminution du flux sanguin au cerveau peut entraîner une sensation d'étourdissement et, dans des cas extrêmes, de brefs moments d'inconscience, d'évanouissement ou de syncope. Mais ces symptômes, qui ne sont pas dangereux, disparaissent dès que la personne est entraînée à cette technique respiratoire. Toutefois, si ces symptômes liés à l'hyperventilation préoccupent le client, le thérapeute doit lui expliquer ce qui se passe afin qu'il puisse y faire face. En outre, le fait de ralentir ou d'arrêter la respiration accélérée corrigera presque instantanément le déséquilibre que cause l'hyperventilation.

Les interruptions de nature musculaire ou tétanie peuvent produire des sensations désagréables (douleur ou engourdissement) mais aussi des réactions beaucoup plus fortes comme des sensations de paralysie ou de mains qui s'élèvent dans les airs (ce sont des cas extrêmes), qui peuvent faire très peur au client, surtout si celui-ci ne s'est jamais laissé déborder par ses émotions. Ces réactions peuvent se manifester également sous forme de spasmes, de tétanie de la main (voir le tableau 16) ou de contraction des sphincters (yeux, bouche, vagin, anus).

Ruth, une belle jeune femme aux longs cheveux blonds, violoncelliste de talent, affichait en permanence une expression « à fendre l'âme ». Pendant sa première séance de respiration, elle eut de grosses crampes dans les mains, ce qui l'effraya considérablement. « Mon Dieu », s'écria-t-elle, « je ne jouerai jamais plus — je ne peux plus bouger mes mains ! » Sa peur était réelle et intense, et au fur et à mesure qu'elle en parlait elle constata qu'il s'agissait d'une peur chronique et non d'une peur nouvelle reliée aux spasmes. « Je rêve qu'il arrive malheur à mes mains », dit-elle. « Ce genre de cauchemar me poursuit depuis que je sais que je suis une bonne musicienne. La nuit qui a précédé mon premier solo, je me suis réveillée en hurlant ; je venais de rêver que j'étais en Turquie, j'avais volé de la nourriture et, en guise de punition, on m'avait coupé la main droite ! Je venais de lire cette histoire et je savais que c'était une punition beaucoup plus grave que la peine de mort. » Ruth n'avait jamais pris conscience des nombreuses tensions enfermées dans ses mains et de l'énormité de la peur qui s'y cachait. Cette prise de conscience lui permit de s'en débarrasser. Non seulement ce spasme qu'elle avait tant craint ne l'empêcha pas de jouer mais au contraire il lui permit de faire encore mieux.

On peut faire disparaître la tétanie de la main soit en stimulant simultanément les points de pression dans la palmure interdigitale, entre le pouce et l'index, et au coude (voir le tableau 19), soit en demandant au client de battre des mains contre le matelas ou la table, soit encore en lui demandant de se masser les mains ou de les frotter l'une contre l'autre.

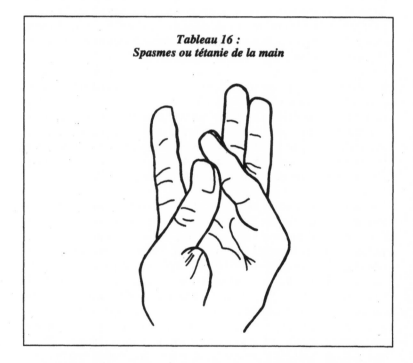

Tableau 16 :
Spasmes ou tétanie de la main

La *vibration musculaire* est un autre signe d'interruption du processus respiratoire. Cette vibration se produit quand le muscle relâche sa tension chronique. Il réagit en fait comme un muscle fatigué. La vibration peut commencer sous forme d'un spasme plutôt déplaisant qui s'atténue peu à peu et se transforme en sensation agréable. C'est comme si l'armure était fortement secouée ou dissoute pour faire place à une sensation de dynamisme musculaire. Nous aidons les muscles les plus fortement contractés à entrer en vibration afin de leur permettre de se détendre par la suite.

Une fois que le client contrôle ces interruptions de nature physique, il peut alors accumuler une charge énergétique qui sera accompagnée de mouvements involontaires et de sensations plaisantes dans tout son corps. Son champ d'énergie prendra de l'expansion et il dégagera une aura de lumière. Il se peut que son corps tout entier entre en vibration. Ces sensations proviennent de la circulation d'énergie que Reich appelait « l'écoulement » (le *streaming*).

Bien que les mouvements involontaires soient appelés « réflexe de l'orgasme », il ne s'agit pas de l'orgasme sexuel mais de ce qui se passe quand la respiration est complètement dégagée et qu'une personne s'abandonne totalement à l'énergie ou à la vitalité de son corps.

Nous appelons *capacité de contenir* l'habileté qu'a le corps de détendre ses muscles et de contenir la charge énergétique. Pour revenir à l'analogie du ballon, représentons-nous celui-ci percé d'un trou d'épingle. On pourra toujours souffler de l'air dedans mais un minuscule filet d'air s'échappera toujours par le petit trou. Certaines personnes perdent leur charge énergétique de la même manière, la laissant s'échapper avant même qu'elle ne soit complètement accumulée. Dès le début du travail corporel, il faut développer chez le client cette *capacité de contenir* l'énergie, car le maintien du sentiment de bien-être est une des conditions nécessaires pour établir et soutenir la relation thérapeutique.

Les interruptions de nature émotionnelle vont survenir plutôt à la phase II quand le client est inondé d'émotions déclenchées par le relâchement des tensions chroniques. Il est important d'éviter d'interrompre l'émotion afin qu'elle se développe jusqu'à sa pleine expression, et de rester en contact avec elle jusqu'à ce qu'elle diminue ou s'apaise d'elle-même.

Les interruptions physiques et émotionnelles prennent des formes différentes mais elles relèvent de la même incapacité à tolérer l'excitation et le plaisir venant d'une charge énergétique. Nous en avons parlé séparément afin de les différencier, mais elles peuvent survenir simultanément et avoir les mêmes raisons d'être.

À mesure que le client s'habitue, par la respiration profonde, à tolérer des taux d'excitation et d'oxygénation plus élevés, les picote-

ments produits par la charge diminuent, faisant place à une simple
sensation d'énergie. Cette sensation procure un sentiment d'excitation et de plaisir, une sensation de vitalité qui n'est pas sans rappeler
celle qui fait suite à un orgasme. Le plaisir réside dans un profond
sentiment de Soi et de bien-être, et cet état peut être le point de départ
d'une exploration encore plus poussée des émotions. Quand un client
éprouve ce sentiment de bien-être profondément ancré dans son
corps, il commence à croître, à avancer à la fois dans sa thérapie et
dans sa vie. Sans cette expérience, ses progrès seront sans lendemain.

Chapitre 5

L'observation du corps

L'énergie circule sans interruption à travers le corps. Les tensions musculaires chroniques qui entravent la circulation énergétique constituent « l'armure ». Cette armure traverse le corps horizontalement et le divise en segments. Chacun d'eux correspond à une région du corps où s'inscrivent les blocages énergétiques.

Les segments

Le corps, selon Reich, est organisé en fonction de sept segments horizontaux se répartissant comme suit :

1. oculaire (yeux, sourcils et front)
2. buccal (bouche et menton)
3. cervical (nuque, gorge et haut des épaules)
4. thoracique (poitrine et dos)
5. diaphragmatique (bas des côtes et diaphragme)
6. abdominal
7. pelvien.

Nous redivisons quant à nous les trois premiers segments (l'oculaire, le buccal et le cervical) en quatre bandes (voir le tableau 18).

Il est intéressant de noter que pour l'hindouisme, comme pour d'autres traditions mystiques d'ailleurs, le corps est vu comme un ensemble de sept centres d'énergie correspondant à chacun des segments reichiens. Nous verrons au chapitre 9, qui traite de l'expé-

rience transpersonnelle, les implications possibles découlant des similitudes entre ces deux systèmes.

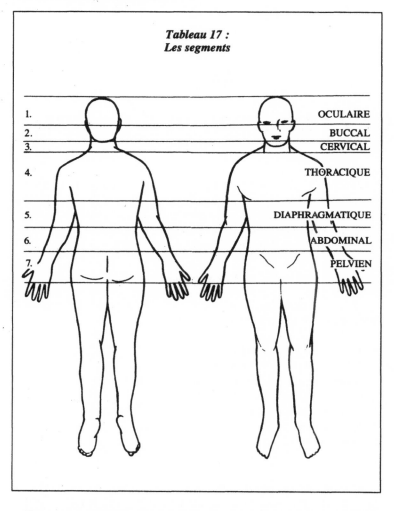

Tableau 17 :
Les segments

1. OCULAIRE
2. BUCCAL
3. CERVICAL
4. THORACIQUE
5. DIAPHRAGMATIQUE
6. ABDOMINAL
7. PELVIEN

Ces segments sont reliés entre eux selon des degrés variables
d'interdépendance. Quand le corps est dans un état de tension chroni-

que, l'armure implique généralement plusieurs segments consécutifs. En conséquence, même si nous travaillons séparément les segments, nous devons toujours garder à l'esprit la totalité du corps. À mesure que nous assouplissons la cuirasse segmentaire, nous travaillons avec les segments adjacents et associés en vue de conserver l'ouverture et d'empêcher l'armure de se reconstituer.

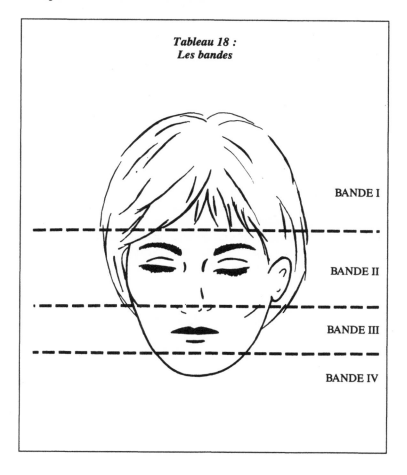

Tableau 18 :
Les bandes

BANDE I

BANDE II

BANDE III

BANDE IV

C'est une règle de base, en thérapie reichienne, de travailler les segments en partant de la tête jusqu'aux pieds. Nous suivons quant à nous une séquence différente, le système reichien nous semblant trop rigide et peu propice au surgissement naturel de ce qui est refoulé. Le contact est un élément très important en PCI, aussi abordons-nous chaque séance en mettant l'accent sur le segment oculaire. Puis nous nous intéressons à la poitrine afin de faciliter la respiration et de développer le sentiment de Soi et de bien-être associés à cette région du corps (le cœur). L'ouverture de ces deux régions favorise le contact avec le thérapeute et permet au client de participer pleinement au processus thérapeutique.

Le segment pelvien doit être abordé avec beaucoup de prudence, car des émotions violentes y sont enfouies ; une ouverture prématurée de cette région aurait pour effet d'intensifier la résistance à la thérapie (au chapitre 8, nous verrons comment aborder spécifiquement la sexualité). Nous nous référons, ici, à la théorie de la Gestalt par auto-régulation organique : les éléments réprimés émergent selon un ordre naturel ; c'est le refoulé le plus proche de la surface qui sera exprimé en premier. En respectant le rythme naturel de l'organisme, nous évitons d'entrer trop vite dans les couches profondes, là où sont enfouies les expériences douloureuses, cachées derrière les frontières protectrices du client.

Il est important de se rappeler qu'une personne est un tout organique, que les segments sont liés entre eux et au corps tout entier, et que c'est tout cela qui nous donne les indices du caractère original de l'individu.

Techniques de décharge

On peut travailler chaque segment de l'armure selon différentes approches utilisées séparément ou en relation avec d'autres : verbo-cognitive, musculaire, énergétique, positions d'étirement maximal et mouvements, par les énergies subtiles (Kundalini).

Verbo-cognitive

Toute thérapie s'adressant directement au corps rend le client extrêmement vulnérable. L'approche verbale est la méthode la moins envahissante ; c'est celle qui menace le moins le système de défense du client. Parler favorise le contact et institue un rapport entre client et thérapeute. Le thérapeute par son empathie entraîne le client à reconnaître sa douleur et à dévoiler ses sentiments. C'est seulement après l'établissement de ce contact qu'il sera possible d'avoir accès au corps.

Musculaire

Les techniques de décharge musculaire sont les plus envahissantes et ne doivent être utilisées qu'en présencce de certaines structures caractérielles et seulement lorsque les autres méthodes n'ont pu assouplir l'armure. Il s'agit de manipuler les muscles en utilisant une technique de massage profond. On peut libérer un muscle de la tension qui l'habite par étirement, pression, massage, vibration (secousse) et position d'étirement maximal (fatigue du muscle).

Énergétique

Un autre moyen de libérer le corps est l'approche énergétique, semblable à la pratique orientale de l'acupressure. L'énergie circule dans les méridiens et on peut la libérer par une pression digitale sur des points spécifiques le long de ces circuits. Notre approche diffère de l'acupressure traditionnelle, car nous ne suivons pas le système des méridiens mais le système tantrique : nous cherchons à faire circuler l'énergie *à travers* le corps et non seulement en relation à un organe donné. Les points de pression énergétiques que nous utilisons sont généralement reliés au segment spécifique où nous voulons libérer l'énergie bloquée. Quand, par la respiration, la personne a commencé à accumuler une charge, la stimulation de points de pression pertinents (voir le tableau 19) favorise la circulation énergétique à travers le muscle bloqué, permettant ainsi à la charge de se propager à travers tout le corps. C'est l'approche que nous utilisons le plus fréquemment.

Positions d'étirement maximal et mouvements

L'approche de positions d'étirement maximal et mouvements renvoie à des positions et à des mouvements que l'on utilise pour créer une fatigue musculaire dans un segment spécifique, de façon à entraîner le relâchement des blocages et des émotions sous-jacentes. Ces positions et ces mouvements (voir les techniques de décharge en PCI, en annexe) mettent les muscles dans un état de stress insupportable qui les oblige à relâcher les tensions chroniques. Nous utilisons cette approche pour libérer le client des contractions anciennes qui résistent aux méthodes plus douces. Mais cette méthode libère trop vite une très grande quantité d'énergie émotionnelle et le refoulé associé à cette contraction ne peut être traité de manière subtile. Elle peut être perçue comme accablante, voire écrasante, à l'inverse des méthodes plus lentes mais plus douces.

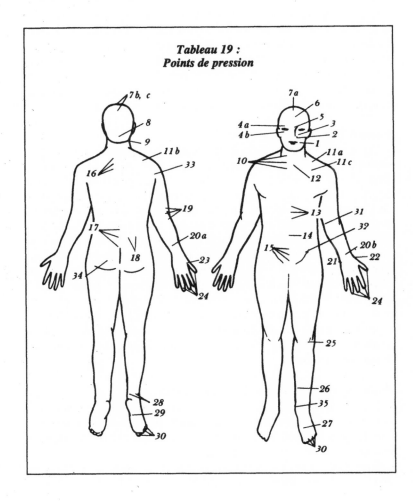

Tableau 19 :
Points de pression

Niveau des énergies subtiles

Le travail au niveau des énergies subtiles est caractérisé par l'accumulation de l'énergie Kundalini ; on la ressent généralement comme une sensation de chaleur dans le corps, souvent le long du dos. Le champ énergétique autour du corps s'agrandit également de manière saisissante. Cette sorte de décharge énergétique se produit habituellement de manière spontanée et seulement après la dissolution d'une grande partie des blocages. Nous y reviendrons au chapitre 9.

Le visage

Le visage est un segment particulièrement important parce qu'il donne directement accès aux états affectifs élémentaires. Tomkins[1] le considère comme notre premier organe de manipulation et d'exploration du monde. Le visage (et jusqu'à un certain point la main) fonctionne selon un type de communication à circulation intense et à double sens. Émetteur, par le biais de la langue et des muscles faciaux, récepteur pour le retour d'information (feedback). Par exemple, le fait de rougir est reçu comme un feedback.

Le visage est directement relié au cœur de l'être ; une manipulation excessive de cette région serait une véritable invasion. Voici un extrait de Rainer Maria Rilke qui traduit l'importance du visage :

L'ai-je déjà dit ! J'apprends à voir. Oui, je commence. Cela va encore mal. Mais je veux employer mon temps.

Je songe par exemple que jamais encore je n'avais pris conscience du nombre de visages qu'il y a. Il y a beaucoup de gens, mais encore plus de visages, car chacun en a plusieurs. Voici des gens qui portent un visage pendant des années. Il s'use naturellement, se salit, éclate, se ride, s'élargit comme des gants qu'on a portés en voyage. Ce sont des gens simples, économes ; ils n'en changent pas, ils ne le font même pas nettoyer. Il leur suffit, disent-ils, et qui leur prouvera le contraire ? Sans doute, puisqu'ils ont plusieurs visages, peut-on se demander ce qu'ils font des autres. Ils les conservent. Leurs enfants les porteront. Il

---

1. S.S. Tomkins, *Affect Imagery Consciousness*, Vol.1, New York, Springer, 1962.

arrive aussi que leurs chiens les mettent. Pourquoi pas ? Un visage est un visage.

D'autres gens changent de visage avec une rapidité inquiétante. Ils essaient l'un après l'autre, et les usent. Il leur semble qu'ils doivent en avoir pour toujours, mais ils ont à peine atteint la quarantaine que voici déjà le dernier. Cette découverte comporte, bien entendu, son tragique. Ils ne sont pas habitués à ménager des visages : le dernier est usé après huit jours, troué par endroits, mince comme du papier, et puis, peu à peu, apparaît alors la doublure, le non-visage, et ils sortent avec lui.

Mais la femme, la femme : elle était tout entière tombée en elle-même, en avant, dans ses mains. C'était à l'angle de la rue Notre-Dame-des-Champs. Dès que je la vis, je me mis à marcher doucement. Quand de pauvres gens réfléchissent, on ne doit pas les déranger. Peut-être finiront-ils encore par trouver ce qu'ils cherchent.

La rue était vide ; son vide s'ennuyait, retirait mon pas de sous mes pieds et claquait avec lui, de l'autre côté de la rue, comme avec un sabot. La femme s'effraya, s'arracha d'elle-même. Trop vite, trop violemment, de sorte que son visage resta dans ses deux mains. Je pouvais l'y voir, y voir sa forme creuse. Cela me coûta un effort inouï de rester à ces mains, de ne pas regarder ce qui s'en était dépouillé. Je frémissais de voir ainsi un visage du dedans, mais j'avais encore bien plus peur de la tête nue, écorchée, sans visage.

— Les Cahiers de Malte Laurids Brigge

En PCI, nous trouvons utile de diviser le visage et la tête en quatre sections ou bandes, qui correspondent aux trois segments (oculaire, buccal et cervical) de Reich. Tout sentiment se lit sur le visage, mais certaines émotions seront localisées dans une bande plutôt que dans une autre.

Les gestes de la main vers le visage sont extrêmement importants parce qu'ils donnent souvent accès à des expressions affectives qui ne pourraient pas être comprises si on ne les voyait en relation l'un avec l'autre. Par exemple : la main sur les yeux, la main sur la bouche, la main à la tête, etc.

Il est délicat de manipuler le visage parce que c'est là que se situe le plus grand réseau de fibres nerveuses reliées au cerveau ; de plus, les muscles faciaux s'attachent directement à la peau sans fascia protecteur. Aussi est-il facile de provoquer une hyperstimulation, et le massage du visage doit être accompli avec beaucoup de précautions pour éviter tout endommagement des fibres musculaires. Le visage est composé, en effet, d'une multitude de ces fibres délicates, rendant possible l'expression d'émotions sous forme d'une grande variété de mouvements très subtils.

Bande I : Sommet de la tête et front

Sont incluses dans cette section la région du cuir chevelu, les tempes et la région occipitale (voir le tableau 18). Des tissus conjonctifs (fascia) relient les muscles du front (les frontaux) aux muscles occipitaux ; le frontal et l'occipital ne forment donc qu'un seul muscle qui part de l'avant et couvre le haut et l'arrière de la tête. Le thérapeute qui veut soulager le frontal (le front) doit également masser la région occipitale. Il est très utile d'observer le front, car les tensions qui s'y trouvent révèlent celles de l'arrière de la tête et de la base du crâne. La contraction du front reflète les soucis, les questionnements, la perplexité, le désespoir, la suffocation ou l'extrême concentration.

Autre muscle relié à cette région du corps : le temporal. Ce muscle s'étale en éventail sur les côtés de la tête, attachant les mâchoires aux tempes. C'est l'un des cinq muscles qui aident à tenir les mâchoires fermées. Ces muscles peuvent rester contractés même après que les mâchoires ont été détendues, et la détente des muscles temporaux s'accompagne souvent d'expressions de colère. Pour soulager les maux de tête situés dans cette région, il faut masser horizontalement les temporaux au-dessus de la ligne des tempes.

Le dégagement de la première bande permet à l'énergie de s'écouler vers la deuxième bande (les yeux) de sorte que le client a la possibilité de s'exprimer par les yeux. À ce moment précis de la thérapie, nous devons aider le client à établir un contact avec nous ; il ne sert à rien de vouloir soigner une personne qui n'est pas vraiment présente. En dégageant l'énergie du sommet de la tête, nous soulageons le client des migraines localisées dans cette région, mais notre but n'est pas de traiter les problèmes psychosomatiques. Le dégagement de la première bande entraîne souvent la libération d'émotions refoulées à cet endroit, et le client a l'impression de « perdre la tête ». Cependant, cette expérience n'a de valeur que s'il peut établir un contact avec son thérapeute au moment où la décharge se produit.

On peut aussi pratiquer des techniques non envahissantes comme la respiration profonde et la conscience sensorielle. Elles sont particulièrement efficaces avec les migraines puisqu'elles permettent le relâchement des muscles. La conscience sensorielle aide la personne à développer une sensation d'espace à l'intérieur de sa tête. La plupart des gens arrivent en thérapie avec l'impression que leur tête est bourrée de pensées et d'émotions.

Le seul fait de créer de l'espace dans cette région semble produire un soulagement et c'est une technique que les gens peuvent pratiquer seuls chaque fois qu'ils sentent une pression s'accumuler dans leur tête.

Bande II : Les yeux : le segment oculaire

Le segment oculaire est probablement le lieu du corps le plus passionnant, parce qu'à travers les yeux transparaît la vitalité, l'âme et l'être d'un individu. Avant même qu'un client ne soit capable de pleurer ou de sourire pleinement, nous pouvons établir un certain contact avec lui grâce à ses yeux. On peut travailler le segment oculaire de deux façons, soit par le contact — un relâchement des muscles intrinsèques des yeux permettra à la personne de nous voir — soit par l'expression, en permettant à la vitalité de s'exprimer.

On peut repérer deux niveaux de blocage oculaire : l'un superficiel et l'autre plus profond. Quand les muscles internes sont immobilisés, les yeux semblent morts : nulle expression ou émotion n'y transparaît, c'est comme s'il n'y avait personne à l'intérieur. Un regard vitreux est un indice plus superficiel et, une fois ce blocage enlevé, il faut travailler à un niveau plus profond, là où il n'y a « personne à la maison » ; ce symptôme révèle une personnalité dissociée (voir le chapitre 6).

Elsworth Baker a raison de dire que l'armure située dans cette région « consiste en une contraction et une immobilisation de la plupart des muscles autour des yeux, des paupières, du front et des glandes lacrymales, de même que des muscles profonds situés à la base de l'occiput, incluant le cerveau lui-même[2]. »

---

2. E.F. Baker, M.D., *Man in the Trap : The Causes of Blocked Sexual Energy*, New York, MacMillan Publishing Company, 1967.

Les yeux possèdent à la fois une fonction d'expression et de rétention. En tant que fenêtres de l'âme, ils expriment toujours quelque chose, même quand ils semblent vides. Les yeux sont un lieu très secret et beaucoup d'émotions y sont contenues. Les émotions prédominantes manifestées ou refoulées par les yeux sont l'amour, la joie, la honte, la colère, la peur et la tristesse. La colère se traduit souvent par un regard fixe aux yeux grands ouverts ou contractés, et la peur présente les mêmes traits sans toutefois la fixité du regard. La tristesse fait rétrécir les yeux et les couvre de buée, les rougit et les rend moites. La honte fait tourner les yeux vers le bas et les rend également moites.

Au début du travail respiratoire, la première zone où peut se manifester un blocage se situe au niveau des sphincters des yeux. Du fait que les yeux sont tellement importants, c'est l'un des premiers endroits que nous travaillons afin d'y supprimer la contraction. Nous demandons au client de nous regarder et nous nous assurons qu'il nous voit bien (c'est-à-dire qu'il établit véritablement le contact). Nous lui demandons de se servir de ses yeux, de parcourir la pièce du regard puis à nouveau de nous regarder.

Pour travailler le segment oculaire, nous massons le sommet et l'arrière de la tête parce que la contraction des yeux résulte souvent de raideur et de rigidité dans la nuque et dans la tête. Nous massons également la région temporale autour des yeux pour permettre au Soi de s'exprimer.

D'après la théorie reichienne, si certaines émotions ont été réprimées de façon chronique, les yeux adoptent un mécanisme fixe de protection. Il en résulte des faiblesses visuelles, telles que la myopie (difficulté de voir loin) ou l'hypermétropie (difficulté de voir près). À notre avis, la myopie est une forme de dissociation : on tient les autres loin de soi, on se retire du contact. Réciproquement, l'hypermétropie consiste à repousser les autres du regard. Dans la mesure où ces deux attitudes demandent une grande contraction des muscles oculaires, lorsque la tension est relâchée, la vision s'améliore grandement.

Quand une personne regarde fixement, nous lui demandons de laisser rouler ses yeux vers le sommet de la tête en inspirant ou de regarder vers les coins de la pièce sans bouger la tête.

Nous cherchons à reconnaître l'œil dominant du client, ce qui nous permet d'entrer en contact avec son intellect ; en regardant son œil passif, nous entrons en contact avec ses émotions. Comment reconnaître l'œil dominant de l'œil passif ? L'œil passif est celui que l'on ferme spontanément pour que l'œil dominant puisse regarder à travers un objet étroit, une feuille de papier roulée en forme de télescope par exemple.

Observer les yeux du client est la meilleure façon de voir s'il se dissocie (ou perd le contact). Par exemple, un changement dans la dimension des pupilles révèle une activité émotive ou intellectuelle et témoigne d'une interruption de la montée d'énergie. Nous demandons alors au client ce qu'il est en train de ressentir. S'il a le regard vide ou vitreux, nous sommes en présence d'une dissociation, et il faut ramener le client sur terre. Nous utilisons, pour ce faire, des techniques de conscience sensorielle venant de la Gestalt pour « enraciner » le client. Nous lui demandons par exemple de regarder dans la pièce, de nommer les couleurs des objets, etc. Quand un client se retire en lui-même et coupe le contact en évitant de regarder son thérapeute, nous lui demandons d'exprimer clairement ce comportement en verbalisant son refus d'établir le contact ou en fermant les yeux et en se retirant réellement en lui.

Un vrai contact n'est pas continu, il est intercalé de moments de retrait. On se retire afin de se retrouver à l'« intérieur » de soi-même pour vérifier ses réactions, trouver une réponse ou simplement pour reconnaître ses sensations. Une personne aux yeux vitreux, qui regarde fixement les autres, est dissociée : elle se cache derrière l'écran de ses yeux. D'autres ne peuvent tout simplement pas être présents et sont complètement retranchés en eux. Quand nous demandons à quelqu'un d'entrer en contact avec nous, nous lui expliquons qu'il peut aussi se retirer s'il veut éviter de se dissocier quand il ne peut plus soutenir le contact. Le retrait doit être un mouvement volontaire et non une fuite. C'est seulement à partir du moment où les gens sont capables d'établir un contact que nous abordons l'étape suivante : travailler à développer les frontières et apprendre à résoudre les problèmes de nature émotionnelle qui empêchent le contact avec les autres.

Pour détendre les yeux, il est bon de pleurer, et nous encourageons nos clients à le faire. À ceux qui, au contraire, pleurent très facilement, nous apprenons à développer le contrôle d'eux-mêmes. Poser la main au-dessus des yeux comme une visière est une bonne façon d'entrer en contact avec soi-même ; le client a alors le choix d'exprimer ou non ce qu'il ressent. Masser les muscles situés à l'arrière de la tête peut aussi aider à réduire la contraction dans la région oculaire.

En général, avant le travail corporel, nous demandons au client d'enlever ses lunettes ou ses lentilles rigides (qui irritent les yeux en pleurs), sauf s'il en a vraiment besoin. S'il porte des lentilles souples, il peut les garder.

Les yeux peuvent exprimer un grand nombre de sentiments. Le fait de débloquer les muscles oculaires leur donne une plus grande liberté de mouvement et, surtout, accroît la capacité d'établir un contact et d'exprimer des émotions intimes.

Bande III : Mâchoire et bouche : le segment buccal

La troisième bande, la bouche, est une partie extrêmement importante. C'est la partie du corps qui nous met en contact avec le monde. Ce contact s'établit dès la naissance, lorsque l'enfant est nourri. Plus tard, il fera l'expérience de « tester » la réalité en mettant dans sa bouche tout ce qui lui tombe sous la main. La bouche a plusieurs fonctions : l'expression, l'agression, l'alimentation, la respiration et la sexualité. On peut mordre, cracher, vomir, avaler, sucer, parler, pleurer, rire, sourire. La bouche est une zone du corps très vulnérable, et il faut savoir que lorsqu'un blocage cède ici il peut laisser la voie libre pour bien des émotions. Certaines attitudes comportementales sont reliées à la bouche, telles que l'agression, l'impuissance, la dépendance, le refus de lâcher prise, ainsi que certains sentiments sexuels.

On comprendra aisément que tant de problèmes soient associés à la bouche. Au début du traitement, il vaut mieux demander au client de simuler des expressions par des mouvements exagérés de la bouche, plutôt que de la masser directement et risquer de libérer trop d'émotions.

Il est donc nécessaire d'être attentif à toute différence notable entre les yeux d'une personne (bande II) et sa bouche (bande III) : par exemple, un sourire accompagnant un regard triste. Quand on commence à travailler avec les expressions particulières de la bouche, il se peut que les yeux durcissent à nouveau. Les bandes étant inter-reliées, il faut toujours, à mesure qu'on avance dans le travail, revenir aux yeux et rétablir le contact avec le client. Ainsi les émotions pourront-elles continuer à circuler librement à travers les yeux.

La bouche est reliée au bassin, et on la considère comme un organe sexuel ; c'est pourquoi elle est importante dans le travail d'ouverture du bassin (succion, etc.) La succion en effet est un réflexe antérieur à celui de mordre et elle est reliée aux toutes premières émotions réprimées.

On peut trouver dans la bouche et la mâchoire des signes de colère et de rage réprimées, témoins d'un désir d'agression non exprimé. D'après la théorie de l'agression dentaire de Perls[3], l'apparition des dents marque la fin du plaisir de sucer le sein maternel. L'enfant doit, en effet, retenir son désir d'agression (le désir de mordre) s'il veut être nourri, et il ressent alors de la frustration et de la rage. Quand une personne réprime son désir d'agression, elle aura tendance à « avaler tout cru » des idées ou des attitudes sans vraiment les « mâcher » (les assimiler). Et l'agression est souvent tournée contre soi : se ronger les ongles en est un exemple. Sucer, lécher ou se mordre les lèvres, donner des coups de langue ou encore manger ou boire de façon excessive relèvent de comportements oraux infantiles. Quand nous travaillons la troisième bande, nous voyons clairement que la théorie de Perls se vérifie.

La rigidité de la mâchoire est souvent liée à une colère retenue ou à un très grand contrôle de soi. Le thérapeute pourra le vérifier chez un client qui serre les mâchoires.

L'orbiculaire des lèvres est un muscle qui fait le tour de la bouche. Il est relié à d'autres muscles plus petits qui permettent de bouger la bouche et de lui donner son expression ; on peut les masser pour supprimer toute tension dans la bouche. L'orbiculaire est un sphincter et, comme tout sphincter, il aura tendance à se contracter au début du processus respiratoire. Pour détendre la bouche, on conseille des exercices à faire soi-même sans avoir recours au massage, par exemple : pincer les lèvres, les étirer en sortant la langue, grimacer ou sucer quelque chose. Certains de ces exercices peuvent servir à accroître la contraction de la bouche puis à provoquer son relâchement. On demande, par exemple, au client de mordre avec les molaires dans une serviette que l'on tire, puis de lâcher soudainement sa prise. Le client tombe alors sur un oreiller et ressent à ce moment-

---

3. F.S. Perls, *Ego, Hunger and Aggression*, New York, Vintage Books, 1969.

là une sensation de détente très nouvelle. (Attention aux prothèses dentaires pour cet exercice.)

La détente soudaine de la bouche et de la mâchoire peut provoquer de fortes décharges d'émotions (de colère, par exemple) accompagnées de cris, et elles doivent être canalisées : il faut s'assurer que le client garde les yeux ouverts et maintienne le contact avec son thérapeute. Rappelons que notre but n'est pas seulement de libérer les émotions mais plutôt de remonter aux blessures émotionnelles qui en sont à l'origine.

Quand un client doit retrouver des émotions reliées au besoin de mordre ou de sucer, nous lui demandons de mordre fort dans la paume de sa main (il ne risque pas de se faire mal) ou de la sucer ; le pouce ou les doigts peuvent bien entendu être utilisés également. À noter que la succion peut procurer des sensations très plaisantes mais aussi produire de l'angoisse.

Pour faire disparaître une expression de dégoût fixée dans la zone buccale, on peut demander au client de s'enfoncer les doigts dans la gorge pour stimuler le réflexe de vomissement ; cela aura pour effet de desserrer le diaphragme.

Bande IV : Bouche et gorge

Cette bande contient les muscles mylo-hyoïdiens, situés dans le plancher buccal, et elle établit la jonction entre la bouche et la gorge. Des blocages apparaissent dans cette bande lorsqu'on s'est empêché de pleurer ou d'exprimer d'autres types d'émotions. Le plancher buccal contient souvent une tristesse ancienne, datant de moments de notre vie où on retenait et avalait nos larmes. Détendre cette région peut amener le client à pleurer, mais aussi à exprimer du dégoût puisque les muscles qui tirent la bouche vers le bas sont situés dans ce segment. On peut masser ces muscles par des frictions digitales et des pressions dans le plancher buccal au-dessous de la mâchoire. Les points de pression à l'arrière de la tête et dans la nuque aident également à détendre ce segment (voir les points #9 du tableau 19).

Le petit muscle situé à la base du menton, la houppe, contrôle les pleurs ; il tremble particulièrement chez les enfants qui essaient de retenir leurs pleurs.

Le segment cervical (gorge et nuque)

Dans la région de la gorge et de la nuque se trouvent la veine jugulaire, les glandes thyroïde et parathyroïde, les artères de la carotide et les sinus de la même veine, qui contrôlent la pression sanguine. Plutôt que de masser cette région, on préférera stimuler des points de pression et utiliser le mouvement. On peut toutefois faire des manipulations musculaires à l'arrière de la nuque.

La gorge a plusieurs fonctions : avaler, parler, pleurer, crier, etc. Lorsqu'elle est « nouée », il existe différents moyens de la desserrer : en provoquant le réflexe de vomissement, en renversant la tête vers l'arrière sur le rebord du lit ou sur un oreiller ou en tirant la langue au moment de l'inspiration. Pour détecter un blocage de la gorge, il faut écouter attentivement le son de la respiration, en particulier au moment où le client expire. Notez que le blocage se situe là où se brise le son (vous entendrez un son rauque). Crier, hurler, tousser et pleurer aideront également à desserrer la gorge, mais on devra recourir à ces méthodes dans le but de détendre cette région et non pas seulement pour libérer des émotions.

Un grand nombre de muscles profonds, en particulier le trapèze et le sterno-cléido-mastoïdien, sont situés dans la région de la gorge et de la nuque. Le trapèze est un muscle très large qui part de l'arrière de la nuque et qui traverse les épaules pour descendre jusqu'au milieu de la colonne vertébrale. Le sterno-cléido-mastoïdien part de l'os mastoïde (derrière l'oreille) et s'attache au sternum et à la clavicule. La meilleure façon de détendre la nuque consiste à étirer le trapèze, ou à tourner la tête d'un côté et de l'autre.

On a pu constater un lien entre les blocages de la gorge et ceux du bassin. En cherchant à libérer un blocage dans l'une de ces régions, on peut intensifier un blocage dans l'autre. Nous parlerons plus amplement de la relation entre gorge et bassin quand nous aborderons le segment pelvien (voir p. 166). Il ne s'agit pas d'une simple correspondance théorique mais d'une équivalence anatomique, fonctionnelle et énergétique. Cette relation est un concept que l'on retrouve dans toutes les théories de thérapies corporelles.

Le segment thoracique (la poitrine)

En plus de sa fonction respiratoire, la région thoracique joue un rôle important puisqu'elle renferme le cœur et qu'elle est, de ce fait, le siège du sentiment de Soi, du bien-être et de la compassion. Si le dégagement du segment oculaire est la première étape de la thérapie, ouvrir la région du cœur est tout aussi important, puisque c'est alors que peut s'établir la relation de confiance entre le thérapeute et le client. Il faut cependant travailler l'ouverture de la région du cœur avant celle du bassin. Cette ouverture produit en effet un adoucissement et une détente qui facilitent la poursuite du travail. Quand on arrive au bassin, il peut y avoir un clivage entre les sentiments qui s'y trouvent et ceux du cœur : l'amour versus le sexe par exemple. Et il faut alors revenir au segment thoracique.

Une fois que la personne aura ressenti un sentiment de bien-être après avoir réussi à détendre sa cage thoracique, le thérapeute pourra toujours revenir à cette région en cas de besoin et rétablir le lien entre lui et son client avant de poursuivre ailleurs le travail d'ouverture. Bâtir le sentiment de bien-être corporel est important car c'est la base du travail psychologique (voir le chapitre 7). L'ouverture de la cage thoracique entraîne souvent une dissociation chez le client, comme peut le faire un travail au niveau des yeux. Il s'agit, là encore, d'un retrait du Soi du monde extérieur dans le but de se protéger. Cependant, le travail d'ouverture de la cage thoracique finit par réduire la dissociation et aide à approfondir la relation entre le thérapeute et le client.

Le segment thoracique va du diaphragme aux clavicules et inclut la cage thoracique, les poumons, le cœur, ainsi que les bras et les mains. À noter que ces derniers sont des extensions de la poitrine et que l'on s'en sert pour se protéger ou dans un mouvement d'ouverture vers quelque chose ou quelqu'un.

Bien entendu, ce segment est en relation étroite avec la respiration ; nous en avons déjà parlé dans la première partie de ce chapitre. Comme le cœur est situé dans la région thoracique, cette dernière est le siège d'émotions diverses ressenties à l'égard des autres, comme la passion, la bienveillance, la douceur, la confiance, la joie, la compassion, l'affection, l'amour ; un cœur « brisé » pourra aussi contenir de la tristesse, de la nostalgie, de la pitié, de la peine et de la douleur. Une personne qui a développé des tensions dans la poitrine adopte une attitude défensive qui l'empêche de se faire mal mais qui l'empêche aussi de vivre des rapports chaleureux et enrichissants. On reconnaît ce genre de personnes à leur manière de rentrer la poitrine, de se voûter et de garder la tête rentrée dans les épaules comme si elles étaient figées dans une attitude de peur. Cette tension prend peu à peu la forme de schémas musculaires rigides qui sont un frein à l'expression en même temps qu'ils causent de la souffrance et affectent la respiration, donc la santé. Leurs pectoraux ou leurs seins sont atrophiés, en conséquence de la mauvaise circulation énergétique dans cette partie du corps. De plus, une poitrine affaissée implique une capacité respiratoire réduite, ce qui ne permet guère à la personne de « bâtir » une charge. Ces personnes éprouvent généralement des sentiments d'infériorité, d'insécurité, de tristesse, de dépression, de peur ; ce sont souvent des êtres passifs avec une faible énergie vitale. On comprend donc la nécessité de détendre la cage thoracique.

À l'opposé, une poitrine dilatée est large et hypertrophiée, car elle est toujours au maximum de son expansion. On remarque cela chez les personnes qui se tiennent « raides comme un piquet » et qui se construisent une « façade » afin de réprimer leur peur. L'agressivité, la puissance, la force, la dureté qu'elles dégagent ne sont qu'un écran qui sert à camoufler l'enfant « blessé ». Ce schéma rigide s'accompagne souvent d'une étroitesse du bassin ; cette région s'est en effet trouvée lésée énergétiquement puisqu'à force de négliger l'expiration toute l'énergie a été retenue dans la partie supérieure du corps. Le diaphragme et l'abdomen ainsi que toute la région pelvienne sont contractés, rigides et insensibles. Que l'individu ait sous-développé ou sur-développé sa poitrine, il tente en la rigidifiant de se protéger contre l'anxiété et la peur. Les bronchites, l'asthme et autres difficultés respiratoires sont souvent des manifestations psychosomatiques de cette rigidité. Un fonctionnement optimal de la poitrine implique qu'elle puisse être utilisée à pleine capacité, sans que l'inspiration ou l'expiration soient restreintes.

Même si elle ne constitue qu'un seul segment, la poitrine peut être divisée en deux parties, l'une étant plus mobile que l'autre. On a constaté que la partie supérieure est souvent plus rigide que la partie inférieure. Aussi cherchons-nous à ouvrir, par le biais de la respiration, cette partie de la poitrine pour aider à stimuler le système nerveux sympathique et à accumuler une charge.

Au début du travail, nous indiquons au client les points sur lesquels il doit porter son attention quand il respire. Ce sont les points de pression #11C du tableau 19 situés entre les clavicules et les premières côtes. Attention : ils peuvent être sensibles au toucher. Le thérapeute demande au client de respirer pour ouvrir ces points jusqu'à ce qu'il sente sa poitrine s'élargir sous les doigts du thérapeute. Les halètements ou autres techniques respiratoires permettent d'approfondir le cycle de l'inspiration ou de l'expiration, selon les besoins du client.

Il faut garder à l'esprit que la poitrine est une bande qui entoure le corps et que le dos en fait partie. Comme le dos est moins sensible que la poitrine, le massage en profondeur ou l'utilisation de techniques de détente musculaire sont recommandées pour en faire tomber les tensions.

Comment déterminer les muscles du dos qui sont tendus en permanence ? Il suffit d'effleurer toute la surface du dos et de noter les régions de fraîcheur, les petites bosses et les nœuds. On peut défaire ces nœuds en appliquant une pression ferme des doigts ou des pouces. Des pressions sur les rhomboïdes auront également pour effet de dégager la poitrine. Le thérapeute devra masser avec fermeté les muscles spinaux (le long de la colonne). Le dos est formé de muscles solides, aussi le thérapeute doit-il y appliquer une pression ferme et vigoureuse. Tenir, presser et masser les zones « mortes » leur redonne de l'énergie et aide le client à retrouver sa sensibilité.

Si le client respire profondément lorsque le thérapeute utilise les techniques de détente, il parviendra beaucoup plus aisément à relâcher ses muscles et à libérer ses émotions.

Si une personne a le dos très rigide, nous utilisons la technique du « roulement des tissus » ou du « pincer-rouler » avec les doigts. Le thérapeute pince délicatement les tissus du dos et les roule vers le haut jusqu'aux épaules. On sait que la peau appartient au système nerveux parasympathique et que le dos représente la surface la plus large du corps. En stimulant la peau du dos, on va donc aider cette personne à se détendre. L'érection des mamelons et la chair de poule témoignent d'une détente du système sympathique suivie de celle du système parasympathique. N'oublions pas que lorsqu'on fait tomber les tensions dorsales le client peut là aussi être confronté à de la colère réprimée. Le thérapeute doit alors veiller à maintenir avec lui un contact oculaire pendant cette « décharge ». Il est d'ailleurs possible que l'expression populaire « faire le dos rond » ou « faire le gros dos » vienne de la pratique courante qui consiste à retenir sa colère dans le dos. On a alors les épaules hautes, voûtées ou rigides, « figées » de peur. Les épaules rondes et arquées sont signe d'accablement, tandis que l'incapacité de tendre les bras dénote un désir réprimé.

Les techniques suivantes sont très envahissantes. Il s'agit des positions d'étirement maximal et des mouvements (comme frapper ou tendre les bras, etc). Les premières ont pour but d'exagérer l'ouverture de la poitrine. Une excellente méthode pour ce faire consiste à rouler en arrière sur un baril tout en continuant à bien respirer (Voir *Jouir, Techniques d'épanouissement sexuel* de Jack Rosenberg et les techniques de décharge de la PCI en annexe). Chaque étirement du dos vers l'arrière doit être compensé par un mouvement d'étirement vers l'avant. Ces mouvements ouvrent la poitrine et le diaphragme et permettent une respiration plus ample. En outre, si on tord une serviette, on accentue par là la fermeture de la poitrine et on amplifie la colère qui s'y est accumulée. Or, le fait de fatiguer les muscles à l'extrême va les obliger à se relâcher complètement.

Pour bien détendre les épaules et les bras, on peut tendre les bras vers l'avant, tout en respirant profondément et en émettant un son à l'expiration. La personne qui a refoulé son besoin de frapper développe une tension chronique dans les épaules, les bras et les mains. Un moyen d'éliminer cette tension serait de frapper ou de donner des coups sur un oreiller par exemple, tout en grognant ou même en poussant des cris ou en ayant recours à toute autre forme de défoulement verbal.

N'oublions pas, encore une fois, que la décharge ou la catharsis n'est pas le but de la PCI ; c'est une étape qui nous permet de découvrir les émotions et les « blessures » sous-jacentes, qui constituent notre vrai matériau. Les blocages sont des défenses érigées dans le passé pour protéger l'organisme d'une douleur conséquente à une peine ancienne ressentie alors comme insupportable. En travaillant à enlever ces blocages, nous voulons aider le client à comprendre le rôle qu'ils ont joués comme remparts protecteurs.

Le segment diaphragmatique

Le diaphragme est un segment très important, car il est en relation directe avec la respiration. De plus, il est réfractaire à tout changement. Le diaphragme est un long muscle plat, en forme de feuille qui s'attache directement à la cage thoracique et traverse le corps pour se rattacher à la colonne vertébrale. Il sépare le corps en deux parties et se situe entre les poumons et les organes abdominaux. On y trouve fréquemment des blocages profonds et sa rigidité peut être accentuée par la pratique de certaines activités ; ainsi certains mouvements respiratoires de yoga, le chant ou la pratique quotidienne d'instruments à vent peuvent concourir à durcir ce muscle. Si le diaphragme est contracté ou raide, la respiration s'en trouvera affectée ainsi que la sensibilité de l'individu. Le diaphragme agit comme « un couvercle » posé sur la cavité abdominale, il étouffe les sensations venant des « tripes » ainsi que les sensations sexuelles venant du bassin. Si ce muscle est souple, il laisse circuler l'énergie venant des régions inférieures vers la poitrine, les bras, la gorge, les yeux et permet une expression complète des sentiments.

Point de jonction entre le système nerveux autonome et le système nerveux central, le diaphragme joue un rôle primordial dans le processus respiratoire et permet de contrôler la respiration consciemment et inconsciemment. Ce muscle est donc extrêmement important pour l'organisme tout entier, et il est primordial qu'il soit en parfait état. Il existe un lien de dépendance entre le ventre, le diaphragme et les poumons. Pour que les segments thoracique et abdominal fonctionnent bien, le diaphragme doit bouger librement. En thérapie, beaucoup de clients vivent de l'anxiété quand on commence à les faire respirer, et ils essaient de soulager cet état en contractant leur diaphragme. Détendre ce muscle peut donc aider la personne à prendre conscience des sentiments d'anxiété qui l'habitent.

Une des techniques de détente de ce segment consiste à masser la cage thoracique durant l'expiration, car le diaphragme est alors plus accessible. Il en résultera une amplification de la respiration. Un massage profond de cette région pourrait être douloureux, aussi le thérapeute devra-t-il commencer en surface tout en restant attentif à l'intensité du blocage. On peut étirer le diaphragme en douceur si l'on place un oreiller sous le dos du client, directement au-dessous du diaphragme ; on peut aussi faire rouler le client vers l'arrière sur un traversin dur.

De plus, le réflexe de vomissement a un effet d'ouverture sur le diaphragme, et on peut, en le provoquant, permettre la libération d'émotions jusque là emprisonnées dans le ventre ou la gorge.

Le segment abdominal

Ce segment s'étend du diaphragme au bassin. C'est la région la plus vulnérable et la plus protégée du corps, et plusieurs organes vitaux y sont logés. Le réflexe de contracter l'abdomen en cas de stress est très fréquent. L'abdomen constitue le noyau (« core ») du corps dans la plupart des systèmes asiatiques (voir le chapitre 9, « Le système des chakras »). Plusieurs émotions y prennent naissance, aussi avons-nous souvent tendance à contracter notre abdomen pour les réprimer.

Le muscle principal du segment abdominal est le grand droit qui se rattache au sternum et à l'os du pubis et qui protège les organes abdominaux ; on devrait le masser par pétrissage plutôt qu'en y appliquant une pression forte afin de ne pas blesser les organes qu'il recouvre. Il faut vérifier si le client a déjà eu des problèmes de dos ou des blessures à cet endroit. Une faiblesse ou un manque de tonus des muscles abdominaux va entraîner une fatigue dans le bas du dos et être cause de douleur musculaire dans la région lombaire.

La détente de l'abdomen s'accompagne souvent d'un débordement d'émotions retenues, exprimées sous forme de sanglots et de pleurs profonds. L'abdomen est alors agité de mouvements convulsifs.

Apprendre à bien respirer est un excellent moyen de détendre les segments diaphragmatique et abdominal ; la respiration abdominale stimule la réponse parasympathique et a un effet calmant. Il faut se rappeler que la respiration est une activité qui mobilise le torse au complet : elle devrait donc descendre et remonter comme une vague, de la poitrine au diaphragme et à l'abdomen.

Le segment pelvien

Le travail au niveau du segment pelvien est sans doute le plus important, et c'est également le plus délicat. L'ouverture du bassin peut être une opération lourde de conséquences, aussi avons-nous consacré un chapitre entier à notre approche de la sexualité (voir le chapitre 8). Comme nous l'avons déjà mentionné, le bassin ne devrait pas être ouvert trop tôt en thérapie. Même les clients qui ont fait l'expérience d'une ouverture physique et émotive au cours de la thérapie peuvent se refermer au début d'un travail de détente dans la région pelvienne. Ils peuvent fermer les yeux par exemple (signe de dissociation). Comme les blocages pelviens sont en étroite relation avec ceux de la nuque, de la gorge, de la bouche et des épaules, le fait de libérer un blocage dans une région peut en accentuer un dans l'autre.

Rappelons-nous que la tension chronique du bassin n'est pas là pour rien ; nous cherchons donc à travailler dans cette région en tenant compte de la *raison d'être* du blocage. Nous tenons toujours à *respecter les défenses* instaurées par nos clients. Surtout si ces personnes ont adopté comme mécanisme de défense la dissociation de leurs sensations sexuelles. À noter que souvent les gens pensent qu'ils se dissocient, alors qu'en fait ils ne font que se couper des émotions qui prennent naissance dans le bassin et dans le corps en général.

Avant de travailler directement avec le corps, il faut utiliser les techniques les *moins envahissantes*. Nous abordons donc la thérapie pelvienne par le verbal, puis nous travaillons la bouche, la gorge et la nuque. Alors seulement pouvons-nous entreprendre le travail spécifique du bassin.

Nous commençons par le travail de respiration afin que le client accumule une charge. À ce stade, il a souvent la gorge ou la bouche contractées (premiers signes de blocage), contraction que l'on retrouve d'ailleurs au niveau du bassin. Toutefois, l'endroit à travailler *n'*est *pas* le bassin lui-même, mais bien la nuque ou la bouche. Pendant que la personne respire, on lui fait faire un mouvement de la nuque pour la décontracter.

Le blocage pelvien peut se traduire par une absence totale de sensibilité de la région pelvienne ou par une impression de vide ou de mort dans cette région. Pendant la période de l'accumulation de la charge, il nous arrive d'entendre des commentaires comme « Je ne sens rien *en bas* » ou « J'ai des sensations jusqu'à la taille et puis plus rien jusqu'aux genoux. »

La première chose à faire dans le travail d'ouverture du bassin, c'est d'aider la personne à prendre conscience de cette zone. Au début, il se peut qu'elle ne ressente rien dans l'anus, le vagin, les lèvres, le clitoris, le pénis, le scrotum, etc. Pour déterminer avec précision l'importance du blocage pelvien, on doit poser des questions *très précises* permettant de connaître la répartition de la charge. Plus l'énergie pénètre profondément, passant de l'appareil génital externe vers l'intérieur du bassin, plus grande sera l'ouverture. Si la charge se situe à la surface, la personne connaîtra ce qu'on appelle un orgasme génital. Si la charge a pénétré plus avant dans le bassin et dans le corps tout entier, y compris dans la bouche et la nuque, l'orgasme sera ressenti dans toutes les parties du corps où l'énergie a circulé. C'est probablement ce phénomène de l'étendue de la charge énergétique qui a fait dire à Freud qu'il y avait deux sortes d'orgasmes féminins : le clitoridien et le vaginal. En approfondissant et en diffusant l'énergie à travers tout le corps, il est possible d'amener une personne à prendre conscience de son *corps tout entier* et pas seulement de ses organes génitaux ou de sa région pelvienne.

Avant de commencer le travail d'ouverture pelvienne, nous demandons au client de relever les genoux et de les écarter jusqu'à ce qu'ils soient dans le prolongement des hanches, et nous prenons note de ses réactions. Le seul fait de lever les genoux peut s'accompagner de connotations sexuelles négatives. Nous devons être attentifs à tout tremblement ou autre signe de tension dans les jambes. Par exemple, Sara tenait toujours ses genoux étroitement serrés l'un contre l'autre, jusqu'à ce qu'on lui en fasse prendre conscience. Pour certains, le seul fait de se coucher sur le dos, les genoux relevés, est une expérience troublante. Cette position provoque des résistances chez certaines femmes, soit par timidité ou en raison d'expériences sexuelles traumatisantes.

Si cette position entraîne une réaction émotive, nous abordons la situation verbalement. Nous parlerons avec la personne des différentes expériences que cette position lui rappelle : un accouchement, un examen gynécologique, des relations sexuelles ou autres expériences connexes au cours desquelles elle s'est sentie vulnérable. Des traumatismes reliés à ces expériences peuvent avoir été réprimés et emprisonnés dans le bassin et les jambes et il est important de les faire surgir de l'oubli ; cette étape est nécessaire avant d'entreprendre le travail sur le bassin, afin que le client prenne conscience de la façon dont il aborde sa sexualité.

Nous demandons parfois à la personne de balancer doucement son bassin contre le matelas, ce qui lui permet de l'assouplir et de sensibiliser la région de l'anus. *Il est important de se souvenir que le blocage pelvien entoure le corps et inclut les tensions dans les fesses et l'anus.*

L'apprentissage prématuré de la propreté est une cause fréquente de blocage pelvien chez les hommes et chez les femmes. En effet, la contraction du bassin tout entier est la seule manière qu'a l'enfant de contrôler son shincter anal. Cette contraction pelvienne chronique est, par la suite, complètement refoulée. Voici ce qu'en dit le Dr Ellsworth Baker, d'abord étudiant puis collègue de Reich :

> La vitalité est entravée surtout par l'apprentissage de la propreté précoce... Le contrôle des sphincters ne peut être obtenu avant l'âge de 8 mois. Aussi, lorsque l'enfant répond aux exigences de l'adulte avant cet âge-là, il contracte tous ses muscles, particulièrement ceux des cuisses, des fesses et du plancher pelvien ; il rétracte son bassin et il s'arrête de respirer. C'est l'exemple typique de la formation de l'armure. Ce processus réduit de façon très nette l'expression naturelle des émotions et particulièrement les sensations agréables du bassin[4].

Un client nous décrivait en ces termes une autre sorte de traumatisme pelvien datant de la toute petite enfance :

> Mes fesses étaient serrées en permanence et mes muscles contractés dans la région des rotateurs. Le thérapeute y fit donc des manipulations, ainsi que sur mes jambes, ce qui eut pour effet non seulement de détendre cette région de façon nette mais aussi de leur donner un aspect passablement différent. Je pris tout d'abord conscience de cette différence alors que j'étais étendu sur le ventre. Je remarquai que mes talons, qui pointaient l'un vers l'autre quand je m'étais allongé, pouvaient maintenant se tourner vers l'extérieur. Une heure après la séance, je ressen-

---

4. E.F. Baker, M.D., *op. cit.*

tais encore des tremblements dans les fesses. J'étais conscient de l'énergie qui circulait dans cette région, me procurant chaleur et picotements. Mais j'étais en même temps en proie à une grande peur. Je me suis souvenu, alors, d'un incident qui s'était produit quand j'avais une dizaine d'années. Mon frère avait la varicelle. Pensant que je pouvais attraper cette maladie, le docteur et ma mère décidèrent de me faire faire une injection de gammaglobuline afin de réduire la gravité de la maladie et d'éviter ainsi que je n'en garde des cicatrices. Quand ma mère me fit part de cette décision, elle le fit d'une manière telle qu'elle me transmit en même temps son anxiété et son malaise. Je me souviens d'avoir été terrorisé et de m'être mis à hurler, tout en me sachant totalement impuissant à combattre leur décision. Quand je reçus finalement ces injections tant redoutées, mon corps était contracté et figé par la peur. Je ne fus donc pas surpris de retrouver ces sentiments de terreur et de tristesse quand mes muscles en vinrent finalement à se détendre.

Le réflexe orgastique

Le bassin étant une région complexe, nous essayons dans la mesure du possible de recréer son état initial, avant qu'il n'y ait eu inhibition. L'orgasme est un simple réflexe, tout comme l'éternuement ; alors nous apprenons au corps à se mouvoir d'une façon saine et normale qui imite le modèle du réflexe orgastique. Ainsi, le corps abandonnera peu à peu ses postures musculaires rigides qui empêchent la décharge orgastique.

Nous commençons par faire respirer la personne jusqu'à ce qu'elle ait accumulé une charge énergétique complète. Après cela nous lui enseignons *le modèle du réflexe orgastique : le bassin se déplace vers l'avant à l'expiration.* En pratiquant ce mouvement et ce schéma respiratoire, le corps retrouvera une posture saine et sera ainsi remodelé neuro-musculairement. L'énergie circulera beaucoup mieux et il se peut même que, durant la session thérapeutique, la personne vive une décharge orgastique dans tout son corps, sans nécessairement donner lieu à une éjaculation. Si elle ne peut arriver à la décharge orgastique durant l'exercice, il faut se souvenir que *la tension peut se situer dans la nuque, la gorge ou la bouche,* et que l'abandon est moins terrifiant dans le segment buccal que dans le bassin. Le fait de bouger son bassin vers l'avant permettra aussi à la nuque d'entrer en mouvement. Si elle résiste, nous aidons alors la personne à *renverser sa nuque vers l'arrière au moment de l'expiration* afin de lui faire prendre conscience du lien qui existe entre les mouvements de la nuque et *ceux du bassin.* Le thérapeute peut aussi demander au client *de faire des mouvements de succion au moment où il bascule son bassin.*

Le desserrement de la gorge par la succion permet au bassin de s'ouvrir. Ainsi durant la relation sexuelle, l'orgasme se trouve à être plus intense s'il s'accompagne de baisers ardents. L'inhibition ou les blocages du segment buccal ne sont pas nécessairement d'origine sexuelle même s'ils apparaissent durant la relation sexuelle. Il s'agit très souvent de sentiments de manque datant du tout début de la vie, témoins de l'enfant qui n'a pas été « nourri » selon ses besoins, de l'enfant qui est « en manque ». En effet, l'acte de sucer est autant lié aux premières expériences de faim et d'assouvissement qu'à des sensations sexuelles. Il faut aller chercher dans le scénario originel la raison pour laquelle un individu attache une trop grande importance à l'aspect oral du sexe. En travaillant sur les tensions de la bouche et à l'aide du scénario, la PCI peut aider un client à résoudre les carences profondes qui s'expriment dans une relation sexuelle par le besoin de sucer.

Il arrive souvent que les gens essaient de forcer la décharge orgastique. Hommes et femmes contractent leurs muscles abdominaux pour pouvoir basculer le bassin vers l'avant. Cette habitude de contracter les muscles est souvent encouragée par les thérapeutes qui voient la sexualité uniquement d'un point de vue génital ou orgastique. Cette tension produira une décharge, en effet, mais on ne peut pas décharger plus que ce que l'on a accumulé. Le problème, c'est que la tension ou la contraction interviennent bien avant que l'on ait eu le temps d'accumuler assez de charge. *Quand nous remodelons le réflexe orgastique chez une personne, nous lui apprenons à utiliser les psoas (muscles internes qui entourent le bassin) pour amener le bassin vers l'avant tout en laissant les grands droits décontractés.* Le mouvement devient alors *ouverture plutôt que fermeture et, en conséquence, il permet d'augmenter la charge.* La personne doit utiliser ses pieds comme leviers pour mobiliser les psoas, et cela lui permet de prendre conscience des liens existant entre ses pieds et son bassin. Il est extrêmement important *que les pieds soient ancrés durant la séance corporelle comme ils doivent l'être au cours de la relation sexuelle* afin d'accroître l'accumulation et la libération de la charge énergétique.

Imaginons que l'on se balance sur un pneu suspendu à un arbre : si l'on veut se donner de l'élan, le seul fait de toucher le sol avec un orteil suffira à nous faire envoler. Mais si l'on décide de faire de la balançoire en n'utilisant que les muscles du ventre, on ne volera pas haut ! Nous déplaçons l'énergie (la charge) du bassin vers les pieds en utilisant la technique de mouvement/détente : *soulever le bassin et prendre appui sur le sol avec les talons tout en faisant un mouvement de rotation du bassin* (sans contracter les abdominaux ou les grands fessiers). Dans cette position, tous les muscles des jambes et du bassin vont bientôt se fatiguer et se mettre à trembler. Cela permettra à l'énergie de se déplacer du bassin vers les jambes. *Cette technique peut être encore plus efficace si les deux pieds sont appuyés contre le mur ou s'ils prennent appui sur le sol.*

Une des meilleures façons d'amener l'énergie dans une région du corps est d'utiliser les points de pression dont nous avons déjà parlé. *Le bassin est particulièrment sensible aux points de pression*, aussi faut-il les utiliser tous, *en avant comme en arrière*, sur le bassin, mais aussi *sur les pieds et les jambes. Cela dirigera l'énergie vers le bassin.* Ces points étant semblables à ceux du Tantra, ils peuvent être également utilisés en faisant l'amour pour augmenter le plaisir.

On ne doit jamais forcer l'ouverture du bassin ! Cela pourrait équivaloir à un viol. Les techniques dont nous venons de parler sont subtiles et visent à faire prendre conscience des sensations situées dans la région du bassin. *Son ouverture s'accompagne souvent de la décharge de fortes émotions réprimées comme la douleur, la colère et la rage.* Si la colère réprimée a été tournée contre soi, elle a pu se transformer en rancœur ou en animosité, et la personne ne peut se détendre et jouir de sensations agréables. Elle pourra toujours exprimer de la colère envers son partenaire, elle se punit en fait elle-même en se privant de ressentir du plaisir, comme le dit si bien l'expression : « S'arracher le nez pour faire dépit à son visage ». Se contenter d'exprimer de la colère ne suffit pas : il faut que cette énergie soit concentrée. Il arrive souvent que l'on soit en réalité en colère contre l'un des parents plutôt que contre son partenaire sexuel, et c'est en partie cette colère qui est retenue dans le bassin (voir le chapitre 8). Une fois que ce lien a été clairement établi, la personne se sent souvent libérée, et ce comportement coléreux et autopunitif est abandonné. Nous savons que les gens s'identifient à leur colère ; ils savent qui ils sont quand ils sont en colère. Le travail de formation du sentiment de Soi aidera la personne à ressentir du plaisir après avoir libéré sa colère. Nous considérons que la colère recouvre toujours quelque « blessure ». Aussi, le meilleur moyen d'affronter réellement cette colère consiste-t-il à aller voir directement la blessure et la douleur qui se cachent derrière elle.

Chapitre 6

Grandir :
le développement du Soi

Dans les deux chapitres précédents, nous avons montré comment nous utilisons les interruptions physiques qui coupent le travail respiratoire du client pour l'aider à découvrir les raisons qui l'ont poussé à emprisonner les émotions dans son corps. Peu à peu, ces interruptions physiques sont moins nombreuses et nous pouvons alors nous attarder aux interruptions psychologiques pour faire cheminer la personne vers une expérience du Soi plus forte et plus profonde.

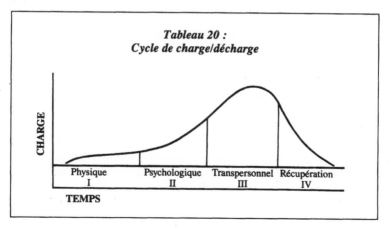

Tableau 20 :
Cycle de charge/décharge

CHARGE

| Physique | Psychologique | Transpersonnel | Récupération |
| I | II | III | IV |

TEMPS

Nous voyons dans le tableau 20 que la thérapie et le cycle de la courbe de l'orgasme progressent de façon identique. L'étape « psychologique » de la thérapie correspond à la partie II de la courbe, ou phase de l'« excitation » décrite au chapitre 4.

Les interruptions, dans cette phase, sont à la fois semblables et différentes des interruptions physiques. Celles-ci — crises de fou rire, hyperventilation, crampes dans les mains, dissociation, etc. — surviennent quand on touche aux émotions cachées derrière les tensions chroniques ; elles interrompent momentanément le travail corporel.

Les interruptions psychologiques surgissent également lorsque le client cherche à cacher ses sentiments et suivent un schéma prévisible pour chaque individu. Mais contrairement aux interruptions physiques, elles influencent tout le comportement de l'individu. Elles constituent un mécanisme de défense caractérielle qui protège constamment le Soi des émotions douloureuses. Ces interruptions psychologiques nous sont révélées non seulement par une structure physique particulière mais surtout par les manières dont l'individu développe et maintient ses relations intimes.

On les nomme « interruptions » parce qu'elles suspendent les efforts conscients ou inconscients qu'une personne fait pour éprouver son Soi véritable et pour se sentir vivre. Ce sont de véritables barricades qui ont été érigées pour repousser les envahisseurs réels ou imaginaires venus de l'intérieur comme de l'extérieur. Cette protection trop forte empêche l'individu d'être en contact avec son Soi, dont elle entrave même la constitution.

On sait que le Soi est une expérience non-verbale de bien-être ressenti dans tout le corps, accompagnée d'un processus verbo-cognitif. Il s'agit du sentiment propre à la saine introversion que l'enfant développe, de ce noyau permanent d'être où on se retire pour y chercher réconfort et soutien.

Le Soi diffère de l'ego fonctionnel qui, lui, se développe intégralement malgré les blessures imposées au Soi. L'ego est en effet la personnalité qui nous fait agir dans le monde extérieur. Il masque les blessures infligées tout au long de notre développement et nous permet de connaître des succès dans le monde extérieur. Par exemple, un individu peut être à la hauteur, voire même dépasser les critères de réussite de la société, tandis que ses blessures profondes ne se révéleront que dans son monde intérieur — et dans ses relations intimes. Si toutefois son Soi n'est pas assez fort, il ne pourra pas ressentir de bien grandes satisfactions face à ses succès, pas plus qu'il ne pourra soutenir un sentiment intérieur de bien-être.

Le sentiment de Soi et l'expérience de continuité qu'il procure est à la source de l'identité. Fort de cette expérience, l'individu a une connaissance de lui-même dont il ne doutera plus. La psychothérapie corporelle intégrée tend à éliminer les perturbations qui interrompent cette expérience de plénitude intérieure.

On a beaucoup écrit ces dernières années sur la théorie des relations objectales et sur la psychologie du Soi de Kohut (voir bibliographie). La PCI s'est développée indépendamment de ces deux sources bien que parallèlement à celles-ci ; toutes trois considèrent que la thérapie a pour objectif principal d'aider au développement et au maintien d'un Soi entier et intégré. Mais la PCI propose une définition différente du Soi. Si la théorie des relations objectales et celle de Kohut décrivent le Soi comme une structure de la pensée, la PCI le définit comme une expérience non verbale de bien-être corporel, accompagnée d'un processus verbo-cognitif.

La PCI diffère aussi des autres thérapies en ce sens qu'elle constitue un modèle fondamentalement transpersonnel. En effet, nous prenons pour acquis qu'il existe une autre dimension — essence ou âme — au-delà de l'individu et de son entité psychocorporelle et que nous intégrons dans notre travail. Nous croyons que les expériences de la vie, qu'elles aient été enrichissantes ou appauvrissantes, ont recouvert cette essence. Mais il ne faut pas confondre ces expériences avec le Soi. Elles constituent la structure caractérielle qui recouvre le Soi et l'empêchent de s'exprimer. Notre travail consiste donc à dévoiler le Soi et à le libérer de ces expériences.

Sur le plan psychologique, ces expériences jouent le rôle d'interruptions dans le contact que l'individu a avec son Soi, interruptions survenues dès sa plus tendre enfance.

Comme le langage n'est pas encore développé à cet âge-là, c'est seulement dans le corps et par le biais d'images que la thérapie peut aider à trouver les signes de ces expériences anciennes. Par le travail corporel et par la respiration, et grâce à une forte relation avec son thérapeute, un individu peut retrouver dans sa mémoire, mais surtout peut *revivre* dans son corps et par des images, ses premières expériences de vie. Le client retrouve alors ses gestes, sa voix et son comportement d'enfant. Quand nous lui demandons son âge, il confirme cette régression en répondant : « Je suis très jeune » ou « Je suis un bébé ». Ses images révèlent aussi qu'il a régressé au niveau des perceptions, il dira par exemple : « Les gens sont très gros », « Des mains géantes me retiennent », « Je dois regarder vers le haut », « Mes pieds ne touchent pas le sol » ou « Je suis entouré de barreaux immenses ».

En revivant l'un de ces épisodes anciens, Ella avança de façon significative dans sa thérapie. À quarante-cinq ans, elle se décrivait comme « traîneuse » et gauche. Par trois fois, elle s'était déchirée un muscle dans un cours de gymnastique aérobie. D'après son professeur qui en était exaspérée, Ella se blessait parce qu'elle ne faisait jamais les exercices correctement. Il suffisait de la regarder pour comprendre qu'elle n'utilisait pas son corps à bon escient. Ella l'admit en ces termes : « À plusieurs reprises, mon corps m'a signalé que je faisais mal ces maudits exercices, mais je n'en ai pas tenu compte. J'ai décidé de continuer même si j'avais mal ».

Durant le travail corporel, son thérapeute remarqua qu'Ella était très contractée sur le côté gauche. Elle était légèrement penchée quand elle marchait, et son écriture — elle était gauchère — était serrée et en pattes de mouche. Par la régression, elle revécut une scène de frustration avec sa mère. Elle avait trois ans. Elles étaient assises sur le perron de leur maison et sa mère tenait un bol rempli de quartiers d'orange. Elle tendit une première fois la main gauche et sa mère la repoussa. La seconde fois, sa mère éloigna le bol. La troisième fois, sa mère repoussa sa main sur le côté et lui demanda d'utiliser sa main droite. Or cette main était sale et elle ne put avoir d'orange. La seule main qu'elle *pouvait* et *désirait* utiliser n'était pas la bonne. La leçon s'inscrivit pour toujours dans sa mémoire.

À partir de cette époque, sa mère essaya de lui faire perdre l'habitude d'utiliser la main gauche. Ella se souvenait de sa révolte face à ces interventions, mais le souvenir de la première avait été oublié ; seul son corps l'avait mémorisé. Revivre cet événement fut pour elle le début d'une expérience de confiance et de plaisir avec son corps. Elle n'arriva certes jamais à faire ses exercices aérobies avec plaisir mais elle commença à marcher droit et parfois même à faire du jogging avec enthousiasme.

Le fait de revivre une expérience comporte au moins deux aspects intéressants : d'une part, on arrive à comprendre les premiers événements de la vie en fonction du scénario originel. D'autre part, il devient possible de commencer à guérir les blessures infligées à cette époque et de mettre un terme aux situations non résolues. Au cours de thérapies antérieures, les gens sont souvent passés à côté de ces expériences anciennes en raison de leur nature non verbale et de leur inaccessibilité.

Stades du développement du Soi

Nous distinguons quatre stades de développement du Soi. Le premier est celui de l'attachement, les trois autres sont des stades de séparation : le miroir, la saine introversion et le rapprochement. Le cinquième stade serait celui de la constitution du Soi de l'adulte.

Chaque stade se caractérise par une tâche spécifique à remplir ou par un processus donné. Durant la période de l'attachement, il faut réaliser la symbiose entre mère et enfant. Au stade du miroir, la tâche consiste à renvoyer à l'enfant son image de manière à ce qu'il puisse faire l'expérience de qui il est comme entité séparée de la mère. Au stade de la saine introversion, c'est à l'enfant d'agir : il est à même de renforcer son sentiment de Soi puisqu'il a connu une symbiose et un reflet adéquats, accompagnés de la disponibilité constante de la mère. Le « narcissisme sain » qui en résulte signifie qu'à cette étape il a ressenti son identité comme étant relativement stable, juste et satisfaisante — physiquement et psychiquement. Ce sentiment s'accompagne de la certitude intériorisée de la présence constante de sa mère. Au stade du rapprochement, l'enfant fait face à l'épreuve de la réalité : il teste sa croyance intérieure, sa compétence et son pouvoir par rapport au monde extérieur.

Au tableau 21, nous présentons les stades de développement et leurs tâches respectives. Quand la tâche est interrompue ou remplie inadéquatement, il en résulte une « blessure » ; et c'est à ce moment-là que la personne adopte un mécanisme de défense caractérielle. La relation du client avec le thérapeute passera par les mêmes étapes de développement. Ces étapes et les activités de l'intervention thérapeutique (indiquées en pointillés) montrent comment le thérapeute aide le client à développer son sentiment de Soi, en revenant au moment où la blessure s'est produite.

Tableau 21 : Stades de développement idéal du Soi

Une blessure survenue durant l'un des stades de développement conduit à la fragmentation, et la souffrance de la fragmentation provoque la mise en place d'un mécanisme de défense spécifique, celui du Dissocié (qui correspond aux modalités « comme si » ou « en transe »), celui du Satellite (le « jamais rassasié ») ou celui du Retranché (le « fonceur »).

L'intervention thérapeutique utilise les points communs entre les stades de développement et ceux du transfert pour substituer une symbiose et un reflet adéquats, de sorte que le client pourra ensuite développer une saine introversion.

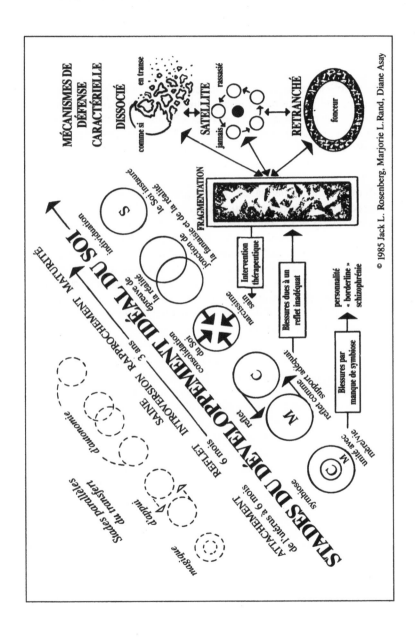

© 1985 Jack L. Rosenberg, Marjorie L. Rand, Diane Asay

Le stade de l'attachement
(de la naissance au 4ᵉ ou 5ᵉ mois)
Tâche à accomplir : la symbiose

Le premier stade, celui de l'union parfaite avec la mère, est une expérience physique non verbale, qui commence bien avant la naissance. Les expériences de la mère et son attitude envers son enfant pendant la grossesse auront un effet sur l'enfant même dans l'utérus. Quand nous établissons avec le client le scénario originel, nous le questionnons sur la grossesse de sa mère et nous cherchons aussi à savoir s'il était désiré.

Même avant sa naissance, la conscience de Soi de l'enfant est concomitante avec celle qu'il a de sa mère. Elle constitue tout son environnement et sa source de nutrition. Par son union symbiotique avec elle, il se connecte à la vie. Après sa naissance, la symbiose est renforcée par le contact oculaire durant l'allaitement, par le partage de moments intimes lorsqu'il est pris dans les bras, touché et caressé. Dans certaines cultures, le bébé est tenu serré contre le corps maternel en tout temps et les mères en viennent à connaître instinctivement les besoins de leur enfant. Un de nos clients qui avait voyagé en Ouganda nous raconta ceci :

> Là-bas, la mère porte son bébé toute la journée enroulé dans une écharpe contre sa poitrine. De temps en temps, elle le sort de l'écharpe et le tient au-dessus des buissons où il urine ou défèque. Elle ne se trompe jamais. J'ai fini par demander à l'une d'elles comment elle faisait pour toujours savoir quand son enfant avait besoin d'être soulagé. Elle m'a regardé comme si j'étais vraiment stupide et m'a répondu : « Eh bien ! comment savez-*vous* que *vous* avez besoin de vous soulager ?

Nous assistons aujourd'hui à des changements en matière d'accouchement dans les hôpitaux ; ainsi on sépare moins souvent à sa naissance le nouveau-né de sa mère, ce qui favorise la symbiose. De plus, les pères s'impliquent davantage dans le processus de la naissance et la relation d'attachement se développe aussi avec eux.

Après quatre ou cinq mois de cette intense symbiose avec la mère, l'enfant développe le besoin, la force et la perception de sa propre entité. Il devient un individu séparé de sa mère. Il est également conscient de lui comme entité séparée de la conscience universelle, symbolisée par la mère.

Les frustrations et les traumatismes qui surviennent dans le développement du sentiment de Soi peuvent amener l'enfant à rechercher la sécurité de l'union avec la mère. Néanmoins, le processus de développement le ramène constamment vers la vie, l'éloignant de l'union, de l'utérus, de la mère, et le propulse vers un sentiment d'identité individuelle de plus en plus grand. C'est dans ces premières années de la vie où la constitution du Soi est si fragile qu'il faut rechercher la source de presque tous les problèmes.

Les blessures propres au besoin de symbiose

Si la relation de symbiose est complètement détruite dès les débuts de la vie, les perturbations du Soi peuvent être tellement graves que tout traitement serait difficile, voire inutile. Jodi T. Samuels, dans sa thèse de doctorat, décrit cette perturbation comme suit :

> Harry Harlow[1] a démontré ce fait en 1967 dans ses illustres expériences avec des singes. Au cours de l'une d'elles, les singes étaient séparés de leur mère dès leur naissance. Chaque singe était placé dans une cage avec une mère « substitutive » artificielle (une structure métallique recouverte de tissu éponge, avec deux yeux, un nez et une bouche). Les bébés singes se serraient contre ces « mères » comme si elles étaient réelles. Les petits singes semblaient se développer normalement jusqu'à la maturité, mais alors ils se révélaient incapables d'avoir des relations sexuelles normales. Les femelles qui ont eu des petits étaient des mères absolument désemparées et même dangereuses.

Si un bébé est littéralement abandonné à sa naissance — juste assez nourri pour ne pas mourir de faim — il y a de fortes chances pour qu'il se retrouve dans une institution psychiatrique et/ou qu'il souffre de psychose. La plupart des blessures qui résultent d'un manque de symbiose ne sont toutefois pas aussi sérieuses. Même les

---

1. H.F. Harlow, « Sexuel Behavior in the Rhesus Monkey », dans *Sex and Behavior*, ed. F. Beach, New York, Wiley, 1965.

parents qui ont eux-mêmes souffert de graves blessures de ce genre réussissent à établir une symbiose satisfaisante avec leurs enfants.

Par contre, un bébé qu'on sépare de sa mère immédiatement après l'accouchement peut en être traumatisé. Si on doit le laisser à l'hôpital ou le maintenir dans un incubateur, il changera souvent de gardiens et sera privé de la possibilité de former une symbiose avec un être en particulier. De même un nouveau-né mis en adoption perd un temps précieux pour l'établissement de la symbiose. Aussi l'adoption doit-elle se faire le plus tôt possible, car les blessures par manque de fusion interviennent des premières minutes de la vie jusque vers les quatrième et cinquième mois.

Certaines des blessures reliées au besoin de fusion se produisent parce que la mère a elle-même un Soi endommagé. Si elle n'a pas reçu ce dont elle avait besoin quand elle était toute petite, il est probable qu'elle ne sera pas en mesure de satisfaire les besoins de son enfant. Si, en le nourrissant et en le changeant, elle pense à tout autre chose, l'enfant ne recevra pas le contact intime dont il a besoin. Il faut ici faire ressortir que c'est de la présence *énergétique* de la mère dont l'enfant a besoin. Elle peut établir un contact oculaire ou physique avec l'enfant, mais si l'énergie manque ce ne sera pas un vrai contact. Une mère aveugle mais très présente pourra établir une meilleure symbiose avec l'enfant que celle qui voit mais ne le regarde pas.

La plupart des mères développent une conscience instinctive du rythme de leur nouveau-né. Elles peuvent faire tout autre chose, dormir ou parler avec quelqu'un, elles répondent pourtant instantanément au moindre murmure ou changement dans le rythme respiratoire de leur enfant.

Les enfants ont tous un sens aigu du degré de disponibilité de leur mère. Il arrive fréquemment qu'un enfant s'amuse chez un voisin et revienne subitement à la maison parce qu'il a senti que sa mère, qui vient de décrocher le téléphone, n'est plus disponible. Cette sensibilité est encore plus accentuée dans les premiers jours de la vie alors que la mère est la personne la plus importante pour le bébé. Ainsi une mère qui n'est pas « présente » pour quelque raison que ce soit aura une influence énorme sur les besoins de symbiose de l'enfant.

Ceux qui, enfants, n'ont pas eu suffisamment de contact intime vont grandir avec un besoin désespéré d'intimité. Ils auront tendance à se fusionner complètement avec les autres, à perdre leur identité

séparée, et ils auront de la difficulté à tolérer toute séparation ultérieure, parce qu'ils n'ont pas vécu une fusion complète, ce qui leur
aurait permis de bien vivre les séparations.

Il arrive parfois, quand les besoins ont été à peine satisfaits ou que
la mère a été incapable de laisser son enfant se séparer d'elle, que le
stade de la symbiose dépasse la période normale. C'est le cas de
Rhoda, scénariste pleine de talent. Elle manifestait dans la vie un ego
solide mais son Soi n'était pas bien établi. Elle ressentait toujours
intensément le besoin d'être près de quelqu'un. « Quand j'étais
petite, chaque jour ma mère me tenait la main quand je ramassais mes
jouets. Nous étions très proches. Je ne supportais pas d'être loin
d'elle même pour un instant. »

Quand elle eut trente-quatre ans, ses parents cessèrent de l'aider
financièrement. Ce fut pour elle un tel choc qu'elle dut commencer
une thérapie. En fait, elle était parfaitement capable de subvenir à ses
besoins, mais elle ressentait vivement le besoin qu'on prenne soin
d'elle. Le fait d'être forcée, même tardivement, à devenir indépendante, fut une expérience intolérable. Le thérapeute voyait bien sa
douleur mais voyait aussi combien il en coûtait à Rhoda de maintenir
le contact avec lui et de rester présente à ses émotions.

La tendance à se dissocier est un mécanisme de défense qui
indique un manque au stade de la symbiose. Dans la mesure où
l'enfant n'a aucune ressource pour faire face à des situations douloureuses, il se dissocie d'elles tout simplement. Il est possible que la
mère de Rhoda n'ait pu la laisser se détacher d'elle. En conséquence,
le stade de l'attachement fut donc trop long et Rhoda ne put jamais
développer une sécurité *intérieure*.

Ces blessures sont les plus difficiles à guérir : plus le traumatisme
est ancien, moins l'individu a de facilité à prendre la responsabilité
de développer un Soi sain. Toutefois, la PCI aide à revivre ces
drames anciens, ce qui permet de commencer le travail sur le Soi là
où le développement a été interrompu.

Tous nos clients en PCI ont eu une symbiose relativement adéquate ; sinon ils n'auraient pas pu fonctionner dans le monde. Les
blessures qu'ils ont eues relèvent de stades ultérieurs.

Le stade du miroir (de 6 mois à 1 an et demi)
Tâche à réaliser : le reflet

À mesure que le bébé grandit, son besoin d'union avec sa mère diminue. Ses sens se développent et le font sortir de cette fusion. Il peut maintenant concentrer son attention plus clairement sur des objets auparavant flous ; il se rend compte que ses doigts et ses orteils sont sujets au contrôle d'une force qui vient de l'intérieur. Arrive un jour où il attire triomphalement dans sa bouche ce pied qui le fuyait jusqu'alors, et sa mère, témoin de ses tentatives infructueuses, laisse éclater sa joie.

C'est ce qu'on entend par le stade du miroir : la mère renvoie à l'enfant sa propre image et lui donne par le fait même un bon sentiment de lui-même. Mais elle lui fait savoir en plus : « Il fut un temps où nous n'étions qu'un et c'était bon. Maintenant, tu es *toi* et c'est bon aussi. » Cela permet au Soi de se développer, l'enfant peut *être* lui-même, différent de sa mère. Celle-ci portait, en quelque sorte, le Soi de son enfant ; elle en devient maintenant la gardienne. Elle continue à *contenir* son sentiment de Soi et de bien-être, comme elle tiendrait sa veste pour lui pendant qu'il va jouer. Quand il se trouve éloigné d'elle et se sent un peu « insécure », il revient pour qu'elle lui rappelle qui il est. En un instant, elle le remet en contact avec son Soi, et le voilà prêt à repartir.

Même si la plupart des mères se réjouissent de voir leurs bébés essayer de contrôler leur corps et explorer leur environnement, elles ne sont pas toujours pour eux des miroirs très fidèles. Certaines ont elles-mêmes été tellement blessées dans leur enfance qu'elles sont incapables d'offrir des reflets appropriés à leurs enfants. Leurs propres besoins peuvent avoir été suffisamment assouvis pour qu'aujourd'hui la symbiose avec leurs enfants s'établisse correctement, sans toutefois qu'elles puissent leur servir de miroir fidèle.

Nous avons dit qu'une symbiose satisfaisante résulte de la présence énergétique de la mère plutôt que de sa présence physique. En termes énergétiques, on pourrait qualifier le reflet maternel adéquat de halo énergétique (la « lumière bleue »). Si la mère a elle-même bénéficié de cette grâce lors de la symbiose et du reflet, elle possèdera à son tour cette lumière protectrice et pourra la transmettre à ses enfants. Cette lumière est composée de chaleur, d'amour, d'acceptation, d'humour, de respect et de confiance. Les enfants élevés dans cette lumière sont en général bons envers eux-mêmes et seront heureux d'élever eux aussi des enfants. Ce sentiment de compétence associé à un réel plaisir d'avoir des enfants constitue l'essentiel du miroir fidèle.

En l'absence de ce miroir, l'enfant perd contact avec un Soi encore fragile. Ce qui peut entraîner une fragmentation ou une perte d'identité et lui faire vivre une expérience d'anéantissement total : corporel, mental et affectif.

Les blessures propres au stade du miroir

Ces blessures sont causées par de multiples raisons que nous classerons en trois grandes catégories : le miroir réducteur, le miroir grossissant et le miroir déformant.

En situation de *réduction*, le parent est trop critique. Bien avant de formuler des critiques, une mère peut révéler ses sentiments négatifs par des froncements de sourcils ou des reniflements de dégoût. On peut trouver la curiosité de son bébé adorable dans le berceau mais se sentir irrité lorsqu'on la voit à l'œuvre une fois qu'il commence à ramper un peu partout. Une mère obsédée par la propreté ne va pas réfléter à son enfant sa bonté naturelle quand elle le sort de la boue où il est tombé.

Un parent critique aura tendance à oublier qu'une activité peut être source d'apprentissage pour un enfant et à ne penser qu'aux problèmes subséquents. Un parent non critique pourra sans doute mieux comprendre que les nouveaux centres d'intérêt du bébé dénotent de nouvelles capacités et que le moment est venu pour lui de découvrir de nouveaux jouets et d'affronter de nouvelles situations. Une jeune mère nous raconta un jour cette histoire assez cocasse :

Mon fils David, à l'âge de dix mois, avait vidé toutes les boîtes de détergent dans la cuisine. Je me suis mise en colère et je l'ai laissé chez la voisine pour pouvoir tout nettoyer. Quand je suis venue le chercher deux heures plus tard, devinez ce que j'ai vu ! David et son ami, en vidant toutes les armoires de Martha, avaient trouvé une boîte de farine dont ils avaient répandu le contenu sur le linoléum de couleur sombre. Assis au milieu, ils faisaient des dessins dans la farine. Devinez où était Martha ? Elle prenait des photos des enfants ! De temps en temps, elle saupoudrait les dessins des petits d'un peu plus de farine pour qu'ils puissent recommencer. Elle se mit à rire quand elle vit mon expression et s'exclama : « Tu ne penses pas qu'ils sont prêts pour un carré de sable ? » Quatre jours plus tard, elle invita David à venir jouer dans leur nouveau carré de sable et me montra les photos amusantes qu'elles avait prises. Elle nous en envoya une comme carte de Noël cette année-là. Je pense, ajouta-t-elle en soupirant, qu'il y a une morale à cette histoire, David en effet veut toujours aller jouer chez eux plutôt que rester chez nous.

À mesure que l'enfant grandit, les parents auront plutôt tendance à verbaliser leurs critiques. Aux froncements de sourcils, aux grognements de désapprobation s'ajoutent maintenant des mots comme « maladroit » et « vilain ». Un petit de deux ans qui se promène innocemment avec des pantalons déchirés se fait dire par sa mère : « Comment peux-tu me faire honte ainsi ? » Un enfant de deux ans et demi qui mord son ami se fait traiter de « méchant ».

Si le parent critique sans cesse son enfant, il créera une introjection négative ; l'enfant conserve alors en lui un sentiment ou une voix intérieure le critiquant continuellement. Les actes qu'il posera ne seront jamais assez parfaits ou il ne sentira pas que le seul fait d'*être* suffise. L'enfant « avale tout rond » le parent critique, qui ne sera jamais digéré, et qui lui répète constamment qu'il est « méchant » ou « stupide » ou encore « gauche ». Ce sentiment, une fois installé, subsiste très longtemps, même lorsque le parent a disparu.

Il arrive quelquefois que le parent ne soit pas précisément critique mais il n'est jamais tout à fait satisfait de ce que fait l'enfant. Il s'attend toujours à autre chose, de sorte que l'enfant n'atteint jamais le sentiment d'« avoir complété » quelque chose. Une brillante physicienne, très créative, décrivit ainsi ce qui se passait chez elle :

> Quand j'ai réussi ma maîtrise, j'étais tellement contente que j'ai immédiatement appelé à la maison. « Maman, je viens juste d'apprendre la nouvelle : j'ai réussi ! » Ma mère répliqua : « C'est bien, ton père désire te parler », et elle passa le combiné à mon père en disant : « Bridget a réussi sa maîtrise ». Mon père me dit : « Alors : à quand le doctorat ? »

J'étais déçue mais pas vraiment surprise. Je me souvenais du jour où j'avais joué mon premier morceau de piano. Ils n'avaient pas exprimé leur satisfaction mais m'avaient demandé quand j'en jouerais un autre. Et lorsque j'ai appris à faire du tricycle, mon père commençait déjà à me préparer pour ma première bicyclette. Ce que je faisais n'était jamais assez bien en soi ; c'était une préparation pour le prochain pas.

C'est comme si une mère, en voyant son enfant faire ses premiers pas, au lieu de reconnaître sa joie et son triomphe ne faisait que lui demander : « Pourquoi tu ne cours pas ? » L'enfant est toujours poussé vers la prochaine étape sans être admiré pour l'acte qu'il vient d'accomplir et sans le sentiment de « complétude » si essentiel au sentiment de bien-être. Celui-ci complète la situation qui serait autrement restée « non résolue » et il constitue le fondement du projet à venir.

En situation de *miroir grossissant*, le parent est trop positif, il offre des reflets grandioses à l'enfant. Celui-ci développe le besoin de remplir les attentes démesurées des parents, et, faute de réussir, finit par être insatisfait de lui-même, quoi qu'il fasse. Si les aptitudes de l'enfant sont exagérément surévaluées, cela l'empêchera de se confronter à la réalité. Par exemple, un enfant à qui les parents persistent à dire qu'il est capable de faire n'importe quoi sautera du toit, assuré qu'il peut voler. Après s'être fracturé les deux chevilles, il continuera encore à penser qu'il peut voler, imputant l'accident à une « chute accidentelle ». On peut prendre l'exemple aussi d'une mère qui ne cesserait de dire à son fils qu'il est tellement génial qu'il peut marcher sur l'eau. L'enfant, à force d'entendre cette phrase, décide un jour de le faire dans le ruisseau voisin. Bien sûr, sans succès. La mère l'aide à se sécher et le réconforte en lui disant : « C'est l'eau qui n'était pas bonne ; tu sais, tout est pollué de nos jours. »

Le reflet grossissant, même s'il n'entraîne pas toujours des actes aussi dangereux ou fous, crée autant de dommages au Soi en développement que l'absence de reflet. Dans les deux cas, l'enfant est « blessé » car on lui renvoie une image fausse de lui-même. Quand il a une image ainsi déformée de lui et qu'il est confronté à la réalité extérieure, il reçoit un reflet plus exact de lui-même et un soutien moins inconditionnel. Il reprend ses dimensions normales. Par contre, s'il rentre à la maison en pleurant et en se plaignant que « ils ont dit que je n'étais pas capable de marcher sur l'eau et ils ont raison », et que sa mère persiste à dire que l'eau est polluée, il ne sait plus où il en est. D'un côté, la parole de sa mère qui était jusqu'à ce jour l'autorité suprême ; de l'autre, il s'est mouillé et les gens se sont moqués de lui ! Si cette situation se répète trop souvent, il ne se souviendra *que* de l'opinion de sa mère pour continuer à recevoir son soutien, mais au prix d'un blocage face à la réalité extérieure.

Par contre, s'il court vers la maison en pleurs et que sa mère le serre dans ses bras en lui disant : « Oh, chéri, quand je t'ai dit que tu pouvais marcher sur l'eau, je voulais dire que tu es merveilleux. Mais si tu veux éviter de te mouiller, il faudra t'acheter un bateau », tout ira bien alors. Il pourra conserver cette vision grandiose de lui mais il recevra en même temps un reflet utile pour s'accorder à la réalité extérieure.

Dans le premier cas, nous avons un enfant qui essaie de réaliser ce qu'il croit correspondre aux désirs de sa mère. Comme il ne pourra jamais marcher sur l'eau, il aura toujours un sentiment d'échec. Quand *il* aura lui-même des enfants, il est bien possible qu'il projette sur eux cette folie des grandeurs non intégrée et qu'il les « blesse » à son tour par des reflets grossissants.

De tels schémas de comportement sont transmis de génération en génération. Le Soi de l'enfant est emprunté au sentiment de Soi de la mère avec qui il est en fusion.

On peut comparer le *miroir déformant* au miroir convexe qu'on trouve dans la Maison des horreurs, dans lequel l'enfant se voit plus grand ou plus petit qu'il n'est. Il peut quelquefois avoir l'air absolument grotesque mais aussi parfaitement normal. À cause du manque de constance du reflet, il n'obtient jamais d'image constante de lui-même sur laquelle il pourrait se fier. Or cette image est nécessaire pour réaliser l'étape suivante : le narcissisme sain.

La mère étant l'objet-miroir principal, l'enfant risque d'être blessé à cause d'une distorsion dans le miroir lui-même — c'est-à-dire à cause des perceptions déformées que la mère a d'elle-même et qui résultent de ses propres blessures. Il se peut que les reflets démesurés qu'elle donne à son enfant soient une contrepartie des reflets réducteurs qu'elle a elle-même reçus étant enfant. La mère reproduit ainsi chez l'enfant ou bien une image exacte d'elle-même ou, au contraire, celle qui a manqué à son propre développement ; dans les deux cas ce sont des reflets inexacts de l'enfant.

Le père joue un rôle important pendant cette période du miroir réfléchissant en approuvant l'image déformée offerte par la mère ou en la contrecarrant. Une mère craintive dira à son fils de trois ans, pourtant fort et agile, qu'il ne doit pas grimper en haut d'un trapèze parce qu'il risque de tomber. Si le père l'appuie et dit à l'enfant de faire attention, il est également responsable de la distorsion des capacités de l'enfant et des conséquences qui vont s'ensuivre. Si par contre il voit les choses clairement, il pourra contrebalancer la déformation en disant : « Ne t'en fais pas, c'est maman qui a le vertige, ce n'est pas toi. De toutes façons, si tu tombes je t'attraperai au vol. »

D'autres types de reflets peuvent encore déformer la perception qu'a l'enfant de lui-même ; ce sont ceux qui viennent du père et de la société. La famille Olson en est un bon exemple. Rustres et désordonnés, ils vivaient dans une exploitation forestière en Orégon. Le père était contremaître en chef du camp et la mère serveuse. Ils eurent quatre enfants dont trois devinrent des bûcherons « purs et durs ». Le plus jeune était bûcheron lui aussi, mais il écrivait de la poésie dans ses moments libres. Bien que détestant la vie de camp, les scies mécaniques et les chemises à carreaux, il croyait qu'écrire était une activité anormale et non un talent. Sa vie entière est un exemple de reflet inadéquat. Quand il était petit et qu'il désirait rester à la maison pour lire, on lui disait : « Va jouer dehors au baseball comme les gars de ton âge ». Plus tard, il lut un de ses poèmes à sa mère qui lui lança : « Et qu'est-ce que tu comptes faire de tous ces rêves dans un camp de bûcheron ? »

Sa famille non seulement ne sut reconnaître l'expression de son vrai Soi mais le dénigra. Dans ce monde de bûcherons, il fallait être bûcheron, et comme le jeune Olson ne s'intégrait pas, il grandit en se sentant inadéquat et anormal.

Un tel malaise est ressenti chez les personnes dont les parents espéraient un enfant de l'autre sexe. Quoi que fasse l'enfant, il sent que ce n'est jamais tout à fait bien. Une fille, née à la place du garçon désiré, ne pourra jamais lancer une balle correctement même si elle le fait mieux que tous les garçons de son équipe. Ses exploits de fillette ne seront jamais valorisés et ses actes de garçon sont déplacés. Elle grandira avec un sentiment d'échec inscrit en elle, car on ne la verra jamais telle qu'elle est.

Alice Miller, dans *Le drame de l'enfant doué*[2], fait la remarque
suivante au sujet du reflet :

> Chaque enfant a un besoin narcissique légitime d'être vu,
> compris, respecté et pris au sérieux par sa mère. Pendant les
> premières semaines et les premiers mois de son existence, il
> dépend entièrement d'elle et doit pouvoir en disposer, l'utiliser,
> se refléter en elle. Cette image de Winnicott illustre bien ces
> propos : la mère regarde son bébé qu'elle tient dans ses bras, le
> bébé regarde le visage de sa mère et il s'y retrouve lui-même... à
> condition que la mère regarde vraiment ce petit être unique et
> sans défense, et qu'elle ne projette pas ses propres introjections,
> ses propres espoirs, ses peurs ou ses projets sur son enfant ;
> l'enfant ne trouvera alors rien d'autre sur le visage de sa mère
> que la détresse de cette dernière. Pendant toute son existence, il
> cherchera en vain un miroir où se voir.

En résumé, le reflet doit être juste, ni grossissant ni réducteur, et
constant. Cette constance est, en effet, essentielle pour passer au
stade suivant : le narcissisme sain. Cette notion est semblable à la
notion de la « constance de l'objet » dans la théorie des relations
objectales. L'enfant doit vivre une relation continue avec une même
personne, relation qui lui permettra de grandir sainement, conscient
de sa propre identité. Le reflet qu'on lui renverra consolidera son
sentiment de Soi, jour après jour.

Comme adulte nous avons certes besoin de reflet. Mais pour
l'enfant, c'est une question de survie. Le parent qui ne voit pas son
enfant tel qu'il est peut en arriver à négliger ses besoins vitaux et
menacer sa santé. Des signes de troubles graves peuvent échapper à
des parents qui ne veulent ou ne peuvent voir leurs enfants autrement
que comme des êtres parfaits. Un parent pour qui l'enfant est une
source constante d'ennuis et de désagréments ignorera ces signes.
Chez l'enfant, ces traumatismes physiques qui résultent de la négli-
gence des parents sont intimement liés au drame émotionnel. L'enfant qui reçoit constamment des reflets inadéquats se fragmente et
développe une image morcelée de lui-même, comme vue à travers les

---

2. Alice Miller, *Le drame de l'enfant doué, À la recherche du vrai Soi*, Paris, Presses
Universitaires de France, 1986.

morceaux éparpillés d'un miroir éclaté. Ce manque d'identité cohérente est extrêmement douloureux et pousse l'enfant à adopter une série de comportements défensifs.

Nous allons voir maintenant quels sont ces moyens auxquels nous avons recours pour éviter la douleur de la fragmentation.

Le solipsisme : une blessure particulière

On considère le solipsisme comme une prolongation de la phase de l'attachement, qui empiète sur le stade du miroir ou du reflet dans le développement de la relation avec la mère. Si celle-ci a un sentiment de Soi perturbé, la fusion avec son enfant sera son dernier espoir pour trouver enfin l'intégrité.

Le solipsisme est un terme philosophique qui signifie que le monde n'existe que dans l'esprit de l'individu ; le monde se réduit à l'individu lui-même et à ses propres expériences. C'est la fameuse proposition de l'arbre qui tombe dans la forêt : si personne n'est là pour entendre le bruit de sa chute, peut-on dire qu'il y eut, en fait, un son ? Nous parlons de solipsisme quand la mère considère l'enfant comme son propre prolongement. L'enfant ne peut donc sentir qu'il existe par lui-même, il n'est qu'une partie de sa mère. Ce sentiment est si profondément ancré en lui qu'il en perd tout sentiment d'identité propre. Le diagramme ci-dessous montre qu'il ne s'agit pas d'une simple illusion de sa part. En effet, ni la mère ni l'enfant n'ont d'identité distincte.

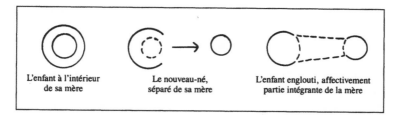

L'enfant à l'intérieur   Le nouveau-né,   L'enfant englouti, affectivement
de sa mère   séparé de sa mère   partie intégrante de la mère

Dans ce genre de relation, l'enfant est comme un membre ajouté à sa mère qui, grâce à lui, espère combler ses besoins insatisfaits. Elle ne peut donc pas se permettre de laisser l'enfant se séparer d'elle et il devient son objet-pour-soi (terme qui provient de la psychologie du

Soi de Kohut). En tant qu'objet-pour-soi, l'enfant est utilisé pour satisfaire les désirs de sa mère, atténuer ses besoins inassouvis et la soulager de sa difficulté de vivre.

Un aveugle entretient un lien semblable avec sa canne. Quand il la tient serrée pour explorer le chemin, il sent la canne comme faisant partie de lui-même. Parce qu'il est directement informé par elle du monde extérieur, il peut en arriver à oublier que c'est un objet distinct de lui. Quand il ne se sert pas de sa canne, il relâche son étreinte. Il peut alors la tâter. Il redevient conscient de sa texture et de sa forme. Il ne la considère plus comme une partie de lui-même, mais comme un objet extérieur et différent.

La mère, dans une relation solipsiste, ne peut supporter de penser à l'enfant comme à une entité séparée. Pour satisfaire ses besoins, l'enfant doit rester sous son contrôle. Dans cette sorte de relation, l'enfant se sent utilisé plutôt que profondément aimé. Il sent qu'il n'est rien de plus qu'un outil efficace qui offre à sa mère l'ouverture sur le monde ou un pont qui lui permet d'y accéder.

Quand le stade de la symbiose fait place au stade du miroir, la mère n'est pas en mesure de lui procurer un reflet juste parce qu'elle devrait pour cela reconnaître à son enfant une identité qui lui soit propre et dont il pourrait jouir. Chaque fois que l'enfant fait un geste d'affirmation de soi, elle froncera les sourcils, mais si l'enfant s'accroche à elle et ne fait qu'un avec elle, elle accueillera ce geste avec un sourire bienveillant. Elle le corrige en lui disant : « Non, non *on* ne *fait* pas cela ». Elle le complimente en lui disant : « Mon Dieu, comme *nous* avons eu de bons résultats à l'école aujourd'hui ! » Elle ne manque pas une occasion de lui faire voir qu'*il* fait ce qu'*elle* fait et que tout cela lui « appartient ». Ses victoire sont les siennes et ses échecs, que Dieu l'en garde, seront aussi les siens.

La mère est dans une situation très difficile quand son objet-pour-soi ne veut pas ou ne peut pas collaborer. Galina avait une mère qui aurait aimé être ballerine mais la guerre avait interrompu sa formation. Sa famille avait émigré aux États-Unis où la mère de Galina épousa un homme riche, plus vieux qu'elle. « Maman en gardait beaucoup d'amertume », nous dit Galina, « et elle était déterminée à ce que, cette fois-ci, tout fonctionne selon ses vœux. Elle fut ravie d'avoir une petite fille... Elle me donna le prénom d'une célèbre ballerine et quand j'avais deux semaines, elle m'acheta une paire de chaussons de danse. Je n'avais pas encore un an que je les portais déjà pour marcher. J'étais la plus jeune élève à l'école de ballet mais je n'avais jamais peur car maman était toujours à côté de moi. Si elle avait pu, elle serait montée avec moi sur la scène. Elle s'asseyait au premier rang et applaudissait à tout rompre à la fin du spectacle. Elle était tellement fière de moi. J'étais heureuse de bien danser parce que cela lui faisait tellement plaisir ! »

L'enfance de Galina se passa très bien parce qu'elle faisait tout ce que sa mère attendait d'elle. Elle se donnait passionnément à la danse, étudiait avec enthousiasme et recevait sa récompense dans le regard heureux de sa mère. À treize ans, son professeur de danse la convoqua avec sa mère. « Madame Barlova avait les larmes aux yeux » raconte Galina, « car elle savait que ses propos feraient mal à ma mère ». « Votre fille », nous dit-elle, « mesure cinq pieds neuf et elle continue de grandir. Elle ne pourra jamais devenir première ballerine. » Ce fut un coup mortel pour maman. Elle ne me parla pas pendant trois semaines. Je suis devenue une chorégraphe très appréciée mais ce n'était pas pareil. Maman était polie avec moi, sans plus. Et maintenant je suis en train de terminer mes études pour devenir ce que *moi* je veux être. »

Il est très difficile de guérir des blessures occasionnées par une relation solipsiste du fait qu'elles remontent si loin ; de plus les victimes ne remettent pas toujours en cause la double identité à laquelle elles ont été assujetties. À la question : « Pourquoi vos parents ont-ils voulu vous avoir ? » il est typique de se voir répondre : « Pour remplir la vie de ma mère, bien sûr. Pour qu'elle obtienne tout ce qu'elle n'avait pu avoir elle-même. Pour quelle autre raison voudrait-on avoir un enfant ? Les enfants servent à cela ! » Voilà la réponse de cette femme de trente-quatre ans qui s'était sentie complètement démunie quand elle cessa de dépendre financièrement de ses parents. Elle venait de perdre le seul but de son existence : satisfaire les besoins de sa mère.

Il n'y a en réalité aucune issue à ce genre de situation qui ne porte préjudice au Soi de l'enfant. Cependant, les enfants utilisent divers moyens pour « sauver » une partie de leur Soi.

La rébellion et la méchanceté

La rébellion à la mère constitue l'un de ces moyens. Plus l'enfant grandit, plus il résiste ouvertement : il refusera d'étudier, il se coiffera de façon excentrique, il rentrera de plus en plus tard à la maison ou bien il quittera le foyer. L'enfant plus jeune retournera souvent sa colère contre lui-même. Ce qui engendre des comportements destructeurs comme chez le petit garçon qui, en descendant les escaliers à bicyclette, rendait sa mère morte de peur. Plus elle criait, plus il persévérait dans ses acrobaties et plus elle le suppliait : « Arrête ! Tu es tout ce que j'ai dans la vie ! » Une telle démonstration de méchanceté peut forcer une mère désespérée à relâcher son emprise, mais ce comportement autodestructeur coûte cher à l'enfant.

Les enfants n'agissent pas tous avec le même degré d'autodestruction mais ils adopteront l'attitude : « Je ne veux pas m'amuser à cette soirée, cela ferait bien trop plaisir à maman ». Plus tard dans la vie, le même individu se dira inconsciemment : « Je ne veux pas avoir d'orgasme, mon partenaire serait bien trop content » ou « Je ne veux pas réussir, mes parents seraient bien trop contents ».

Le retrait

On peut aussi échapper à une relation solipsiste en érigeant un mur autour de soi, en se retranchant à l'intérieur et en n'ayant plus de réaction, presque comme un enfant autistique. L'enfant devient tout simplement sourd aux demandes de sa mère et, avec le temps, peut devenir psychologiquement incapable d'entendre une voix de femme. Il se construit une frontière rigide au moyen d'une armure musculaire corporelle. C'est seulement de cette façon qu'il arrive à ressentir son identité dans son corps et cela le protège de la relation solipsiste avec le parent. Mais encore une fois le prix à payer est élevé : il perd la capacité d'aimer, d'être ouvert, de se sentir proche des gens et d'avoir des sensations physiques.

Cela se manifeste chez l'adulte sous forme de problèmes sexuels ; il se plaint d'impuissance, d'absence d'orgasme ou encore d'être comme engourdi ou « au point mort ». L'absence du sentiment de Soi l'empêche d'être en contact avec ses émotions. Aussi, plutôt que de travailler au niveau de la sexualité ou des relations actuelles de l'individu pour résoudre ces problèmes, il faut clarifier la relation au parent en cause pour restaurer le sentiment de Soi.

La soumission

La soumission est une autre façon de survivre à la relation solipsiste, en devenant un « bon enfant ». L'enfant se dissocie en se coupant de lui-même (ou de ses sentiments) et passe sa vie à essayer de répondre aux désirs des autres (particulièrement de sa mère). Il est tellement détaché de ses propres sentiments qu'il ne se rend jamais compte qu'il agit non pour son propre bénéfice mais pour celui des autres. Automate, il agit comme un être pensant, animé de sentiments. Galina dansait pour plaire à sa mère. Un autre client, un médecin, prit conscience à quarante ans qu'il n'avait pas lui-même choisi sa profession mais qu'il avait répondu au *désir* de sa mère. Sous son emprise, il avait abandonné très jeune toute idée de ce qu'il voulait faire de sa vie.

La polarisation

La polarisation est une attitude de défense inconsciente que l'on trouve fréquemment chez les personnes qui ont connu une relation solipsiste. L'enfant classe, sans aucune nuance, le monde en deux catégories, les bons et les méchants. Bien qu'il ait en lui des parties bonnes et mauvaises, cet enfant ne peut les intégrer pour en faire un tout. Il doit être ou bon ou mauvais, et il est prisonnier de la volonté de sa mère qui en décide. Il sait qu'il n'en est qu'une extension et qu'il ne peut être séparé d'elle. En conséquence, il doit lui ressembler. Qu'elle soit méchante, hypocrite, soûle ou indifférente, il ne peut la voir comme mauvaise car *il est une partie d'elle*. Si elle est méchante, il devra l'être aussi, et avoir un mauvais sentiment de Soi créerait une souffrance telle que s'ensuivraient des sensations d'anéantissement et de non-existence. Il doit donc absolument *faire* de sa mère quelqu'un de bien.

Le développement du Soi de l'enfant dépend des sentiments positifs et de l'attention que sa mère lui porte ; il est donc essentiel qu'il la voie bonne, aimante, attentionnée, capable de le soutenir, etc. Si elle ne correspond pas à tout cela, il se fragmente et s'affole. La panique est totale, s'empare du corps, du Soi et de l'âme. Pour survivre, l'enfant doit mobiliser son énergie en vue de changer l'attitude ou l'humeur de la « mauvaise mère », il doit transformer l'indifférence ou la désapprobation en présence positive et pleine d'égards pour lui.

Dans une relation solipsiste, l'enfant apprend à se sentir responsable des sentiments de ses parents. Il ressent ce que sa mère projette, et si elle est « mauvaise » (en colère ou déprimée), il se sent ainsi. Comme il l'a déjà mise sur un piedestal, il se sent coupable de la voir imparfaite. Il faut donc qu'il l'aide. Il apprendra comment la faire redevenir « bonne ».

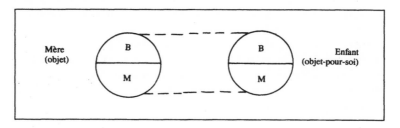

Alan avait une mère alcoolique. Quand elle était déprimée, ce qui arrivait souvent, il essayait de lui remonter le moral. À cinq ans, il était un barman accompli, car il avait compris que lui préparer un verre d'alcool était le moyen le plus efficace. Plus tard, il apprit par hasard que, lorsqu'il était malade, elle cessait de se déprimer et mettait toute son énergie à le soigner. Il utilisa alors inconsciemment cette autre technique et fit des crises d'asthme pendant des années, probablement parce que c'était la méthode qui donnait les meilleurs résultats.

On peut noter que la polarisation fonctionne dans les deux sens. La mère divise son enfant en parties bonne et mauvaise ; ou bien elle rejette chez lui la partie négative ou bien elle développe face à elle le même sentiment de responsabilité qu'Alan éprouvait avec sa mère. Quand il tombait malade, elle se sentait coupable et devait l'aider à guérir pour qu'ils continuent tous les deux à être bons.

Alan découvrit plus tard qu'il pouvait aussi lui remonter le moral en lui lisant de la poésie, en lui chantant des chansons ou en lui racontant des histoires drôles. Quand elle redevenait joyeuse, il pouvait à nouveau avoir un bon sentiment de lui-même.

Le malheur, c'est que chacun dépend des bons sentiments de l'autre pour se sentir bien. Si l'un entre en colère dans une pièce, l'autre se sentira mal ou, pire encore, se sentira responsable de cette colère. Quand une personne possède de bonnes frontières, elle peut reconnaître la colère de l'autre sans la porter sur ses épaules.

En thérapie, une personne développe ses propres frontières et un bon sentiment d'elle-même. Elle pourra un jour sortir de la relation solipsiste et cesser de répéter les vieux schémas de comportement.

Durant sa thérapie, le client aura toutefois tendance à scinder son thérapeute en bon et en mauvais, tout comme il le fait dans ses autres relations. Quand tout va bien avec son thérapeute, il vit un transfert positif, mais lorsqu'il est blessé par des événements aussi minimes que le retard du thérapeute à leur rendez-vous, son départ en vacances ou son indisponibilité, il vivra un transfert négatif. Il cesse alors d'être la bonté personnifiée pour être entièrement méchant. Nous nous attarderons davantage sur la notion de transfert quand nous présenterons nos méthodes thérapeutiques.

Il existe d'autres cas de polarisation. Par exemple, celui de Joanna, très amoureuse d'un garçon parti au Vietnam où il fut tué au combat. Elle crut ne jamais pouvoir aimer à nouveau. Pourtant, elle rencontra un autre homme qu'elle épousa, convaincue de l'aimer. À mesure que le temps passait, elle se rendit compte qu'il ne pourrait jamais remplacer l'autre et que l'amour qu'elle avait ressenti pour lui s'était évanoui. Elle ne vit soudain en lui qu'un être « méchant » alors qu'il n'était tout simplement pas « la bonne personne ». Cela ne lui enlevait pourtant rien de sa valeur.

Terry, un autre de nos clients, vivait la situation insolite d'avoir deux mères, sa vraie mère et la sœur de celle-ci. Sa tante avait vécu chez eux pendant toute son enfance et l'avait élevé elle aussi. Sa vraie mère était une femme aigrie, peu satisfaite de son sort et déterminée à ce que son fils ne la déçoive pas à son tour. Il s'agit, bien sûr, d'une autre forme de relation solipsiste. Par contre, dans ce cas-ci, pour avoir un bon sentiment de lui-même, Terry n'avait pas besoin de se mettre en quatre pour rendre sa mère « bonne », il lui suffisait de se tourner vers sa tante qui lui renvoyait l'image d'un enfant « bon ». Depuis son enfance, Terry voyait sa mère « méchante » et sa tante « bonne », sans aucune nuance. Plus tard, quand il quitta la maison, il garda le même type de comportement et dut s'arranger pour toujours avoir deux femmes, l'une qui était bonne quand l'autre était mauvaise.

Une personne dont le sentiment de Soi est faible, qui veut se protéger contre des sentiments indésirables en elle-même, n'aura d'autre choix que de séparer par une clôture ses bons et ses mauvais côtés. Comment alors, avec une telle séparation, conserver l'intégrité du Soi ? L'individu devient dès lors incapable d'apprécier ou de respecter l'intégrité des autres et le processus de polarisation se perpétue.

La relation solipsiste et la génération suivante

Quand un enfant a connu une relation solipsiste avec l'un de ses parents, il développera plus tard ses relations avec autrui selon l'un ou l'autre de ces comportements solipsistes.

Dans un cas, il joue le rôle bien appris du parent et devient celui qui dévore, utilise son partenaire comme un objet-pour-soi et établit avec lui une relation solipsiste. Le partenaire se sent mal aimé, négligé, ignoré. En réalité, il *n'existe pas* en tant qu'être distinct qui aurait des droits propres à lui, il n'existe que pour remplir les besoins de son compagnon.

Dans l'autre cas, l'individu trouve un partenaire étouffant comme l'était sa propre mère et devient à nouveau la victime passive (ou l'objet-pour-soi). Dans chaque cas, quand la relation est menacée, le partenaire qui est devenu l'objet-pour-soi perd son identité et se fragmente. Cela se produit quand le partenaire qui contrôlait la relation meurt ou trouve quelqu'un d'autre qui remplit mieux ses besoins, ou encore quand, grâce à la thérapie, il arrive à comprendre qu'il peut vivre pour lui-même. La mort ou le départ de l'un des deux partenaires peut même entraîner la mort de l'autre — mort émotionnelle ou physique. C'est une situation analogue à celle des frères siamois qui ne peuvent vivre l'un sans l'autre.

La gravité des blessures de nature solipsiste est très variable. Mais les gens qui ont vécu ce genre de relation peuvent également souffrir d'autres types de blessures. Il est difficile de travailler avec une personne qui a souffert d'abandon dans sa relation solipsiste parce que son sentiment de Soi est amoindri et ses émotions atténuées. Cette blessure est de nature énergétique : elle est vécue dans le corps même, comme une amputation, car l'individu a le sentiment d'avoir perdu une partie de lui-même.

La saine introversion/le stade du narcissisme de 1 an et demi à 3 ans : la période du renforcement du Soi

Le développement idéal de l'enfant consiste à tendre vers son individualité. Grâce à une symbiose adéquate et à une constance dans les reflets qu'il a reçus, l'enfant passe au troisième stade du développement quand il prend conscience d'être une entité séparée et non l'objet-pour-soi de sa mère, de son père ou de son milieu environnant. Avec l'aide nécessaire, il peut alors se séparer et entrer dans le processus de la vie comme entité autonome.

Pour s'épanouir, l'enfant doit développer ce que nous appelons le narcissisme sain ou la saine introversion. S'il n'a pas subi de blessure, il se sent tout-puissant et omniscient. Grâce à l'expérience d'harmonie avec la vie qui lui a été transmise par sa mère, le petit enfant ressent en lui une sensation d'essence divine (il a conscience d'être relié spirituellement à la Source universelle). Quand ce sentiment du divin est réfléchi adéquatement par les parents, la conscience individuelle de l'enfant peut continuer à se développer.

Le sentiment de Soi de l'enfant, ainsi nourri, lui donne les ressources nécessaires pour faire face aux échecs qu'il transformera en succès. Ayant intériorisé corporellement son sentiment de Soi et d'identité, quand il aura plus tard des difficultés émotives avec son milieu environnant, il cherchera dans son corps un sentiment de bien-être qui le soutienne et l'« enracine » et, ainsi redevenu fort, il pourra retourner dans le monde. C'est le narcissime sain, qui permet à l'individu de se respecter tout en étant capable d'être en bonne relation avec le monde extérieur.

Rosy, à trois ans, illustre bien la force de cet état intérieur. Un dimanche, alors qu'elle s'habillait pour aller à l'église, elle décida de mettre une chaussette rose et une autre verte. Son père la regarda et lui dit : « Tu ne veux pas porter deux chaussettes de couleur différente ! » Elle secoua la tête et répliqua indignée : « Tu peux me dire ce que je *dois* porter mais pas ce que je *veux* porter. »

Chaque stade de développement se construit à partir du stade précédent. De l'étape de symbiose avec la mère, l'enfant retient le sentiment de bien-être corporel, la chaleur émotionnelle et la sécurité. Au stade du miroir, il prend de plus en plus conscience d'être un individu séparé, et sa mère consolide son sentiment de Soi en lui laissant voir qu'elle l'apprécie et l'approuve. À travers un reflet stable et juste, il apprend, sans endommager son Soi, pourquoi une action est bonne et une autre mauvaise, même si elles sont presque semblables. Par exemple, mastiquer fortement une sucette en caoutchouc est une bonne action alors que mordre le sein de sa mère ne l'est pas. C'est ainsi que l'enfant apprend à discerner les comportements acceptables de ceux qui ne le sont pas ; il apprend aussi que ce n'est pas lui, en tant qu'individu, qui est remis en question mais son comportement. Il développera une saine introversion s'il est jugé bon, même si certaines de ses actions ne le sont pas. De même, si on attend de lui qu'il agisse selon son âge et ses capacités, il pourra relever la plupart des défis rencontrés et développer une confiance en lui qui lui permette de prendre le risque de vivre des échecs et aussi de les surpasser. Quand il sera en âge de se mesurer à la « réalité » avec ses pairs ou d'autres adultes, il confrontera cette volonté extérieure à sa vérité intérieure, comme Rosy, la petite fille aux chaussettes de couleurs différentes qui pouvait bien admettre les critères extérieurs sans pour autant renoncer à son droit de penser et de vouloir autre chose.

Les blessures propres au stade du renforcement du Soi

Un individu n'arrive pas toujours facilement au stade de la saine introversion même s'il a reçu, en apparence, un reflet juste de lui. Une mère peut, en effet, suivre à la lettre les « bons » principes d'éducation sans que son enfant puisse vraiment intérioriser ses messages. Cette blessure au stade du miroir prend la forme d'un clivage psyche/soma : l'enfant sait — dans sa tête — qu'il est correct mais — dans ses tripes — il est persuadé du contraire. Il est fort probable que la mère elle-même n'ait pas été élevée dans le halo énergétique (la « lumière bleue ») et qu'elle n'ait pas reçu les messages affectifs. Ses mots seront justes mais le ton n'y est pas. Si les mots cachent des sentiments contraires, les messages sont vides et ils ne peuvent pas aider à développer la confiance en Soi dont tout individu a besoin.

Sur le plan émotif, les enfants sont très conscients de ce qui est vrai et de ce qui ne l'est pas. Quand une mère dit à son bébé en train de gazouiller : « Oui chéri, c'est très bien », tout en ne le regardant pas, le bébé recevra comme message l'absence du regard de sa mère. Les mots ne sont pas si importants. Une mère qui observe silencieusement son enfant et apprécie ce qu'il fait lui communique un message positif par son regard et son comportement.

Un enfant qui ne reçoit que des reflets vides va quand même grandir avec une certaine idée de son identité et il agira dans le monde à partir de cette idée-là. C'est ce que nous appelons l'ego fonctionnel. L'individu se construit un ego ou une personnalité qui masque ainsi l'absence d'un sentiment de Soi authentique. Ces personnes s'en tirent souvent admirablement bien mais elles en « font trop » et n'agissent qu'en fonction de leur intellect, et non à partir de leur connexion au Soi et de leurs capacités réelles. Elles ont l'air bien dans leur peau, mais la blessure ancienne refera peut-être surface plus tard lorsqu'elles commenceront à s'occuper de leur intérieur et qu'elles n'y trouveront qu'un grand vide.

Il est intéressant de constater que de nombreuses personnes ayant bien réussi socialement arrivent à un moment critique où une introspection leur révèle un « vide intérieur » émotif et spirituel. Si, au stade du miroir, on leur avait parlé avec le cœur plutôt qu'avec des mots creux, elles pourraient aujourd'hui voir en elles le lien dont elles ont nécessairement besoin pour atteindre leur Soi authentique.

Le travail de la PCI est particulièrement efficace pour guérir les blessures à ce stade de développement, par son pouvoir de réintégrer le sentiment de Soi dans le corps plutôt que de le limiter à un savoir intellectuel. Les thérapies verbales ne peuvent atteindre la conscience intérieure du Soi qui est à même de fournir les bases du soutien non verbal dont l'enfant (ou l'adulte) a besoin.

En PCI, il y a un échange énergétique et émotif entre le thérapeute et le client. Par le transfert et en donnant un reflet juste, le thérapeute aide son client à fonder « le Soi de l'enfant » en lui et à retrouver le lien perdu au Soi, dans sa conscience et dans son corps.

Un thérapeute ne peut donner que ce qu'il a, aussi doit-il avoir été lui-même en thérapie. Lorsqu'il renvoie un reflet pour répondre aux besoins du client, il doit le faire à tous les niveaux, avec une empathie véritable et non pas à partir d'une seule compréhension intellectuelle. Ainsi le client pourra ressentir jusque dans son corps l'effet du message que porte le reflet. Dans le travail corporel, le client régresse suffisamment pour se laisser pénétrer par l'empathie du thérapeute. Ce dernier doit pouvoir communiquer au niveau affectif, selon les besoins propres à ce stade de développement ; sinon, il reproduira chez son client la blessure ancienne. Une absence d'empathie à ce stade interrompt tout développement ultérieur (et empêche le passage au stade suivant).

Il est important de revenir au scénario originel pour comprendre les blessures qui sont à l'origine de cette absence d'empathie chez les parents. L'enfant qui n'a reçu dans son enfance que des mots creux va se trouver confronté plus tard à un sentiment de vide et ne pourra tirer satisfaction de ses réalisations. Ainsi, l'un de nos clients, après quatorze ans d'études supérieures, avait l'impression d'avoir acquis de nombreuses *connaissances* sans avoir la capacité de les apprécier, jusqu'à ce qu'il fasse une thérapie PCI. Il comprit finalement — et le ressentit jusque dans son corps — qu'il possédait vraiment ces connaissances. Et maintenant qu'il est en contact avec son Soi, il se rend compte qu'elles lui sont très utiles pour aller dans le monde.

Le stade du rapprochement (de 1 an et demi à 3 ans) : à l'épreuve de la réalité

Quand un enfant arrive à savoir assez bien qui il est et ce qu'il est capable de faire, il lui faut affronter la réalité. Dans son milieu environnant restreint, il pouvait se sentir tout-puissant ; maintenant il cherche instinctivement à vérifier dans le monde ce sentiment d'omnipotence.

Il va affronter le monde, comme il devra le faire toute sa vie durant, c'est-à-dire qu'il va mesurer ses capacités en regard des exigences et des attentes des autres. Il va comparer ses attitudes et ses opinions avec la réalité extérieure extra-familiale et devra à l'occasion les modifier.

Le processus de rapprochement consiste alors à harmoniser son propre sentiment de Soi et ses fantaisies intérieures avec la réalité extérieure. Pour réussir cette étape, l'enfant doit avoir développé un narcissisme sain parce que, quand il affrontera le monde extérieur, il risque d'avoir un choc sérieux : il n'est peut-être pas aussi puissant qu'il le croyait. Il ne lui suffira pas de dire « non » pour révolutionner son entourage comme il le faisait avec sa famille quand il avait deux ans. Cette expérience est un tel choc qu'il a besoin, pendant qu'il assimile les leçons apprises, de se sécuriser en se tournant vers lui-même et en retrouvant en lui ce sentiment de bien-être ; il peut alors ajuster son image fantaisiste de lui-même à celle que lui renvoie le monde extérieur. Sa mère, à ce stade-ci de son développement, continue à refléter et à contenir pour lui son sentiment de Soi : elle le soutient au moment où il est mis à l'épreuve de la dure réalité.

L'expérience du rapprochement se reproduit chaque fois qu'une personne entre dans un nouveau groupe : maternelle, école primaire, secondaire, collège, université, monde du travail, groupe professionnel. Tout au long de son développement, le rapprochement sera le processus par lequel elle apprendra à avoir confiance en ce qu'elle est et en ce qu'elle sait. Films et livres regorgent d'anecdotes relatant l'aspect tantôt comique tantôt dramatique de ces moments de transition.

L'adolescent, débordant de confiance en lui et méprisant les manières de voir de ses parents, entreprend son voyage vers le monde adulte. Son monde de fantaisie intérieure est constamment remis en question par la réalité extérieure. Il éprouve de la peine, se sent souvent gêné et humilié. Cela n'est toutefois pas si terrible car il connaîtra aussi la victoire, le plaisir, la joie et ce, au-delà de tout ce qu'il pouvait imaginer.

Le professionnel se souvient, en souriant, du temps où, à peine sorti de sa tour d'ivoire, il testait ses connaissances théoriques avec le monde pratique. Quand nous avons quitté les jupes de notre mère, nous nous sommes aventurés dans le monde étranger et nous avons tous eu ce que nous méritions. Les maladresses, les faux pas, ne sont pas si désastreux si nous pouvons revenir en nous-même et à la question : « Ne suis-je pas toujours moi-même ? » et répondre sans hésitation : « Oui je me reconnais, et si j'ai *eu* un échec, je ne *suis* pas cet échec, je continue ! »

Pour ne pas s'écrouler en cas d'échec, il faut avoir réussi le stade de la saine introversion. Ainsi, l'adolescent qui a un sentiment grandiose de sa propre valeur et qui cherche en vain un travail d'été pourra se fragmenter. Le petit garçon qui se sent prêt à jouer avec les grands mais qui n'arrive même pas à soulever le bâton de baseball pleurera à chaudes larmes. Le jeune diplômé qui pensait sauver le monde va se laisser gagner par la dépression lorsque, au bout de la 700ème lettre de candidature, il se retrouve toujours sans emploi.

En thérapie, le client ne pourra conserver le sentiment de bien-être d'une séance à l'autre tant qu'il n'aura pas développé un narcissisme sain. Le thérapeute, comme les parents (et particulièrement le père), apporte toute l'aide nécessaire au client, comme le tuteur sur lequel s'appuie le jeune arbuste en cas de vents intempestifs. Comme l'arbuste, le client n'a pas besoin du tuteur pour se développer en temps normal, mais il s'y appuie pendant la tempête pour ne pas se briser. Lors des séances hebdomadaires, le client ne vient pas chercher son identité mais l'aide dont il a besoin pour affronter la réalité, tout comme l'enfant revient vers ses parents chercher le soutien nécessaire qui l'aide à persévérer au milieu de ses tribulations dans le monde. C'est cela, le stade du rapprochement.

Plus un individu teste ses capacités par rapport aux critères du monde extérieur, plus il a une idée précise de ce qu'il peut faire. Quand il a un sentiment d'identité intérieur suffisamment fort, il peut se permettre de prendre des risques parce qu'il ne s'écroulera pas à la première rebuffade. Son sentiment d'identité est inébranlable et il ne craint pas de lui donner libre expression partout où il va. Il ne s'agit pas de trouver quelque chose à faire pour exprimer qui on est ; ce qui importe, c'est de trouver la *façon* de s'exprimer.

Le thérapeute encourage le client à faire de nouvelles tentatives et à les faire de plusieurs manières. Pour apprendre à agir en tenant compte de leurs propres sentiments, les adultes en thérapie doivent passer par les mêmes apprentissages qu'étant enfants ou adolescents. Le médecin qui, à 48 ans, se rend compte qu'il voulait être potier, doit aller tester ses capacités. Même s'il en arrive à la conclusion qu'il ne deviendra jamais bien riche avec ses pots et ses tasses, il sait par contre qu'il sera quand même largement gagnant, puisqu'il respectera son sentiment de Soi à travers ses actes et en tirera un plaisir inestimable. Son activité, pour être validée, n'a pas besoin d'être associée à l'argent ; il suffit que, branché à son Soi, il s'exprime de façon créatrice et épanouissante.

Le Soi institué

L'objectif idéal des stades de développement dont nous avons parlé jusqu'à maintenant vise la constitution intégrale du Soi. Une personne dont les besoins ont été suffisamment satisfaits durant l'enfance possèdera un sentiment de Soi solide. Les différents aspects de sa personnalité s'intègreront à l'intérieur de son être. Son sentiment de bien-être corporel sera reproduit et amplifié par son expérience verbo-cognitive. Ces deux niveaux seront sans cesse vérifiés à travers ses relations. La personne en question respectera ses propres sentiments, sera émotivement détachée de ses parents et confiante en elle, elle saura choisir librement ses relations intimes, plutôt que par besoin. Grâce à son indépendance et à un profond sentiment de continuité avec une certaine force vitale, elle ne craindra pas de prendre le risque de vivre des échecs, sachant qu'elle peut retourner à tout moment dans son noyau intérieur pour se ressourcer. Et à partir de ce noyau, elle peut dépasser le niveau du Soi pour atteindre le spirituel ou transpersonnel.

Même si aucun d'entre nous n'a quitté le foyer en portant un Soi parfaitement constitué, nous sommes pour la plupart capables de fonctionner dans le monde. Certains font encore mieux ; grâce à de bonnes fondations de symbiose, de reflet et de rapprochement, ils trouvent des façons de s'exprimer dans le monde et de continuer le processus de constitution du Soi. Quant à ceux qui n'arrivent pas à fonctionner, ils se fourvoient dans des chemins qui les mènent d'échec en échec et à de grandes souffrances.

Chapitre 7

Persévérer :
le processus thérapeutique

Même si, durant les premières années de la vie, les besoins fondamentaux d'une personne n'ont pu être comblés, elle pourra, une fois
adulte, compléter le processus interrompu grâce à la thérapie. Le
scénario originel donne au thérapeute des indices sur la dynamique
qui a été à l'œuvre dans la vie de son client au cours des premières
années de sa vie : il nous dit les besoins qui ont été remplis et ceux
qui ne l'ont pas été, et il nous informe des comportements répétitifs
possibles. Le client, dans ses relations d'adulte, reproduit généralement un modèle qui confirme les prédictions ou hypothèses faites à
partir du scénario originel. Pour sa part, le travail respiratoire révèle
les tensions musculaires chroniques et donne accès aux émotions
cachées qui les ont provoquées. C'est un outil efficace tant pour
établir le diagnostic que pour mettre le client en contact avec son
corps et avec les sentiments qui y sont emprisonnés.

Tous ces moyens doivent être utilisés ensemble car ils sont com-
plémentaires. Nous allons décrire des modèles de diagnostic qui nous
permettront de mieux comprendre et de mieux traiter les problèmes
émotifs prévus, découverts et expliqués par les outils déjà mentionnés. En effet, les symptômes, chez l'adulte, sont le reflet de ses
expériences enfantines qui, à leur tour, ont été déterminées par le
scénario originel. C'est le modèle des relations actuelles du client et
son scénario originel qui déterminent le travail corporel à entreprendre.

Nous allons voir comment le thérapeute en PCI permet au client de retracer son processus de développement et de retrouver le point d'interruption pour revenir sur le chemin de la constitution du Soi, en combinant les éléments suivants : le bilan corporel, les symptômes, les schémas répétitifs et le travail respiratoire.

Tout d'abord, nous décrirons la fragmentation. Nous sommes habités par une peur extrêmement puissante et profonde, celle d'être dépossédés de notre identité et de notre Soi. Tous nos mécanismes de défense interrelationnels n'ont d'autre but que d'empêcher la fragmentation de se produire. Lors du processus de développement du Soi, toutes les tâches à accomplir avaient pour objectif idéal de fonder un sentiment de Soi si solide et un bien-être intérieur si fort que l'individu n'ait plus à recourir à la fragmentation ni à la craindre. Parce que ces tâches n'ont pu être accomplies correctement, l'individu va se protéger contre cette peur de se sentir annihilé en se coupant de ses émotions.

La fragmentation

Le sentiment de Soi se développe lentement. Au début, le sentiment d'existence du bébé se confond à celui de sa mère. Ensuite, il se reconnaît lui-même comme une entité distincte. Toutefois, le processus se fait très progressivement. D'abord, il n'est sensible qu'à sa faim et à son besoin d'être nourri. Puis il étend ses sensations jusqu'à ses mains, ses yeux et développe ses capacités physiques : il lève la tête, il rampe. Il apprend enfin les règles sociales : il sourit pour recevoir à son tour un sourire. Quand il atteint l'âge de marcher, il possède déjà un vocabulaire qui lui permet de comprendre sinon de parler.

C'est déjà beaucoup. Le bébé a parcouru un long chemin depuis qu'il est sorti de l'état de symbiose avec sa mère, mais son sentiment de Soi est encore primitif. Il démontre de l'assurance dans ce qu'il connaît, mais son sentiment de Soi est encore, en grande partie, indifférencié, non verbal et fragile. Il peut passer d'une minute à l'autre d'un sentiment de bien-être et de confiance aux pleurs, car il s'est senti soudain désintégré ou fragmenté. Il doit alors, pour se réunifier, retourner vers sa mère, qui « contient » pour lui son sentiment de Soi. En effet, elle continue à être pour lui la source où il puise pour rétablir son équilibre, comme il puisait en elle les substances nutritives durant la grossesse. Si elle est là chaque fois qu'il en a besoin durant sa croissance, il développera ses propres ressources intérieures et saura retourner en lui-même pour se réunifier.

Malheureusement, tout le monde n'a pas vécu une symbiose et un stade du miroir satisfaisants. Ceux qui ne les ont pas bien vécus sentent leur Soi se fragmenter quand surviennent les blessures ; et lorsque, finalement, ils réussissent à vivre comme une personne à part entière, ils craignent de perdre ce sentiment de Soi. Ils l'ont construit petit à petit comme un casse-tête dont les nombreux morceaux assemblés flottent dans un cadre un peu trop large. Quand le reflet reçu est positif, ils ajoutent une nouvelle pièce à leur casse-tête. Quand survient une blessure, elle ébranle le miroir en développement, — les pièces se décollent, sortent du cadre et se mélangent. C'est la fragmentation. Il faut alors faire le tri, replacer et recoller les morceaux.

La fragmentation est un état très douloureux et intolérable. L'individu est littéralement anéanti, il se sent rayé de la carte : s'il regarde en lui, il ne se voit qu'à travers un miroir brisé. Pour prévenir cet état, l'individu développe différents mécanismes de défense, de la même façon qu'il enveloppe d'une « armure » son corps pour bloquer ses émotions.

L'adulte se fragmente chaque fois que se produit une situation semblable, parallèle, analogue ou lui rappelant son scénario originel. Nous avons sciemment utilisé ces mots redondants pour insister sur le fait qu'une situation, même si elle semble au départ n'avoir rien de commun avec le scénario originel, peut entraîner la fragmentation ; il suffit que l'on y retrouve le moindre rapport avec le scénario originel ou *un soupçon, une trace* de ressemblance, si minimes soient-ils.

Un individu peut aisément faire face à la frustration, à la peur ou à la tragédie pour s'écrouler lors d'une altercation sans importance. Il peut surmonter des difficultés techniques énormes et s'enrager contre un collègue — parce que la situation lui rappelle un événement du passé. S'il s'agit d'un problème actuel, il saura lui faire face, mais quand cela provient du scénario, il se morcelle. En effet, il reproduit les comportements appris lors du scénario originel ; le sentiment d'être rejeté ou désavoué peut le renvoyer dans son enfance au moment où son Soi fragile sollicitait ardemment une aide essentielle à sa survie. Quand l'individu se retrouve dans cet état, il est fragmenté et à nouveau indifférencié. Il a besoin que sa mère contienne pour lui son sentiment de Soi et le rassure : « Ne t'en fais pas, ceci est ton vrai Toi. En un instant, on va recoller tous les morceaux. »

Prenons l'exemple de Howard. Il alla à la banque pour obtenir un prêt. Il avait atteint un degré de solvabilité dont il était fier, fidèle en cela à ce que sa mère lui avait toujours recommandé, et il était certain d'avoir le prêt immédiatement. Il s'avança avec assurance vers la préposée aux prêts, qu'il connaissait, et déposa sa demande. L'employée, amicale et courtoise, lui présenta la formule de demande habituelle, le priant de s'asseoir et de la remplir avec elle. Pour toute réponse, Howard lança la formule sur son bureau et sortit enragé, donnant un coup de pied dans la porte. Toute la journée, il fut préoccupé, non pas par sa rage, mais parce que l'employée de banque avait voulu qu'il remplisse une formule de demande. L'après-midi suivant, durant sa séance de thérapie, il put clairement voir que ce n'était pas la demande purement rationnelle qui l'avait enragé mais le fait que cette femme, une mère symbolique, ne l'ait pas immédiatement approuvé, comme si elle n'avait pas eu une foi complète en lui. C'était comme si sa mère avait insisté pour vérifier la propreté de ses oreilles alors qu'il venait de dire qu'il les avait lavées. Il admit qu'il aurait piqué la même rage si l'employée avait ajouté qu'elle était certaine que le prêt lui serait accordé. Par contre, si au lieu d'une femme il avait eu affaire à un homme, il aurait rempli le papier sans sourciller. Parce que c'était une femme, il régressa jusqu'à la période où il avait besoin de l'approbation totale de sa mère et ne put percevoir la procédure pourtant habituelle que comme un rejet.

Les gens n'admettent pas facilement qu'il sont en état de fragmentation ; comme Howard, ils peuvent dire qu'ils sont en colère, mais ils attribueront cela à l'hostilité des autres ou à leur manque d'égards. Pourtant, ils sont capables de reconnaître plusieurs symptômes de fragmentation aiguë quand ils parlent de « se décimenter », « tomber en morceaux », « voir le vide sous la carapace », « se briser en éclats », « ne pas être unifié ».

Nous parlons de fragmentation « aiguë » pour la différencier de la fragmentation « chronique », qui caractérise les gens perpétuellement morcellés. Il y a différents degrés de fragmentation, mais pour notre travail on considère que l'on est en état de fragmentation ou on ne l'est pas. Que la fragmentation dure cinq minutes ou plusieurs semaines, elle est toujours totale. Un commutateur électrique ouvre ou ferme le courant, il ne peut être à demi-ouvert ou a demi-fermé. C'est comme la vieille comptine :

> Humpty Dumpty était assis sur un mur,
> Humpty Dumpty fit une chute magistrale
> Tous les cavaliers du Roi et tous ses hommes d'armes
> Furent impuissants à remettre Humpty Dumpty à sa place.

Humpty Dumpty *était* sur le mur puis il *n'*y était *plus*. Il avait été un œuf entier puis il devint une coquille d'œuf en morceaux.

Pour aborder le concept de la fragmentation, il faut considérer d'abord que l'on ne se morcelle pas juste un petit peu, que la période peut être brève mais la fragmentation n'en demeure pas moins entière ; peut-on être plus ou moins enceinte ? On l'est ou on ne l'est pas. Il faut considérer ensuite qu'il ne sert à rien d'agir sur l'événement qui a causé la fragmentation tant qu'on n'en est pas sorti. La plupart du temps, l'individu déploie son énergie à nier qu'il est fragmenté. Il lui serait pourtant plus profitable de recoller les morceaux du miroir éclaté et de réinstaurer son sentiment de Soi. Pire encore, pendant qu'il nie être fragmenté, il est probablement en train d'essayer de changer ce qui l'a mis dans cet état et ne fait qu'aggraver les choses, particulièrement lorsqu'il s'agit d'une crise relationnelle. Non seulement il est préférable de ne pas essayer de régler la situation difficile, mais il vaut mieux ne rien chercher à régler jusqu'à ce qu'on se soit réunifié.

C'est par la manière forte qu'un de nos clients comprit cela. Il avait été troublé par une dispute avec son amie et avait quitté son appartement plus tôt que prévu. Voyant qu'il avait du temps devant lui, il décida de faire une petite réparation sur sa moto. Il voulut enlever une bougie qui ne cédait pas. Il prit des pinces, puis d'autres plus grosses et enfin une douille de serrage qui brisa la bougie au ras du moteur. Il essaya de la ciseler, puis de la forcer prudemment ; finalement, à coups de burin il transperça la bougie jusqu'au cylindre, détruisant complètement le moteur. S'il avait pris conscience qu'il était en état de fragmentation, il n'aurait jamais entrepris ce qui semblait au départ une tâche facile.

En conséquence, la première étape consiste à reconnaître que l'on *est* fragmenté. Puis, et seulement à ce moment-là, nous pouvons

entreprendre la résolution du problème qui a entraîné la fragmentation.

Quand Humpty Dumpty se retrouva sur le sol brisé en mille
morceaux, tout ce qu'il pouvait voir de son passé n'était que tragédie.
Quant à son avenir, il ne pouvait rien voir parce qu'il était au ras du
sol, sous la ligne d'horizon. Il lui était alors inutile de se demander
s'il était tombé du mur ou si quelqu'un l'avait poussé. Tant qu'il
n'arrivait pas à recoller ses morceaux, cela n'avait aucune importance. Qu'il s'agisse de Humpty Dumpty, d'un client ou de vous-
même, la première chose à faire est de se sortir de l'état de fragmentation.

Pour réussir, nous le répétons encore, il faut commencer par
accepter que l'on est fragmenté. Pour reconnaître cet état, il y a
plusieurs indices. Chaque individu a un réseau de signaux particuliers
et il est très important d'apprendre à les connaître. Avec son thérapeute, le client commence à identifier ses propres symptômes : maladies somatiques, rêves de maladie ou de morcellement, spasmes ou
tremblements, comportements défensifs, sentiment de culpabilité,
anxiété, dépression, besoin maladif de s'expliquer, boulimie, perte de
mémoire, etc.

Quand une personne se met à oublier son porte-documents dans un
taxi, ses cartes de crédit sur le comptoir des magasins et ses clés à
l'intérieur de sa voiture fermée à clé, il ne lui servirait à rien
d'améliorer sa mémoire. Cela ne ferait qu'exacerber les symptômes.
Il lui faut plutôt reconnaître que ces oublis inhabituels sont des signes
de fragmentation. Elle doit se souvenir qu'elle a déjà été fragmentée
et qu'elle s'est réunifiée : elle peut donc refaire cette unité aujour-
d'hui encore. C'est un peu comme si elle avait perdu l'usage de ses
sens. Le thérapeute peut l'aider à le retrouver et la ramener ainsi à
une réalité solide et palpable.

« Regardez autour de la chambre », dira le thérapeute. « Que
voyez-vous ? Quelle est la couleur du canapé ? Des rideaux ? Fait-il
chaud ou froid ? Quelle est la texture de la chaise sous vos doigts ? »
La plupart des gens ne voient plus les couleurs quand ils sont
fragmentés, pas plus qu'ils ne laissent agir leurs autres sens, parce
que leur sentiment de vitalité est perdu.

Ensuite, le thérapeute demandera à son client de décrire quelqu'un : « Quelle sorte de vêtements porte-t-il ? De quelle couleur ?
Sentez-vous une odeur de parfum ou de lotion après-rasage ? Regar-

dez bien ses yeux. » C'est une bonne façon de mettre le client en contact avec son thérapeute ou avec une autre personne.

Fritz Perls, le fondateur de la thérapie par la Gestalt, disait : « Sors de ta tête et reprends contact avec la réalité ». C'est le processus par lequel on se sort de la fragmentation en utilisant nos sens pour reprendre conscience de la réalité. Pour sortir de la fragmentation, une personne doit suivre « pas à pas » ce processus d'enracinement dans la réalité. Et seulement alors on considérera l'événement qui est à l'origine de la fragmentation. Il faut revenir au moment où les premiers symtômes ont fait leur apparition, que ce soit il y a quelques secondes ou quelques jours, en se demandant : « Quand ai-je commencé à avoir de la peine ? Quand suis-je devenu en colère ? Quand la blessure s'est-elle produite ? Qu'est-ce que je cherchais à ce moment-là ? Qu'est-ce que je désirais alors et que je n'ai pas reçu ? »

Quand on a retracé l'événement déclencheur, on peut alors voir en quoi il est similaire à un événement du scénario originel. La plupart d'entre nous passons notre vie à essayer de remplir des besoins et des attentes du passé non satisfaits. Nous essayons de trouver quelqu'un d'autre que nous pour les remplir, tout comme l'enfant dépend de sa mère pour avoir un bon sentiment de lui. Aux stades d'attachement et de miroir, l'enfant reçoit de sa mère beaucoup d'affirmations tacites ou explicites et de messages. Ce sont les *messages de la « bonne »* *mère* dont nous parlerons un peu plus loin. Ils lui font savoir qu'il est aimé, qu'il peut se sentir en sécurité et qu'il est fondamentalement désiré. S'il n'a pas reçu ces messages dans son enfance, il cherchera à les obtenir dans ses relations adultes. Si, au contraire, on les lui a donnés, ils seront incorporés à l'intérieur de son concept de Soi et il ne sera pas sujet à la fragmentation quand il ne les recevra pas de son entourage.

Quand l'individu retrace l'événement qui l'a amené à se fragmenter, il arrive souvent qu'il se rende compte que c'est le dernier d'une série ; chacun pris séparément ne portait pas à conséquence mais l'effet est cumulatif et la dernière goutte d'eau a fait déborder le vase.

L'histoire qui suit est vraiment typique. Mattie pensait qu'elle s'était levée du mauvais pied ce matin-là. Aussi décida-t-elle d'aller déjeuner au restaurant. Elle trouva facilement un stationnement et elle se sentait heureuse à l'idée de manger au restaurant. Mais la serveuse oublia de passer sa commande. Mattie eut l'impression de n'être pas vue, entendue et de n'être pas unique. Lorsqu'elle retourna

à sa voiture et qu'elle y trouva une amende de 35 $ pour stationne-
ment aux heures de nettoyage, elle interpréta cela comme un manque
d'égards envers elle et cela renforça son sentiment de n'être ni unique
ni désirée. Bien que troublée, elle n'était pas effondrée. Puis elle
arriva au travail un peu énervée d'être en retard et trouva la porte
fermée à clé. Ce dernier message fut la goutte d'eau et elle se
fragmenta. Non seulement elle n'était pas unique, mais on ne la
désirait même pas. Sa journée était gâchée. Voilà Humpty Dumpty
sur le sol encore une fois ! Dans les mêmes circonstances, un individu au sentiment de Soi intact se serait certes senti irrité, mais sans se
fragmenter, car il n'aurait pas douté de sa propre valeur.

Les situations propices à la fragmentation sont plus nombreuses
dans les relations intimes que dans les événements de la vie quotidienne. Et ceci, en partie parce que nous choisissons nos partenaires
avec l'espoir de les voir remplir nos besoins et de nous donner tous
les messages que nous souhaitons recevoir. Nous dépendons donc
beaucoup plus d'eux que de simples connaissances et, pourtant, nous
choisissons délibérément — même si c'est inconscient — les gens les
moins aptes à remplir ces besoins. Comme nous avons programmé en
nous une compulsion à compléter les situations non résolues du
passé, nous choisissons une personne comme notre « Maman » dans
l'espoir qu'« elle » (qu'il s'agisse d'un homme ou d'une femme)
nous donne enfin l'amour ou le reflet dont nous avons tant besoin. Et,
bien sûr, « elle » ne le peut pas ou ne le veut pas et nous continuons
ainsi à nous fragmenter jusqu'à ce que nous apprenions à satisfaire
nous-même nos propres besoins et que nous arrivions à nous donner
les messages d'amour. Entre-temps, nous nous fions aux défenses
que nous avons érigées autour de nous pour nous aider à éviter la
fragmentation et la souffrance qu'elle entraîne.

Nous utilisons un autre exercice pour aider un client à sortir de la
fragmentation : c'est l'« Image de la maison ou des fondations ». Le
client visualise une maison, imaginaire ou réelle, présente, passée ou
future ; il y entre et descend au sous-sol pour observer de près les
fondations. Le thérapeute lui dit : « Voyez s'il y a une défectuosité
dans la cave, et quand vous l'aurez trouvée, réparez-la. Prenez note
des sensations physiques que vous ressentez quand vous accomplis-
sez cette réparation dans les fondations de votre maison. Maintenant
qu'elles sont solides, faites-en l'expérience dans votre corps. Quelle

différence voyez-vous dans votre capacité à affronter la situation présente ? »

Les frontières

La question des frontières est au centre du processus thérapeutique parce qu'elles délimitent le Soi. Certains individus ont ce que nous appelons des « frontières-du-*Soi* » qui sont flexibles, d'autres ont des frontières *défensives* qui sont rigides et d'autres enfin en ont peu ou elles sont *vagues*.

Par frontières-du-Soi, nous entendons le sentiment ou l'expérience d'un Soi à la fois séparé du monde et en relation d'harmonie avec ce monde ; c'est ce qui délimite le Soi proprement institué. Cette frontière-du-Soi est renforcée par un reflet adéquat et une interaction continue avec l'environnement, incluant les échecs inévitables et nécessaires qui mènent à de nouveaux apprentissages et à la croissance.

Une frontière défensive remplace une vraie frontière-du-Soi qui n'a pu se développer faute de reflet adéquat et de succès dans les apprentissages. Les frontières défensives ont pour but de protéger le peu de sentiment de Soi existant chez la personne ; elles repoussent les gens à l'extérieur de la même façon qu'une armure défensive protège le Soi enfoui à l'intérieur.

L'absence de frontières ou leur vague présence se voit chez les gens qui ont un sentiment de Soi si faible qu'ils ne savent pas ni où ni comment les établir.

Les frontières permettent l'expression de soi. Pour les individus qui ont peu ou pas de contact avec leur Soi, il est bon d'établir des frontières pour créer l'expérience du Soi. En PCI, comme nous cherchons à ce que chaque intuition psychologique soit une expérience autant corporelle que cognitive, nous demandons au client de tracer une frontière autour de lui, en en indiquant les limites physiques et énergétiques. Il arrivera un jour à sentir et à comprendre ses propres frontières de même que leurs fonctions, mais nous lui suggérons pour l'instant de penser à sa limite territoriale en disant : « Ici c'est moi et là c'est vous. Pour l'instant, nous ne transgresserons pas cette ligne. Nous nous contenterons d'avoir une expérience de nous-mêmes comme entités séparées et cette ligne est ma frontière. » En

rendant ainsi sa frontière explicite, la personne acquiert un sens
kinesthésique de ses limites énergétiques, de sa capacité de contenir
et de sa sécurité.

Une fois que le client a tracé sa frontière, le thérapeute peut
pousser un coussin au-delà de cette ligne (représentant la Mère,
l'Amant, l'Ami(e) ou toute autre personne importante). Toutes sortes
de réactions sont possibles. Certains vont rester assis à l'intérieur de
leur frontière sans rien faire. D'autres vont repousser vigoureusement
le coussin. D'autres enfin vont le prendre contre eux et le serrer. Ce
qu'une personne fait dépend entièrement du mécanisme de défense
développé d'après son scénario originel.

Les bornes physiques d'une personne ne constituent pas son être
tout entier ; le corps n'en est que la représentation la plus dense. Son
champ énergétique s'étend au-delà du corps physique ; aussi, quand
un thérapeute entreprend de travailler avec un client dont les frontières sont très rigides, il sait que ce dernier se sentira mal à l'aise de
le voir s'approcher trop près : il vivra cela comme une invasion. Le
thérapeute devrait s'asseoir suffisamment loin, à la limite de la
frontière *énergétique* de son client, de sorte que celui-ci se sente
intact. Le thérapeute ne devrait pas essayer de s'approcher plus près.
Il devrait rester à la lisière de cette frontière jusqu'à ce que le client
l'ouvre de lui-même et le laisse entrer. Cela se produira quand il
pourra faire confiance à l'attitude *constante et consistante* du thérapeute à son égard. Il arrive que les clients, par insécurité ou parce
qu'ils ne sentent pas leurs frontières, invitent trop tôt le thérapeute à
s'approcher près d'eux. Dans ce cas, ils se sentent souvent si envahis
qu'ils interrompent leur thérapie prématurément ou qu'ils passent
leur temps à tenter d'empêcher leur thérapeute d'outrepasser leurs
frontières.

Quand le territoire du client est envahi, il cherche à repousser son
envahisseur et se retranche à une distance sécurisante. Le thérapeute
doit reconnaître ce qui vient de se passer et rétablir la situation par
rapport à la blessure qu'il vient de causer ; en effet, se soucier de
respecter les frontières d'une personne est une étape importante dans
l'établissement de la confiance. Il est essentiel que le thérapeute se
sente toujours responsable des moments d'envahissement accidentels
ou intentionnels. Le client arrivera petit à petit à remplacer ses
frontières rigides et fermées par des limites flexibles. Le travail
consiste alors à guider l'individu vers un sentiment de Soi suffisam-

ment fort pour que ses sentiments, au moment où la blessure se produit, puissent être reconnus et résolus. La blessure, produite par l'invasion du thérapeute, devient alors un moyen d'apprentissage.

Le client doit apprendre à reconnaître les symptômes de son état de fragmentation, à imposer des limites et à dire aux autres comment ils doivent se situer par rapport à lui. Le thérapeute peut faire l'exercice qui consiste à s'approcher et à s'éloigner successivement du client, ce qui permet à ce dernier de lui faire savoir jusqu'où il peut venir. Ainsi, le client apprend à être sensible à ses propres frontières. Avec un client terriblement « armuré », il est important de ne pas entreprendre le travail corporel avant un certain temps, même s'il le désire ardemment ; car établir un contact physique, si minime soit-il, avant que ne soit pleinement établie la confiance peut être vécu comme une intrusion et détruire cette confiance naissante. Pour développer la relation entre eux, le thérapeute doit établir le contact *à la frontière* et non la traverser.

Il doit imaginer des exercices qui amèneront le client *à* la frontière en vue de faire contact avec lui, mais il est impérieux qu'il attende patiemment sur le bord jusqu'à ce que le client vienne le rencontrer de lui-même : c'est ainsi que, dans *Le Petit Prince* d'Antoine de Saint-Exupery, le renard a montré au Petit Prince comment l'apprivoiser. Il lui a appris comment créer un lien de confiance par l'amitié et par un comportement constant et à ne pas trahir la confiance en s'approchant trop près avant que lui, le renard, ne soit prêt.

Notre approche différera quelque peu avec une personne qui a une faible capacité à établir des frontières. Nous lui faisons tracer une ligne autour d'elle parce que le fait de la voir tracée réellement fait une grosse différence dans son expérience émotionnelle. Puis le thérapeute trace sa propre frontière, ce qui, souvent, entraîne un soulagement visible chez le client. Cela lui permet de voir que le thérapeute fait ce que ses parents n'ont jamais fait — à savoir de rester séparés de lui et d'imposer des limites. Ce processus permet au client de se sentir en sécurité face à la peur d'être englouti et d'apprendre à établir ses propres frontières et à leur faire confiance.

Voici un exemple où l'on verra comment a pu s'établir un lien de confiance, grâce à l'établissement de frontières. Une jeune femme avait eu des relations incestueuses avec son père de l'âge de six ans à treize ans. Elle n'avait pu y échapper, ne pouvant en parler à personne et ne pouvant rien faire d'autre que s'y soumettre. Elle y trouva quelquefois du plaisir, mais elle « n'était pas là » quand la chose se produisait. Elle se dissociait et se coupait d'elle-même. Elle entreprit une thérapie parce qu'elle était devenue très consciente d'une absence de sentiments en-dessous de la nuque. Il aurait été facile de lui prouver qu'elle pouvait en réalité avoir des sentiments, mais son thérapeute préféra ne pas entreprendre de travail corporel jusqu'à ce qu'elle soit vraiment prête. Elle avait choisi la thérapie dans le but de faire un travail corporel, pourtant elle se montra manifestement soulagée de ne pas l'aborder tout de suite.

L'approche douce donna de bons résultats parce que la première chose à faire était d'établir une relation de confiance entre le thérapeute et sa cliente pour qu'elle se sente en sécurité. Même si elle savait que sa peur était irrationnelle, elle craignait que le thérapeute ne lui fasse des attouchements sexuels, comme lui saisir les seins ou introduire ses mains sous sa robe. Elle l'exprima ainsi : « Je dois garder les murs très hauts autour de moi de façon à ce que personne ne puisse m'atteindre. Ainsi je n'ai pas à craindre l'invasion. » Elle tenait le monde à distance loin de son corps.

Il s'agissait alors de trouver ses frontières énergétiques et de rester en-deçà, même s'il fallait, pour qu'elle se sente rassurée, que le thérapeute s'assoie à vingt pieds. Cela prit deux ans, mais peu à peu, elle se sentit plus à l'aise et moins effrayée, et elle permit au thérapeute de se rapprocher et de commencer enfin le travail corporel. Puis le processus s'accéléra du fait que le travail corporel adoucissait son armure protectrice tout en développant sa confiance et sa force dans l'expérience de son Soi. Finalement, un contact plus profond s'établit entre eux. Sans l'expérience corporelle, la thérapie aurait pu durer plus longtemps, mais sans le respect scrupuleux des frontières de la ciente, elle aurait été tout simplement impossible.

La capacité de contenir

Au chapitre 4 nous avons parlé de la difficulté de contenir l'excitation et le plaisir dans le corps. Nous abordons maintenant l'incapacité de contenir tout sentiment de bien-être sous son aspect psychologique.

Pour renfermer en soi un sentiment de bien-être, il faut pouvoir lui accorder une place. L'armure musculaire est une entrave à l'expansion physique alors que le resserrement émotionnel ou les schémas de comportement sont des entraves à l'expansion psychologique.

Les personnes qui ont de l'argent et qui, par ailleurs, sont incapables de contenir leur excitation doivent dépenser cet argent. Lorsqu'elles apprennent quelque chose de nouveau, elle doivent en faire part à quelqu'un. Quand elles obtiennent ce qu'elles ont désiré, elles doivent s'en débarrasser. Ou encore, après avoir réussi à maigrir, elles deviennent boulimiques ou se mettent à boire pour faire disparaître les sentiments positifs nés de leur sobriété. Elles se sentent obligées de refouler des sentiments positifs qui leur sont inconnus et de revenir en terrain familier : elles se reconnaissent ainsi, à travers leurs vieux schémas de comportement.

Lorsqu'une personne ne peut « contenir », le sentiment de bien-être lui-même devient difficile à supporter ; elle le projette alors sur une autre personne dont elle tombe amoureuse (il s'agit dans ce cas d'une projection positive). Cela lui permet de conserver l'expérience de bien-être sans avoir à la garder à l'intérieur d'elle ou sans avoir à se la réapproprier. Elle projette donc à l'extérieur d'elle l'excitation trop forte et s'identifiera à l'objet tout en gardant une bonne distance. Mais quand son sentiment de bien-être s'intensifiera et qu'elle pourra le supporter, elle se rendra soudainement compte que l'autre personne n'est pas vraiment celle qu'elle croyait ; la relation alors s'en ira vers l'échec.

Il arrive souvent que les gens se séparent à ce moment-là ; or cela pourrait être au contraire l'occasion de mieux se connaître. Si l'individu parvient à se réapproprier les qualités de son sentiment de Soi jusqu'alors projetées sur l'autre, la relation peut devenir l'occasion d'une exploration passionnante. Comme l'a déjà dit Gregory Bateson : « C'est à travers l'autre qu'on se connaît ». En effet, en développant la capacité de tolérer le sentiment de Soi, on commence à se réapproprier ses propres qualités projetées sur l'autre, à les expérimenter en soi-même plutôt qu'à travers la relation de projection.

Cette projection positive peut inclure des qualités spirituelles, la capacité de vivre des états de conscience altérés, de ressentir sa puissance personnelle, la conscience accrue de sa propre sexualité et de son excitation, de même qu'une paix intérieure et un sentiment de bien-être.

Un homme peut projeter sur sa femme la féminité qu'il ne reconnaît pas en lui. Une femme peut faire la même chose avec sa masculinité (c'est ce qu'on décrira au chapitre 9 sous les termes animus/anima). Quand cela se produit, ils peuvent devenir follement amoureux l'un de l'autre et voir dans le partenaire « le chevalier sur son cheval blanc » ou la « princesse dans la tour ». Dans la mesure où personne ne peut être à la hauteur de telles idéalisations, il s'ensuit des déceptions et de la colère à moins que les projections masculine et féminine ne soient réappropriées. Si elles le sont, l'individu se sent plus complet psychologiquement et la relation évoluera considérablement.

Les mécanismes de défense caractériels dans les relations avec les autres

La dissociation

Nous avons déjà parlé des personnes qui « ne sont pas là ». Ces personnes utilisent un mécanisme de défense caractéristique de ceux dont les premières émotions ont été tellement douloureuses qu'ils s'en sont « dissociés ». Fuyant la douleur, ils ont simplement quitté leur corps, se dissociant de leurs émotions mais aussi de leur sentiment de Soi, inséparable du corps. Il s'agit d'un mécanisme de défense primitif et, dans les cas extrêmes, d'un retrait tellement radical qu'il frôle l'autisme. S'étant coupées de leurs sentiments et de leur Soi, ces personnes n'ont pas besoin de se construire de frontières rigides pour se protéger ; au contraire elles s'en sont échappées.

La dissociation peut être une réponse temporaire à une situation émotive difficile ou un mécanisme caractériel fréquemment utilisé.

En général, les personnes dissociées ne savent pas qu'elles le sont et, suivant la gravité du cas, leur dissociation peut même passer inaperçue. Certains types de comportement sont caractéristiques : un regard terne par exemple, ou la quasi-absence de souvenirs d'enfance, des pertes de mémoire fréquentes dans la vie courante, telles que la perte de ses clés ou de papiers importants. Une personne peut conduire sa voiture comme un automate et suivre de façon inconsciente la signalisation routière. Ou encore passer son temps à rêvasser, à regarder fixement dans le vide, à penser à des sujets sans relation aucune avec ses sentiments. Elle peut ne pas remarquer les couleurs autour d'elle ou même rêver en noir et blanc.

Les personnes dissociées ne tolèrent que peu de stimulation. Elles peuvent se faire souvent mal en se cognant contre des objets et sans le remarquer. Elles ne sont pas conscientes de leur corps ni de leur environnement, se déplacent comme en rêve et travaillent dans la pénombre. Le dysfonctionnement sexuel et l'échec dans les relations sont principalement dus à l'incapacité de rester présent à la situation et de maintenir l'excitation sexuelle. Plutôt que de rester présentes dans leur corps, ces personnes vont s'en dissocier et se mettre en état de conscience altérée et transpersonnelle : ainsi ne sont-elles plus confrontées à leur corps et à leurs émotions.

La personne « comme si » et le Somnambule

Il existe plusieurs mécanismes de dissociation. Pour les besoins de la démonstration, nous décrirons les cas situés aux deux extrêmes.

D'un côté, nous avons la personne « comme si ». La dissociation est chez elle difficilement perceptible : elle fonctionne généralement bien, est appréciée pour son caractère agréable. Elle fait ce qu'on attend d'elle, est appliquée dans son travail. Si elle vit en banlieue, elle entretient sa pelouse aussi bien que son voisin ; avec son enfant, elle s'efforce d'être un parent modèle. Elle s'habille de manière toujours très convenable, envoie ses cartes de Noël à temps et collabore à la « bonne » équipe.

Apparemment tout va bien, si ce n'est que cette personne est *trop* agréable, agit de façon *trop* conforme aux attentes des autres. Elle-même peut ne rien remarquer jusqu'à l'âge adulte. Même alors, son seul symptôme de dissociation sera un malaise grandissant quand elle prendra peu à peu conscience que ces activités qui auraient dû la satisfaire n'étaient en fait que gestes vides. Elle commence à sentir que sa personnalité est factice, que sa vie lui échappe, ne lui apporte aucune joie et la laisse sans souvenirs.

À l'autre extrême, se situe la personne si fortement dissociée qu'elle en est presque en transe. Contrairement au cas précédent, qui au moins pense qu'il sait ce qu'il veut, le Somnambule traverse la vie en errant, inconscient de son corps et de ses besoins. Il peut rechercher la stimulation dans la drogue, le parachutisme, ou toute autre activité ou idée qui crée en lui un semblant de sensation. Incapable de s'engager dans la vie, instable, il ne peut maintenir de relations à long terme et il flotte d'un emploi à l'autre, d'un partenaire à l'autre, d'une ville à l'autre.

Il s'agit ici du mécanisme de défense caractériel d'une personne qui prétend être là. Rappelons qu'il n'est pas toujours facile de se rendre compte de l'absence d'une personne parce qu'elle n'en est pas toujours consciente elle-même. Elle semble réelle de l'extérieur mais il n'y a personne derrière la façade. Elle est non pas dans un état d'hébétude temporaire, mais bien complètement dissociée de ses sentiments et de son vrai Soi. Ne sachant jamais ce qu'elle ressent, elle est tributaire des indices qui lui viennent de l'extérieur. Elle agit en fonction des réactions des autres, des désirs de sa mère, et jamais de ses propres besoins.

Une relation solipsiste avec la mère provoque souvent ce type de dissociation. Lorsqu'un enfant apprend très tôt qu'il fait partie de sa mère et qu'il n'a le choix que de se conformer aux désirs de celle-ci ou de se rebeller, il se dissocie de ses propres sentiments devenus inutiles. Et pour fuir la douleur de son impuissance, il adopte les sentiments de sa mère ou, en son absence, ceux d'autres personnes.

Nous avons vu un exemple de cette dissociation chez un enfant qui venait de recevoir un jouet de son oncle. L'enfant se tourne vers sa mère, non pour obtenir sa permission mais pour savoir s'il le désire ou non.

À première vue, la personne « comme si » ne semble pas avoir trop de problèmes si elle peut arriver à satisfaire les autres sans faire intervenir ses propres émotions. C'est lorsqu'elle prend conscience d'avoir organisé sa vie non à partir de *ses* propres sentiments mais de ceux des autres que survient le désespoir. Elle s'aperçoit alors qu'elle a perdu une vie entière de sentiments qu'elle *aurait* pu avoir, qu'elle aurait *dû* avoir. Elle revoit tous ses faits et gestes — aller à l'école du dimanche, choisir le « bon » collège et une carrière « raisonnable », épouser le partenaire que ses parents préféraient, porter des jugements qui étaient en fait ceux des autres, acheter une maison dans le « bon » quartier — et s'aperçoit en fin de compte que tout cela ne comptait pas vraiment pour elle. C'était des autres que dépendaient ses choix.

Une personne qui n'agit pas à partir de ses propres sentiments n'est pas vraiment vivante. Ni projets ni joie ne traversent sa vie. Elle peut aussi ne pas avoir connu de crainte ou de peine, mais le fait d'y avoir échappé n'arrange rien. Il faut en effet connaître et la peine et le plaisir pour se sentir vraiment vivant, et l'on voit que ces deux catégories de personnes dissociées sont exclues de la définition même de vitalité. Le Somnambule ne peut supporter de ressentir des émotions et s'en dissocie à sa manière. La personne « comme si » ressent — ou plutôt *essaie* de ressentir — ce qu'elle pense devoir ressentir.

Georges est un bon exemple de personne dissociée. Il est entré en thérapie à l'approche de la cinquantaine. Ses enfants étaient enfin indépendants, il n'avait plus à exercer le rôle de chef de famille ni à se préoccuper de sa carrière. Il pouvait commencer à songer sérieusement à prendre sa retraite dans les années à venir. Alors que ses collègues parlaient avec plaisir de leurs projets de voyage, de leur désir de déménager à la campagne, de prendre le temps de vivre, Georges n'avait rien à dire. Il avait beau chercher, il ne trouvait rien pour l'intéresser. Il n'y avait qu'un vide en lui et c'était la situation la plus pénible qu'il eût jamais vécue. C'était « effrayant » aussi de réaliser qu'à l'intérieur « il n'y a pas de Georges ». « Je suis un être factice », disait-il. « J'adorais tout ce qui était à la mode. J'ai acclamé les équipes sportives locales et je me suis engagé dans tous les mouvements à la mode. Je suis la personne idéale pour m'impliquer dans une cause parce que j'ai le don de susciter l'enthousiasme. Mais voulez-vous savoir une chose ? Je peux à peine me souvenir des événements auxquels j'ai participé. Je ne crois pas avoir jamais été véritablement impliqué et je pense que cela doit blesser les sentiments des autres. L'autre jour, quelqu'un me disait : « Te souviens-tu du travail que nous avons fait pour les Cranes ? » J'ai répondu : « Heu ! Oui, c'était une grande équipe, n'est-ce-pas ? » Mais c'est au comité de « Sauvons les aigrettes » que nous avions travaillé. »

Angie, comme Georges, avait passé elle aussi sa vie à jouer des rôles selon les besoins et les enthousiasmes des autres. Ses parents avaient eu leurs enfants assez tard. Tous deux souffraient de graves problèmes d'alcoolisme. La dernière, après un frère de quatorze ans son aîné, Angie ne fut jamais vraiment acceptée. Son père, professeur dans un collège, était un homme autoritaire, pédant, entêté et agressif quand il avait bu. Ayant pris sa retraite très tôt, il joua un rôle déterminant pendant l'enfance de la jeune fille. La jeune Angie apprit ainsi à sentir d'où venait le vent avant de donner son opinion. Sa mère avait perdu toute patience avec ses enfants. Elle était totalement imprévisible, passant de l'admiration devant l'intelligence de sa fille à la fureur contre ses velléités de refus ou de rébellion.

« Quand je regarde en arrière », dit Angie, « je me souviens que je me levais le matin sans savoir exactement qui je serais ou ce que je serais — un peu comme lorsqu'on ne sait pas comment s'habiller. Un regard sur maman ou papa, et je savais. Ils me donnaient une personnalité comme on indique à une enfant la robe qu'elle doit porter. »

Angie, assurée de l'approbation de ses parents, épousa un auteur dramatique et déménagea à New York. Elle détestait cette ville et se languissait de sa Californie natale, mais son mari réussissait sa carrière et n'envisageait pas de quitter New York. Elle ne sut jamais profiter de cette ville. « Tout était trop cher », dit-elle. « Mes parents, qui avaient vécu la crise de 1929, m'avaient appris à craindre l'extravagance. Mais en fait, » admit-elle, « le vrai problème, c'était que je n'arrivais pas à décider quoi faire. J'allais voir les spectacles produits par mon mari et ses amis parce qu'il me le demandait et que c'était gratuit. Voilà mes seules distractions. »

« Je n'achetais que des meubles d'occasion pour notre appartement. Je pensais agir par sens de l'économie ; en fait, c'était tout simplement que je n'arrivais pas à me décider pour d'autres meubles. Un jour, Jim me donna de l'argent pour acheter des rideaux pour notre nouvel appartement ; les fenêtres restèrent nues pendant deux ans parce que je n'arrivais pas à me décider sur ce qu'il fallait acheter. À la fin, *il* les acheta lui-même, et les rideaux étaient affreux. J'appris au moins une chose : au fond de moi, j'*avais* du goût ».

« Nos amis étaient *ses* amis, tous des gens de théâtre, la plupart charmants, hyperactifs et intellectuels. »

Une année, sa sœur l'invita à aller passer l'été en Californie avec ses enfants. « Ce fut un été épouvantable. J'aurais tellement voulu rester avec elle. J'avais trente-cinq ans et c'était la première fois que je désirais vraiment quelque chose. J'allai voir le thérapeute de ma sœur et je m'aperçus bien vite que je n'avais jamais reconnu mes propres sentiments. Un jour que je me regardais dans le miroir, j'entendis une voix funèbre me dire : « La vraie Angie n'*existe* pas ». Je pleurai pendant deux semaines. D'une certaine façon, c'était plus facile quand j'étais vaguement insatisfaite, quand je pinçais les lèvres et agissais comme une martyre ; quand je faisais « la bonne chose à faire », en prétendant que j'aurais préféré agir autrement alors que je n'avais réellement aucune idée de ce que j'aurais fait si je n'avais pas été « forcée » d'agir ainsi. Mon Dieu », dit-elle en pleurant, « qu'ont dû ressentir mes enfants quand je les forçais à faire des choses dans lesquelles il était évident que je ne croyais pas moi-même ? »

Angie continua sa thérapie en explorant le processus par lequel elle avait perdu contact avec ses vrais sentiments et son Soi ; elle rétablit petit à petit le lien avec son corps et fit resurgir de vieilles émotions. Le processus était long. Elle se remit à enseigner pour payer sa thérapie et ses voyages en Californie, elle rencontra de nouvelles personnes et apprit à se faire confiance. Elle s'aperçut peu à peu que vivre à New York avait son charme, même si elle préférait toujours passer ses vacances en Californie. Finalement, quand ses enfants furent un peu plus grands, elle déménagea avec eux en Californie.

Méthodes de traitement. Les personnes dissociées entrent en thérapie pour des raisons différentes, selon qu'elles s'apparentent à un type de dissociation plutôt qu'à un autre. Le Somnambule peut avoir à affronter un véritable problème de survie. En raison de son instabilité et de sa difficulté à établir des contacts, conserver un emploi et des amis peuvent être pour lui problématiques. Il s'est brûlé pendant sa jeunesse et, quand il commence une thérapie, il est à bout de forces ; mais il le sait. De son côté, la personne « comme si » sait seulement qu'elle est insatisfaite. Elle se demande ce qui ne va pas — après tout, elle a tout accompli à la perfection et possède tout ce qu'un individu peut souhaiter. Au-delà des apparences, même si, contrairement au Somnambule, elle peut maintenir le contact oculaire et même si elle possède l'intuition des désirs des autres, elle aussi est dissociée de ses émotions.

En thérapie, il est essentiel d'établir sans attendre le contact avec le client dissocié. Ses frontières étant inexistantes, il n'y a pas risque d'envahissement et on peut l'amener très rapidement à établir ce contact. Le travail corporel est tout indiqué pour ce genre de personnes : grâce à la respiration elles peuvent retrouver facilement le chemin des sentiments inscrits dans leur corps.

Cette approche, inappropriée pour les personnes aux frontières trop rigides, est idéale pour les êtres qui vivent complètement hors d'eux-mêmes. Pour les aider à être présents, il faut les recentrer, les enraciner immédiatement dans leur corps et dans leurs sentiments. Alors seulement sera-t-il possible d'explorer les émotions qui ont provoqué la fragmentation et la dissociation.

Au début, ils ne pourront maintenir le contact avec le thérapeute, ni même soutenir l'excitation provoquée par la charge d'énergie, mais en apprenant à rester présents pendant la respiration, ils pourront retrouver leurs vrais sentiments à eux et non ceux des autres.

La personne « comme si », habituée à faire ce qu'on lui demande, voudra savoir si elle respire correctement. Quand elle découvrira que le thérapeute n'a pas d'attente particulière à son égard et que les sentiments qu'elle éprouve sont avant tout personnels et authentiques, elle aura tendance à se dissocier de nouveau. L'un de nos clients, Sean, se décrivait ainsi : « Je me sens comme si j'avais été recouvert de papier plastifié. Je peux voir à travers mais l'emballage m'empêche de sentir ce qui se passe. C'est comme de savoir qu'il pleut pas parce que l'on sent la pluie mais parce qu'on la voit à travers la fenêtre. Je me sens comme une marionnette et je ne sais pas qui tire les ficelles. »

Le travail respiratoire peut donc être le déclencheur d'une prise de conscience de la dissociation chez la personne « comme si ». Plusieurs de nos clients ont passé énormément de temps avec des thérapeutes qui n'intégraient pas le travail corporel à leur pratique et ne pouvaient donc les aider à trouver la cause de leur vague insatisfaction. La respiration, « connectant » le client directement à ses émotions, provoque un réflexe conditionné : la dissociation. Le thérapeute attend généralement quelques minutes avant de poser la question : « Êtes-vous présent ? » Le client répond invariablement : « Oui, bien sûr, j'étais simplement en train de penser. » Le thérapeute pourra, par d'autres questions, lui faire prendre conscience de son absence et de sa perte de notion du temps. Comme la plupart des gens ont besoin d'être convaincus de leur absence momentanée, nous enregistrons l'entretien. En écoutant la cassette, le client peut constater les deux ou trois minutes de silence ; il peut surtout revivre les émotions qui ont précédé et déclenché le silence.

Quand le client prend conscience des sentiments jugés autrefois inacceptables ou intolérables par sa mère, il cherche à les cacher et à se protéger. Le travail corporel et respiratoire l'aide à ne plus se dissocier aussi facilement, mais il risque de créer des frontières rigides, érigées à la hâte pour réagir à ces émotions quasi-inconnues. C'est une phase critique de la thérapie. Idéalement, le thérapeute doit prévoir cette réaction et rattraper le client avant qu'il ne s'emmure à l'intérieur de ses nouvelles frontières. Il lui apprend à contenir ses émotions et à établir des frontières flexibles.

La plupart du temps cependant, le client est trop rapide et, pour respecter ses nouvelles frontières, le thérapeute réduira l'intensité du contact établi. Il peut aider le client à réaliser qu'il ne fait que se protéger des émotions douloureuses auxquelles il avait coutume d'échapper en se dissociant ; et il peut lui signifier qu'il comprend sa réaction à tant d'émotions envahissantes et à sa peur de devenir fou. Il peut lui faire voir enfin qu'il y a une issue à cette situation et qu'il survivra à ce trop-plein d'émotions.

Quand le client parvient à assurer une certaine présence, il tend à se couper de ses émotions. Cet état de retranchement derrière des frontières rigides constitue malgré tout une amélioration car le contact peut être établi, et si le thérapeute respecte les nouvelles frontières, une relation pourra se développer entre eux. Dans cette relation — l'alliance thérapeutique — le thérapeute pourra travailler à assouplir les frontières défensives, rigides, et à les transformer en frontières du Soi plus flexibles.

On peut assouplir les frontières en les franchissant. Nous avons déjà décrit cette approche kinesthésique. Nous pouvons aider une personne à connaître, accepter et respecter ses propres frontières comme celles des autres. Par certains exercices que nous avons mis au point, elle apprendra à explorer son territoire et à l'agrandir en repoussant les frontières, quitte à prendre des risques. Non seulement elle apprend qu'elle a des émotions mais elle apprend à les reconnaître et à les respecter.

Les personnes dissociées ou qui nient leurs émotions ne sont plus conscientes des informations qu'elles pourraient recevoir de leurs cinq sens. Aussi attirons-nous constamment l'attention de nos clients sur l'utilisation de leurs sens. Il y a des individus qui, par exemple, ne se rendent jamais compte qu'ils ont faim. Ils mangent régulièrement si d'autres le leur rappellent ; laissés à eux-mêmes, ils oublieront qu'ils ont faim. C'est une situation tellement fréquente que nous l'utilisons comme exemple pour exprimer la même incapacité de ressentir la faim ou de rechercher des satisfactions dans leur vie.

« Voici un menu », dira le thérapeute, tendant au client une feuille cartonnée ou une tablette. « Que désirez-vous pour dîner ? Comment allez-vous vous décider ? Avez-vous faim ? Comment pouvez-vous savoir ce que vous aimeriez manger ? Décidez-vous en fonction du prix ? En fonction de ce que vos compagnons prennent ? D'après le menu du jour ? »

La plupart des gens décident en fonction du contenu de leur portefeuille ou de ce que les autres vont suggérer, continuant ainsi à ne rien décider par eux-mêmes. Nous leur demandons d'explorer de nouvelles façons de choisir en revenant à leur corps et en le prenant comme point de départ. Nous leur suggérons de se demander s'ils se *sentent* affamés puis d'imaginer la quantité, le goût et la texture de la nouriture qui pourrait satisfaire cette faim.

Si le client se décide pour un « chien chaud », voici ce que pourrait être un dialogue typique :

Le thérapeute : « Dans quelle partie de votre corps ressentez-vous qu'un « chien chaud » serait bon ? » Le client ferme les yeux et dit finalement : « Je le ressens dans mes joues et sur ma langue ».

« Que voudriez-vous sur votre « chien chaud » ?

« De la moutarde », répond le client sans réfléchir, et il ajoute avec enthousiasme : « et de la choucroute ».

« Dans quelle partie de votre corps ressentez-vous le désir de la choucroute ? » demande le thérapeute.

« Sur les côtés de ma langue, assez loin en arrière, juste à l'endroit où ma bouche commence à saliver. Et je peux sentir et presque entendre mes dents croquer dedans et j'en éprouve le piquant râpeux dans ma gorge. »

« Bien », dit le thérapeute, « vous savez maintenant que vous avez une base corporelle à partir de laquelle vous pouvez faire des choix. Cette ressource vous sera toujours accessible. Servez-vous-en pour entrer en contact d'abord avec vos désirs. Puis, quand cela sera nécessaire pour des questions d'argent, de santé ou de milieu social, vous pourrez modifier votre choix. Il est primordial que vous sachiez ce que vous désirez et ensuite vous pouvez sans crainte choisir autre chose. Ce qui ne va pas, c'est ce perpétuel sentiment d'insatisfaction qui vous accompagne parce que vous ne savez jamais ce que vous voulez. Vous aurez beau vous acharner à faire la même chose ou à peu près, cela ne donnera pas de bons résultats tant que vous ne saurez pas ce que vous voulez. »

De simples exercices de ce genre aident la personne à prendre des décisions qui viennent de l'intérieur. On peut compléter cet exercice en suggérant au client d'aller déjeuner au restaurant chaque jour de la semaine suivante et de choisir les plats en fonction de sa faim et de ce que ses goûts lui commandent. Cet exercice s'étendra par la suite à toute sa vie et débordera le domaine des repas. Après le restaurant, le client peut commencer à penser en termes de menu de la vie, en « s'exerçant » à des choix possibles tout comme il l'a fait pour le « chien chaud ».

On peut lui demander : « Quelle est la chose qui vous tente le plus ? Où ressentez-vous cela dans votre corps ? Quoi d'autre vous ferait plaisir ? Où est-ce que *cela* vous fait du bien ? »

Il arrive souvent qu'une personne qui a toujours fonctionné à partir de sentiments empruntés aux autres ait de la difficulté à répondre à des questions aussi générales. Il faut alors devenir très précis et entrer dans des détails du passé. L'un de nos clients ne pouvait rien retracer de ses désirs anciens excepté peut-être celui d'échapper à la vie sociale. Nous avons cherché à ce qu'il retrouve un sentiment de plaisir dans une partie quelconque de sa vie et, finalement, il y arriva :

« Je me souviens de la sensation éprouvée, debout sur la plage, l'été où mes parents nous emmenèrent à la mer. » Il put, à l'aide de nos questions, retrouver des détails de cette journée d'été : les vagues qui, en s'éloignant, tiraient sur ses chevilles, le sable qui se dérobait sous ses pieds, la chaleur du soleil, l'agréable fatigue dans les muscles pour avoir joué et s'être baigné toute la journée et une bonne faim apaisée par du melon d'eau et des sandwiches.

« Maintenant que j'y pense », continua-t-il, « j'ai toujours été attiré par le plein air mais je me suis arrangé pour m'enfermer toute ma vie. Parce que mon épouse déteste les insectes et les coups de soleil, nous prenons nos vacances dans des centres de villégiature climatisés. De plus, je suis comptable, alors comment faire mon travail à l'extérieur ? »

Quand nous demandons aux clients de retrouver leurs sentiments les plus positifs, les plus intenses, c'est dans le but de les voir se demander comment ils pourraient construire leur vie tout en respectant leurs propres sentiments au lieu de les ignorer. Notre comptable par exemple, quand il prit conscience de ce qui lui manquait, demanda un congé sans solde juste avant la saison des impôts. « C'est aussi la saison de ski. Je pris donc un emploi temporaire à la station de ski. Je faisais les rapports d'impôts plutôt compliqués de la station mais aussi ceux des skieurs. J'ai donc appris à faire du ski tout en aidant les propriétaires de la station. Je me suis senti heureux comme jamais depuis mon enfance. »

Il est important de montrer aux gens que la satisfaction de leurs désirs ne les obligera pas à renoncer à ce qu'ils ont déjà. Par exemple, la personne dont le choix de carrière correspond à celui de sa mère a bien le droit d'y trouver du plaisir. Il lui suffit d'en jouir intérieurement et de se donner elle-même le droit à ce plaisir. Quelquefois, ce n'est pas la carrière en elle-même qui est mal choisie mais le lieu où on doit l'exercer. Comme le comptable vient de se le prouver à lui-même, on peut se déplacer avec nos talents. Il en est de même pour les familles qui sont beaucoup plus mobiles qu'on ne le pense. En effet, il ne faut pas oublier que notre entourage proche cherche plus souvent qu'autrement à nous aider dans nos projets, et de nombreuses personnes sont prêtes à faire un compromis et même à renoncer à certaines choses pour aider l'un des leurs à réaliser ce qui lui tient à cœur. L'important, c'est de savoir ce que l'autre veut. C'est pourquoi nous utilisons le travail corporel et l'exercice décrit plus haut afin que l'individu sache reconnaître ses désirs personnels authentiques, de sorte qu'il puisse localiser dans son corps et son esprit, selon les circonstances, le sentiment de plaisir ou de déplaisir et cela, de manière absolue.

La vie est à la fois plus facile et plus plaisante quand elle est vécue à partir d'une véritable motivation intérieure. On prend les décisions de façon directe quand on sait ce que l'on veut. Le garçon qui, à quatorze ans, décide qu'il veut devenir ingénieur s'applique tout simplement à remplir ce but : il va se débrouiller dans ses études et s'organisera pour réussir, sans laisser personne s'interposer. Tout aussi valable est la situation de l'étudiant en génie qui, en première année, décide de revenir à son premier amour, la biologie. Il ne se souciera pas de la perte des crédits accumulés parce qu'il sait, avec certitude, ce qu'il désire. Par contre, il y a tout un groupe d'étudiants qui se promènent d'un programme à l'autre sur recommandation de leurs amis, des parents, d'un conseiller, ou qui recherchent les cours réputés pour leur facilité et qui ne sont jamais sûrs de ce qu'ils désirent réellement faire.

Le secret est de savoir ce que l'on veut. Prenons un exemple parmi tant d'autres : un individu est dans une épicerie, il doit acheter des « Handi-Wipes » pour un ami, mais il ne connaît pas cet article. Il demande dans quelle rangée il peut le trouver. Mais comme il n'en connaît ni l'aspect ni la grandeur, il parcourt des yeux les rayons et ne le voit pas. Il demande finalement à un autre client qui tend la main et prend le produit en question juste là devant son nez. Il était facile pour ce dernier de trouver les « Handi-Wipes » car il savait ce qu'il cherchait. De plus, s'il avait su exactement ce qu'il cherchait dans les rayons, il aurait su immédiatement s'il n'y en avait pas et aurait alors cessé sa recherche. S'il avait vraiment voulu ce produit, il aurait demandé à un employé d'aller voir dans l'entrepôt ou d'en commander si c'était nécessaire.

Il en est de même dans la vie. Quand on a en soi la certitude de ce que l'on veut, on l'obtient. Ou alors il se peut qu'on l'ait déjà sans en être conscient. On continue alors à regarder sur les rayons au lieu de regarder dans notre panier à provision.

La double contrainte. Un thérapeute peut rencontrer le problème suivant, en travaillant avec une personne « comme si » : s'il est intéressé aux progrès du client, il manifestera son plaisir au moindre signe d'amélioration (contre-transfert). L'individu « comme si » voudra plaire à son thérapeute et il trahira alors les nouveaux sentiments qu'il vient de se découvrir.

Pour éviter de « blesser » à nouveau le client, le thérapeute doit lui refléter avec circonspection son comportement. Lui donner trop de signes d'approbation pourrait transformer un comportement orienté vers soi en un comportement qui ne serait que recherche d'approbation. Cette situation met le thérapeute dans une double contrainte car, en effet, malgré les précautions et la prévenance qu'il manifeste, il court le risque d'obtenir la mauvaise réaction. L'individu habitué à être l'éternel « bon garçon » ou la « bonne fille » aura tendance à rechercher à nouveau l'approbation, ignorant ainsi ses propres signaux internes. Ou alors, il pourra réagir à l'approbation du thérapeute et essayer de saboter son travail d'une façon ou d'une autre.

Le thérapeute tente de construire le Soi du client à partir des fondations, et il utilise pour ce faire des matériaux bruts de l'intérieur du client dont celui-ci n'a jamais été conscient de leur présence en lui. Le thérapeute doit être très patient et il y a danger qu'il essaie de refaire le client à sa propre image. Or, il ne s'agit pas de remettre le client dans une situation solipsiste ou d'en faire un objet-pour-soi, mais bien de poursuivre le seul but de la thérapie : la recherche du vrai Soi.

L'état de transe. C'est une variante de la dissociation. C'est un état plus extrême et qui dure plus longtemps que celui de la personne « comme si ».

Les personnes qui contournent leurs émotions en se dissociant sont souvent attirées vers les thérapies et les pratiques qui perpétuent cet état, comme l'auto-hypnose, la méditation, etc. Ces pratiques sont bénéfiques en soi mais elles ne doivent pas être utilisées pour fuir la réalité de la vie.

Quand le thérapeute s'aperçoit que son client est non seulement dissocié mais est réellement en état de transe, il peut le soigner en accentuant encore plus la transe par l'hypnose. Puis il peut lui faire une suggestion post-hypnotique que jamais plus il ne sera *inconsciemment* en transe mais qu'il aura, à l'avenir, le *choix* de rester présent. De cette façon, le client assume sa responsabilité et le thérapeute ne lui a pas enlevé son mécanisme de défense ; il lui a simplement donné le choix. Quand le client sort de sa transe, le fait de lui suggérer de regarder des couleurs et d'expérimenter la vie avec plus de clarté l'aidera à consolider son choix de rester présent. Il a toujours la possibilité de prendre plaisir à l'état de transe, mais il le fera consciemment.

Le fonceur

Le fonceur ou le retranché, lui aussi, trouve que ses sentiments sont intolérables mais il ne s'en dissocie pas. Au lieu de cela, il les enterre au fond de lui-même à l'intérieur d'une armure rigide de sorte qu'il n'ait plus besoin d'en prendre conscience. Il instaure une frontière rigide autour de lui et parle (ou pense) en termes de « toujours » et de « jamais », incapable d'établir des frontières flexibles qui lui permettraient de dire « quelquefois ». Il ne peut dire « oui » une fois et « non » une autre fois ; il doit vivre d'absolu même s'il se sent limité et contraint.

Les fonceurs sont souvent des personnes séduisantes et il semble qu'on les souhaite dans notre entourage. Fortes et capables, elles sont aussi indépendantes et intelligentes. On les retrouve dans les professions cérébrales telles que le génie, le droit, la médecine et les affaires où le succès ne leur fait pas défaut. Autosuffisantes, elles ont tendance à voir le monde sans nuances et agissent à partir de modèles de comportement passablement rigides. Parce que ces traits de comportement sont approuvés par la société, les fonceurs viennent rarement en thérapie à moins qu'une crise personnelle n'ait fait s'écrouler leur forteresse.

La crise est généralement causée par un problème relationnel. Leur séduction naturelle leur attire des partenaires passionnés qui s'aperçoivent bientôt qu'on ne peut être proche d'un retranché et qu'en dépit de ce qu'ils disent ou de ce qu'ils pensent ils ne désirent pas l'intimité. Froids et distants dans leurs relations, ils tiennent les gens à distance grâce à leurs frontières solides et inflexibles. Leur armure protectrice musculaire est bien visible car le corps du fonceur est souvent dur, maigre, musculaire, vigoureux ou même très gros — dans le but manifeste d'empêcher toute possibilité d'envahissement. « Ils vont utiliser tous les moyens », dit un thérapeute. « Ils repoussent les gens avec leurs muscles, leurs tissus adipeux, ou leur maigreur. » Dans le travail corporel, on leur découvre souvent des clivages entre les segments tête/tronc, bas du corps/haut du corps, devant/derrière, etc.

Harry est un retranché assez typique. Sa mère était une femme très exigeante qui jugeait ses proches selon le reflet d'elle qu'ils lui renvoyaient ; elle critiquait, louangeait et dirigeait son jeune enfant en conséquence. Elle avait eu la même attitude avec son mari, mort quand Harry venait d'avoir trois ans ; l'enfant se voyait ainsi privé de la seule personne qui aurait pu le sauver du contrôle incessant de sa mère.

Harry et sa mère étaient très proches l'un de l'autre — comme dans toute relation solipsiste — mais pour protéger son Soi en développement de l'invasion de sa mère et croître comme un individu séparé, Harry dut se créer une armure. Elle lui parlait continuellement soit pour le contrôler soit pour donner libre cours à ses émotions. Harry apprit à *faire semblant* d'écouter alors qu'il était entièrement sourd à ses propos et faisait ses propres affaires, indifférent à ses exhortations. Les frontières qu'il développa pour se protéger de cet envahissement maternel étaient tellement rigides qu'elles l'isolèrent des autres et particulièrement des femmes.

À trente-six ans, Harry vit toujours seul. Il travaille dans un gymnase, fait du jogging trois matins par semaine et, tous les deux jours, il joue au racquet-ball, jeu rapide et agressif. Les mardis soirs sont réservés au poker avec « les gars » et, les samedis soirs, il sort avec Debbie, son amie de cœur qu'il garde à distance depuis neuf ans. Debbie a un excellent caractère et accepte ce mode de relations limitées aux samedis soirs et aux dimanches. Il lui arrive parfois de dire : « Harry, je me sens tellement proche de toi et l'on se voit si peu. Ne serait-il pas merveilleux de vivre ensemble ! »

Cette phrase entraîne immédiatement la fragmentation de Harry. À la seule pensée de vivre avec Debbie, il est paralysé pendant des jours, ne peut ni travailler, ni dormir, ni se concentrer, ni faire aucun sport car ses frontières ont été légèrement ébranlées. Quand un fonceur comme Harry laisse *finalement* entrer quelqu'un à l'intérieur de ses frontières — par inadvertance ou dans un élan de romantisme ou d'abandon sexuel — il s'affole jusqu'à ce qu'il réussisse à repousser l'envahisseur, car il ne peut établir ou négocier des frontières qui laisseraient les autres personnes à une distance convenable. L'envahisseur éjecté, il consolide ses frontières de crainte que cela ne se reproduise. Un partenaire subit ce traitement pendant un certain temps, puis il cesse d'essayer et s'en va. Ce départ peut causer du désagrément au fonceur, bien qu'il ait tout fait pour l'obtenir, mais la fragmentation qu'il ressent sera très vite atténuée par le soulagement de voir partir l'envahisseur. À mesure qu'il se réinstalle derrière ses murs, il retrouve son sentiment d'identité.

Quoique le processus du retranché soit d'éviter la fragmentation, le modèle de relation qui s'est développé lors de son scénario originel l'oblige à choisir des personnes qui vont invariablement reproduire les mêmes conditions. Il choisira compulsivement la même sorte de personne, cherchant inconsciemment à remplir chaque fois ses besoins insatisfaits lors de sa première relation (avec sa mère). Le fonceur n'est pas la seule personne à croire que la répétition a un effet magique, à croire « qu'à force de toujours faire exactement la même chose, un jour le résultat sera différent. » Il recherchera sans cesse les personnes qui, pense-t-il, seront capables de lui procurer chaleur et intimité sans qu'il ait à payer le prix douloureux de l'envahissement et du contrôle, comme cela s'est produit dans son enfance. Mais il se retrouve encore et toujours étouffé par l'attachement trop intime qu'il a pourtant recherché et bientôt rompt les liens créés, pour se retrancher derrière ses frontières. Il fait ainsi savoir qu'il n'a besoin de personne, et il peut vivre de nombreuses années sans s'apercevoir qu'en réalité il se trompe. Un retranché plus âgé, n'ayant derrière lui qu'un passé de relations superficielles et décevantes, pourra finalement ressentir un vide à l'intérieur des murs qu'il a construits et inviter quelqu'un à venir le rejoindre. Quand cette situation se produit, la fragmentation est inévitable ; il peut alors commencer une thérapie, car il ne souhaite plus retomber dans son isolement glacé, mais il est incapable par lui-même d'assouplir suffisamment ses frontières pour tolérer la présence d'une autre personne dans son territoire.

L'érection d'un mur rigide est une tactique de survie fréquente chez l'enfant qui a vécu une relation solipsiste, comme nous l'avons vu dans l'exemple précédent. Toutefois, cette armure caractérielle pourrait aussi se développer dans n'importe quel autre contexte où l'enfant sent qu'il ne serait pas « sécuritaire » de laisser les gens s'approcher trop près de lui. L'enfant que l'on taquine beaucoup trop quand il est tout petit ou que l'on bat quand il pleure aura vite ressenti la nécessité d'éviter les contacts et de taire ses sentiments. Un enfant seul ou négligé ne vivra pas suffisamment l'expérience de l'intimité pour garder ses frontières flexibles et il s'apercevra en vieillissant qu'elles sont plutôt rigides.

Ethel avait mis en place des frontières rigides pour se protéger de ses deux parents. Sa mère, une belle femme peu sûre d'elle et sans profession, était totalement dépendante de son mari comme elle l'avait été de son père. La naissance d'Ethel était le point culminant de sa vie, sa seule grande réalisation ; tout signe de développement naturel et de séparation de la part d'Ethel lui était à ce point terrifiant qu'elle était incapable de l'accepter et de jouer le rôle d'un miroir adéquat. Plus elle résista à la croissance et au besoin d'individuation d'Ethel, plus celle-ci se créa une armure corporelle pour protéger son Soi assiégé et plus elle se construisit des frontières mentales solides pour tenir sa mère en respect.

Comme son père était officier dans l'armée, il était presque toujours absent et elle ne pouvait éviter la compagnie constante de sa mère, qu'elle gardait, cependant, à distance émotivement. « Je me souviens », nous dit-elle, « d'une scène où ma mère voulait me serrer contre elle ; elle m'attirait puis relâchait son étreinte, exaspérée, en disant : « Quelle enfant froide — elle ne peut même pas donner de l'amour à sa mère. »

« Papa était toujours parti, il me semble, et maman était tellement sans ressource que je devais m'arranger toute seule. À deux ans, je préparais déjà mon petit déjeuner et maman disait alentour :« Je n'ai jamais vu une enfant aussi indépendante. Elle n'a besoin de rien ni de personne. Elle peut se nourrir elle-même mieux que beaucoup d'adultes que je connais. » C'était un compliment déguisé, je savais qu'elle m'en voulait d'avoir si peu besoin d'elle. »

Quand le père d'Ethel revenait à la maison, elle se détournait de lui et boudait, refusant de l'embrasser pour le punir de son absence. En grandissant, elle ne fit que renforcer son indépendance, disant parfois avec brutalité : « Je peux m'arranger moi-même ; je n'ai besoin de personne. » À trois ans elle avait tiré toute seule jusqu'à la maison une planche de bois de 3 mètres de long pour se fabriquer une balançoire ; il ne lui vint pas à l'esprit de demander à son père de l'aider. « Pourquoi dépendre de quelqu'un qui ne serait pas là la prochaine fois que j'aurais besoin de lui ? » dit-elle. « Il aurait été tout aussi inutile de demander de l'aide à ma mère. Elle aurait dirigé les opérations et, de toute façon, elle aurait été jalouse de cet objet qui m'aurait gardée dans la cour au lieu de rester auprès d'elle, à l'intérieur. »

Plus tard, Ethel devint aussi jolie que sa mère, mais elle était aussi très autonome et compétente. Elle s'occupait de la comptabilité de la famille, obtenait d'excellentes notes à l'école, calculait les pourboires au restaurant et apprit à tirer profit de tout ce que l'armée pouvait offrir. « Ce n'est pas que je cherchais à aider, expliqua-t-elle, c'était plus simple de faire les choses avant que maman ne commence à se lamenter. Je n'ai jamais fait ce qu'elle voulait à moins que *je* ne le veuille, comme gérer le budget ou faire la lessive. Maman se plaignait tout le temps : « Ethel, cesse de travailler et viens t'asseoir avec moi... Tu as toujours le nez dans ces sacrés chiffres... Tu es tellement froide..: »

À vingt ans, Ethel épousa un jeune officier. « Je ne suis pas sûre de ce que je vais avancer », lui dit-elle, « mais je pense que je vais détester tes absences autant que celles de mon père. » Cependant, il ne s'inquiétait pas. Cette petite bonne femme adorable était également forte et compétente. Il était certain que les séparations ne lui causeraient aucun problème, et il avait raison — les vrais problèmes commencèrent quand il redevint civil. Ethel n'avait pas l'habitude de vivre avec un homme souvent à la maison et, de plus, sa présence l'incommodait par sa chaleur et l'envahissait. Cela menaçait les frontières qu'elle avait appris à ériger pour se défendre des incursions de sa mère et elle fut contrainte de le repousser. Après leur divorce, Ethel s'installa joyeusement dans sa vie de solitaire, pensant : « Je n'ai pas besoin de mari. »

Elle refusa de se faire aider financièrement par ses parents et s'inscrivit dans une école commerciale. Elle commença à travailler dans l'immobilier ; elle y rencontra Stan, un courtier « bien marié et très entreprenant ». Quand il prenait un peu de temps pour elle, elle le trouvait chaleureux et passionné. « Je n'étais pas consciente que la seule raison pour laquelle je ne me sentais pas envahie par lui ou par son amour tenait au fait qu'il n'était pas disponible. Un déjeuner passionné de deux heures me laissait encore sur ma faim. Je pleurais à la fin d'une charmante soirée volée à sa famille, mais dans le fond j'étais soulagée quand il repartait. Je trouvais même merveilleuses les quelques fins de semaine que nous avons passées ensemble parce que je savais qu'elles auraient une fin. Mais à l'époque je n'avais pas compris cela. Aussi, je le suppliais de m'accorder plus de temps mais je n'étais pas bien quand il restait plus longtemps. Il m'adorait pourtant et je ne m'en lassais pas — vous connaissez ces personnes qui se collent à vous ? Pas Stan. Il me donnait juste, ou presque, ce dont j'avais besoin, et comme j'en voulais toujours davantage, j'essayais de le persuader de quitter sa femme pour m'épouser. »

Le jour où Stan arriva à l'appartement de Debbie avec son sac de voyage dans une main et sa cafetière dans l'autre, elle fut horrifiée de voir ses vœux exaucés et lui dit : « Essuie tes pieds avant d'entrer », puis elle lui demanda s'il avait réellement pensé à ce qu'il était en train de faire. Elle insista pour qu'il se loue un appartement de son côté pour éviter que son épouse ne sache qu'il l'avait quittée pour une autre femme. Puis elle l'incita à sortir avec d'autres femmes « juste pour être vraiment sûr de ce qu'il désirait. »

Quand elle lui permit finalement de venir s'installer chez elle, elle érigea autour de lui une haie d'épines sous forme de critiques, de railleries et de sarcasmes. La sensibilité qu'elle avait manifestée dans les premiers jours de leur relation n'était plus utilisée pour lui plaire mais pour le blesser au bon endroit. Le fait que Stan semblait, en apparence, n'avoir plus qu'elle pour combler ses besoins quotidiens d'affection terrifiait Ethel. Elle devait donc le garder à distance et savait déguiser sous un sourire l'effort qu'elle devait faire pour cela. Un jour qu'il avait réparé la table de la salle à manger — ce qu'elle aurait parfaitement pu faire elle-même — elle ne put s'empêcher de dire aux visiteurs : « Les hommes ne sont-ils pas adorables ? À l'esprit si pratique ! Une table se brise, ils y plantent un clou sans se soucier de l'apparence, puis ils vous disent : « Voilà la table est comme neuve. »

En dépit de l'énigme que lui causait le caractère de chipie d'Ethel, quand elle tomba enceinte, Stan insista pour qu'ils se marient. L'alliance au doigt et l'engagement que cela signifiait était une telle invasion qu'Ethel attendit à grand peine la naissance du bébé pour mettre Stan dehors, en hurlant : « Je ne peux plus respirer en ta présence ! »

La présence du bébé était, bien sûr, l'invasion suprême. Ethel engagea une femme à plein temps pour prendre soin du nourrisson et retourna travailler à peine remise de son accouchement. Mais le bébé ne cessait pas pour autant de l'attendre à la maison. Prenant conscience qu'elle ne pouvait ainsi tenir son bébé à l'écart et désirant désespérément non seulement tolérer sa présence mais en jouir, Ethel comprit que seule une thérapie pourrait l'aider.

Quand des retranchés comme Harry et Ethel se coupent de leurs émotions, ils sont motivés par la peur de la fragmentation. Après une année de thérapie, Harry nous disait : « J'ai finalement pris conscience que quand je médite et que je retrace chacune des émotions que je vis, en y regardant de près, c'est la peur que je retrouve sous chacune d'elles. Oui, j'ai peur de cesser d'exister. »

Un fonceur ou retranché éprouve ce sentiment de non-existence et de fragmentation quand il est envahi, quand ses frontières sont transgressées. Il craint l'intimité car, lorsqu'il se sent trop proche de quelqu'un, il pourrait par inadvertance ou même en le souhaitant ouvrir ses frontières, pour finalement se sentir débordé par la sensation d'envahissement qui accompagne forcément cette ouverture.

Ses blessures prennent leur origine au début du stade du miroir. Même si l'individu a vécu une symbiose adéquate, s'il n'a pas bien vécu le stade du miroir, il n'a pu se séparer complètement de sa mère. Son sentiment de Soi est purement cérébral. Cela peut sembler suffisant mais, du fait que le processus est purement cognitif et non fermement enraciné dans le corps, le développement de son Soi sensitif et de sa conscience corporelle a été très tôt interrompu. Au lieu d'avoir accès au narcissisme sain du stade du miroir, il a dû compenser ce manque en l'intellectualisant. Il ne peut retrouver en lui les fondations de son sentiment de Soi mais doit se contenter de l'image mentale qu'il s'est faite de lui-même. Et il doit alors protéger son Soi sous-développé par la construction d'une enceinte. Il ne peut se permettre de laisser quiconque s'approche trop car il a une peur fondamentale d'être envahi et de perdre son sentiment de Soi.

Le mécanisme de défense du retranché est le plus difficile à traiter car il est incapable d'établir une alliance thérapeutique et il n'accepte pas facilement de se sentir vulnérable. Toutefois, quand une personnalité « comme si » se transforme en fonceur, il s'agit d'un progrès. Ses frontières sont rigides mais elles ne le sont pas d'une manière chronique, car leur inscription corporelle est plus récente que chez le retranché ; elle peuvent alors être assouplies plus facilement. Par contre, le fonceur est passé maître dans l'art d'ériger des frontières autour de lui. En conséquence, le thérapeute doit renoncer à tout désir de le prendre d'assaut et d'abattre son armure. Ce client a terriblement besoin de ses défenses pour protéger le Soi fragile et insécure qui s'y cache. Toute invasion serait un réel danger et violerait la confiance qui a pu commencé à se développer avec le thérapeute ; celui-ci doit donc avancer lentement et faire preuve de patience. Pour cela, il doit utiliser la technique la moins envahissante, i.e. travailler au niveau verbal ; et cela, aussi longtemps que nécessaire pour amener le retranché à lui faire suffisamment confiance et obtenir ainsi un certain assouplissement de ses frontières. L'adoucissement conscient de son armure surviendra seulement si le thérapeute respecte ses défenses, l'aidant par là à développer sa confiance. Alors seulement le retranché pourra-t-il accepter que le travail corporel commence.

À partir du moment où le fonceur accueille le thérapeute à l'intérieur de ses frontières et entre en contact avec ses émotions enfouies, il est fort possible qu'il se fragmente et arrête même sa thérapie. En apprenant, avec l'aide de son thérapeute, à remonter la pente de la fragmentation chaque fois qu'elle se produit, le temps viendra où il n'aura plus besoin de reconstruire son armure car son sentiment de Soi se sera développé en force. Après avoir été celui qui ne laissait personne s'approcher trop près et qui refusait d'admettre qu'il pourrait peut-être avoir besoin de quelqu'un ou de quelque chose, il pourrait très bien devenir celui qui n'en a jamais assez et développer un autre mécanisme de défense, celui du « jamais rassasié ».

Le « jamais rassasié »

La personne qui possède ce mécanisme de défense caractériel a des frontières nébuleuses, souvent empruntées aux autres ou imposées de l'extérieur. À bien des égards, le « jamais rassasié » est l'envers ou l'opposé du fonceur. Alors que ce dernier nie avoir besoin de qui que ce soit ou de quoi que ce soit, le « jamais rassasié », quant à lui, est hanté par le sentiment de manque. Aux frontières rigides et épaisses du fonceur s'opposent les frontières ouvertes et nébuleuses du « satellite » ou « jamais rassasié ». Par contre, ils sont tous les deux en quête de leur identité et font tout pour éviter la fragmentation. Le fonceur, dont les sentiments sont enfouis au plus profond de lui-même, évite la fragmentation en se coupant de ses émotions alors que le « jamais rassasié » demeure constamment et douloureusement conscient de ses désirs insatisfaits et cherche à les combler avec le monde extérieur. L'un fuit les relations intimes, l'autre les recherche sans cesse.

Le mécanisme de défense du « jamais rassasié » est la gravitation. Son Soi étant privé de support intérieur, il cherchera à l'extérieur son identité. Un jeune enfant gravitera autour de son pouce, de sa couverture, d'un frère, de la nouriture, d'animaux, de jouets, même de ses colères — tout ce qui a le pouvoir de lui donner un sentiment d'unité, de sécurité, car il peut s'y identifier. En vieillissant, il adoptera le comportement du papillon de nuit qui voltige autour de la lumière. Quand cette lumière s'éteint, il se met immédiatement en quête d'une autre : pour lui en effet, tourbillonner sans but autour de la lumière est sa seule manière de connaître en toute certitude son identité de papillon de nuit.

La personne satellite a un sentiment très limité de ses frontières. Adulte, elle gravitera autour des choses appartenant au monde adulte auxquelles elle s'identifiera : son travail, ses relations, le sexe, les drogues, les vins de qualité, les sports, la colère, le bridge. Elle puise littéralement son identité à une source extérieure. Contrairement aux personnes « comme si », qui adoptent les *émotions* des autres ou des groupes dans lesquels elles vivent, les « jamais rassasiés » sont en contact direct avec leurs propres sentiments mais dépendent de leurs relations avec les autres et de leur implication dans leur milieu (incluant rôles et activités) pour éprouver un sentiment de bien-être et d'identité. Le « jamais rassasié » s'alliera à ceux dont il peut emprunter les manières, se jettera à corps perdu dans un travail qui l'absorbera entièrement, se joindra à un groupe religieux ; il trouvera le moyen de devenir « quelque chose » qu'il pourra reconnaître et à quoi il pourra s'identifier.

Arrière plan ou cause. Le comportement de l'individu satellite est le résultat de reflets inadéquats qui ont pu se produire quand, enfant, il commençait à s'éloigner de sa mère pour aller jouer dans une autre pièce puis revenait en courant pour s'assurer qu'elle était toujours là. Il vérifiait en même temps que *lui aussi* existait toujours, car lorsqu'un enfant commence à se séparer de sa mère, elle continue, idéalement, à « contenir » pour lui son sentiment de Soi. Quand il revient vers sa mère pour être rassuré sur lui et sur ce qu'il fait, il reçoit d'elle l'image qu'il a commencé à identifier comme étant la sienne. Si la mère manque de constance dans sa disponibilité ou dans la justesse de ses reflets, l'enfant ne recevra pas la réaffirmation de son identité.

Comme ses parents ne lui ont pas fourni de réflexion adéquate et suffisante pour maintenir un lien avec son Soi, il part à la recherche de ce qui pourrait remplir ce besoin. Commence alors sa quête pour trouver de bons reflets à l'extérieur de lui (et hors du miroir parental qui n'est qu'une extension de lui-même). Ainsi, très jeune, il pourra s'attacher à sa couverture parce que celle-ci est constante. Il peut très bien développer une certaine routine parce que la régularité lui procurera la constance qui lui manque dans ses relations. Quant à la nourriture, elle est à même de lui procurer la chaleur et la satisfaction émotives qui lui ont manqué. Un enfant qui a reçu généralement de bons et constants reflets et qui est tout à coup lancé dans un milieu étranger peut se réconforter auprès de son ourson ou de sa couverture, mais il ne gravite pas autour d'eux. C'est seulement un soutien temporaire pendant une période difficile. Par contre, l'enfant dont la situation quotidienne est inadéquate essaiera de rendre ce support temporaire permanent pour remplacer le narcissisme sain.

Voici quelques exemples de personnes satellites : chez Gerry, on peut remarquer, d'après son carnet de rendez-vous, ses calendriers, ses procès-verbaux, ses graphiques, ses fichiers, qu'il gravite autour de son rôle de directeur et de sa capacité d'être partout à la fois. Il a endossé tant de fonctions importantes dans son service qu'il est devenu pratiquement indispensable. Il porte sur lui un récepteur d'appels pour qu'on puisse le rejoindre jour et nuit. Il refuse de prendre des vacances à moins que sa femme ou son patron n'insistent, et alors il se détend à peine, téléphone à son bureau deux fois par jour pour voir si tout va bien. Sa famille et sa vie sociale tournent autour de son carnet de rendez-vous, et sa conversation, bien que animée et amusante, est centrée sur son travail, sa compagnie et ses contacts professionnels.

Peggy, elle, gravitait autour de la nourriture. Même si elle considérait que ses rôles principaux étaient d'être épouse et mère, ils se résumaient en fait à « cuisiner ». Le petit déjeuner était toujours copieux : le mari et les deux enfants se rassemblaient autour d'œufs cuits sur commande, de « bacon » et de saucisses, et de gâteau au café ou de pain faits à la maison. Le matin, elle parlait déja du lunch, et elle commençait à le préparer dès que sa vaisselle du matin était lavée. À midi, elle leur offrait des sandwiches appétissants ou des soufflés, des poudings ou des flans, et une salade, et déjà elle parlait du menu du dîner. Durant l'après-midi, elle faisait les courses, s'entretenait avec le boucher et l'épicier et commençait ses préparatifs pour le repas du soir. Elle servait alors des rôtis et des ragoûts succulents, des légumes en sauce, de la salade, et pour dessert de la tarte ou du gâteau, tout en leur racontant des anecdotes glanées chez le boucher ou l'épicier. Quand sa fille se mit au régime, elle en fut très troublée. Quand son fils commença à manquer des repas, elle se fragmenta. Quand elle tomba malade et ne put cuisiner, son anxiété dépassa la douleur physique. Et quand tous quittèrent le foyer et qu'elle ne put continuer à graviter autour de la nourriture, elle fit une grave dépression dont elle ne se remit jamais.

Le comportement satellite de l'individu qui n'est jamais rassasié est continuel. Il envahit sa vie entière. Il *est* ce qu'il fait, qu'il soit directeur, cuisinier, amant, drogué ou alcoolique. Il doit continuellement être rassuré à son sujet, cherchant la réaffirmation qu'il n'a pas reçue de sa mère au stade du miroir. Il doit donc se servir d'une source extérieure pour se prouver qu'il est bien ce qu'il pense être. Quand cette source ne lui donne pas le témoignage dont il a besoin, il se fragmente, comme on l'a vu avec Gerry qui ne pouvait prendre congé de son bureau, même pendant les vacances, ou pour Peggy qui ne pouvait fonctionner sans son rôle de pourvoyeuse alimentaire. Un directeur qui ne graviterait pas autour de son travail pourrait déléguer des tâches régulièrement et une mère bien dans sa peau laisserait ses enfants se nourrir eux-mêmes de temps à autre.

Même si ce comportement de satellite est épuisant, difficile et entraîne un sentiment de défaite, le « jamais rassasié » s'y accrochera parce que ce mécanisme le protège de la fragmentation. Rien n'est pire que la souffrance de perdre son identité. Si un bourreau de travail termine un projet, il n'est pas bien tant qu'il n'en a pas commencé un autre. Si Peggy n'avait pas fait une dépression — autre forme de comportement satellite — elle aurait très bien pu se mettre à graviter autour de quelque autre forme d'activité enrichissante.

Il arrive quelquefois que ce mode d'être permette aux gens de passer d'un comportement auto-destructeur comme l'alcoolisme à un comportement plus sain et plus acceptable socialement. Ira, par exemple, était alcoolique. Il perdait ses emplois, les femmes et ses amis le quittaient mais au moins il savait qui il était. Un jour il atteignit le fond du tonneau et se retrouva en prison. Un membre des Alcooliques Anonymes vint lui parler, lui offrant une aide véritable. Ira se mit à assister chaque soir à leurs réunions. Durant la journée, en attendant qu'il se trouve un nouvel emploi, il aidait à préparer la salle pour la soirée. Il se mit à son tour à aider d'autres alcooliques qui avaient besoin de support, se présentant toujours avec l'entrée en matière caractéristique des AA : « Bonjour ! Je m'appelle Ira et je suis un alcoolique ». Des années plus tard, Ira était toujours au régime sec et il continuait à graviter, mais il le faisait maintenant autour d'un programme valable et socialement acceptable.

Aussi longtemps que l'identité du « jamais rassasié » dépend de sources extérieures à lui-même, il doit vivre constamment dans la peur des changements et de l'abandon. Dès que son environnement bien construit se modifie — ce qui arrive inévitablement — il doit faire face à la fragmentation tant redoutée. Pour un satellite en thérapie, cet état de fragmentation serait un pas positif vers le bien-être, parce qu'il renvoie à une étape plus ancienne du développement. Par contre, sans l'aide de la relation thérapeutique, il fera n'importe quoi pour éviter cette douleur et trouvera une activité de remplacement. Certains choisiront la dépression, comme nous l'avons mentionné précédemment : temporaire ou permanente, c'est là une situation plus aisée que la fragmentation, parce qu'ils savent au moins qu'ils sont déprimés. Dans la fragmentation, ils ne savent plus du tout qui ils sont.

Même quand notre « jamais rassasié » se trouve une nouvelle source d'identité, il reste toujours habité par un doute à son propre sujet et cela voile ses plus grands exploits et ses efforts les plus créatifs. Si les gens le qualifient de génie, il le dénie et, dans son humilité, il reçoit encore plus d'ovations. Il ne tire aucun plaisir de ses véritables qualités, car leur source interne lui échappe, ne possédant aucune certitude sur sa propre identité. Il continue sans cesse à rechercher le succès dans le monde, comme moyen de se voir refléter ce qu'il *aimerait* être, mais il n'est jamais content de lui-même. Il porte toujours en lui, venant du fond de son enfance, des critères d'omnipotence impossibles à satisfaire, et sans eux il ne peut recevoir un réflet adéquat. Sans une saine introversion bien établie dans un Soi fort, le succès sera toujours une victoire vide.

> Tout effort qui a comme but ultime la gratification de Soi est voué à l'échec... Quand vous essayez de vaincre une montagne pour prouver que vous êtes grand et fort, vous ne pouvez jamais y arriver tout à fait, et même si vous le pouviez ce serait une victoire creuse. Pour maintenir cette victoire, vous devez en refaire sans cesse la preuve, avec d'autres moyens, et constamment tenter de satisfaire cette fausse image, hanté par la peur que ce reflet de vous ne soit pas vrai et que quelqu'un le découvre.
>
> *Robert M. Pirsig*
> *Traité du Zen et de l'entretien des motocyclettes*

L'un de nos clients, Andrew, qui gravitait autour de la sexualité, démontre de façon encore plus évidente l'inutilité de se trouver une identité satisfaisante permanente par la gravitation. Il lui fallait avoir des relations sexuelles quotidiennes, et s'il ne pouvait se trouver une partenaire ou bien si sa partenaire régulière refusait, il se fragmentait. Il recherchait le sexe furieusement, se masturbait compulsivement quand il n'y avait pas de femme disponible, manifestait de façon générale un intérêt hors du commun pour la sexualité et ne pouvait imaginer partir en voyage sans une femme. Sa vie était entièrement soumise à l'activité sexuelle. Beaucoup de gens gravitent ainsi autour de la sexualité parce que la décharge par l'orgasme leur donne une illusion d'unité et d'intégrité. Comme la libération ne dure qu'un moment, ils doivent bien sûr la répéter continuellement pour que l'illusion demeure.

Georgette préférait la colère au sentiment de fragmentation. C'est le genre de personne qui réagit très vite à tout ce qui semble l'attaquer. Un jour, elle se cogna un orteil en traversant la rue et elle injuria la bordure du trottoir avec tant de concentration qu'elle ne sembla pas voir que son orteil saignait. Sa colère l'empêchait de ressentir la douleur physique et émotive. En thérapie, elle découvrit que ses emportements étaient l'expression d'une enfant en colère à l'intérieur d'elle qui cachait, plus profondément, un être blessé. En développant une relation de confiance avec son thérapeute, elle se sentit davantage en sécurité. « L'enfant intérieure » se mit à croître sans peur d'être menacée et sans le besoin d'être continuellement sur la défensive. Elle put alors dire quand elle était blessée sans piquer une colère. En outre, à mesure qu'elle s'identifiait à un sentiment de Soi intérieur en développement, elle se sentait de moins en moins blessée, développant ainsi tardivement une introversion saine.

Il faut préciser ici qu'il est possible de travailler fort, d'avoir du plaisir à cuisiner, d'avoir une vie sexuelle riche et de maudire les bordures de trottoir sans qu'il s'agisse de signes de fragmentation ou de gravitation. Mais quand ces événements deviennent des moyens d'identification et qu'on ne peut plus vivre sans eux, alors on peut dire qu'il s'agit d'un mécanisme de défense caractériel.

Les frontières. Les frontières nébuleuses du satellite nous amènent à un autre de ses problèmes — ou plutôt à un problème qu'ont ses amis avec lui. Tantôt intrus, tantôt parasite, il se mêle souvent de ce qui ne le regarde pas et a toujours son grain de sel à rajouter. Il se définit d'après les frontières des autres, devenues l'intérieur des siennes du fait que celles-ci sont tellement vagues. Nous donnions un jour l'exemple des deux appartements partageant le même mur, contrairement aux deux maisons séparées ayant chacune leurs propres murs, pour caractériser la personne « jamais rassasiée ». Mais l'amie intime d'une personne de ce style protesta : « Avoir un ami « jamais rassasié », c'est plutôt comme si *moi* j'avais une maison et que lui s'amenait et se construisait un appenti contre l'un des murs de ma maison ! »

Dans cet exemple, l'identité de l'individu n'est pas définie en fonction de ce qu'il est mais de ce qu'il n'est pas. Dans son ardent désir d'être près des gens, espérant qu'un jour il en aura enfin « assez », il viole leur territoire à la fois physiquement et émotivement. Il s'approchera de plus en plus près jusqu'à ce que l'autre personne empêche un empiètement plus poussé en établissant clairement ses frontières et en repoussant l'envahisseur.

La femme d'un satellite pensait devenir folle à chaque repas. « Il n'a aucune idée de ce que c'est d'être deux personnes séparées, ayant chacune droit à son assiette. S'il lui arrive de voir dans mon assiette quelque chose qui lui plaît, il le pique avec sa fourchette. Son geste n'est même pas subtil. Mon repas est aussi le sien. Même quand je suis au régime et que je mange des choses qu'il n'aime pas, il continue ses petites incursions dans mon assiette. Si je n'intercepte pas sa fourchette avec mon coude, il ingurgitera mes 350 calories. Il sale quelquefois toute ma nourriture ou pile du beurre dans mes patates ou encore met du sucre dans mon café — toutes choses que je ne fais pas d'habitude — puis il est mortifié si je crie et il prend un air réellement confus comme s'il ne comprenait pas les raisons de ma colère. »

Voici un autre exemple de « jamais rassasié ». Un jeune homme et son père étaient assis sur le plancher de la salle de séjour familiale, devant la télévision. Ils avaient enlevé leurs souliers et le père, en regardant les deux paires de chaussures si différentes de style et de grandeur, pensa qu'il pouvait s'en servir comme exemple pour faire comprendre à son fils les droits territoriaux et la propriété privée. « Regarde », dit-il, mettant sous le nez de son fils sa propre paire de chaussures, « à qui sont-elles ? » Le fils les regarda, dépourvu de tout sens critique et dit : « Eh bien, si elles me font, je dirais qu'elles sont à nous deux. » Le père ne réussit pas à ébranler son fils, mais cela nous permet de voir comment un « jamais rassasié » adopte rapidement les traits caractéristiques d'une autre personne, que ce soit ses souliers, sa nourriture, ses amis ou ses opinions.

Un client nous dit un jour, affolé : « Je me sens comme si j'avais été envahi. Mon amie est ici chez elle, il ne lui manque plus qu'à déménager complètement chez moi. Elle porte mes chemises et mes jeans, elle ouvre mon courrier et me demande qui m'a écrit. Ce n'est pas qu'elle soit jalouse, elle est tout simplement intéressée. Elle considère que mes amis sont les siens, même si elle ne les a jamais rencontrés. Quand je suis au téléphone, elle devine toujours à qui je parle et nous voilà dans une conversation à trois. Elle s'est inscrite au cours du soir avec moi et le matin fait du jogging avec moi, même si elle déteste se lever de bonne heure. C'est une merveilleuse amante, passionnée et toujours excitée sexuellement et elle se colle contre moi toute la nuit, mais je commence à me sentir oppressé et utilisé. Il faut que je trouve les moyens de reprendre une distance confortable sinon je deviendrai fou. »

Les satellites sont les gens qui ont inspiré ces phrases : « Ne les laissez pas mettre un orteil dans la porte » ou « Cédez-leur un pouce et ils prendront tout le terrain ». Il faut leur imposer des restrictions parce qu'ils n'ont jamais assez de ce qu'ils pensent vouloir et essaient constamment d'en obtenir davantage.

Le traitement à apporter. Quand une personne « jamais rassasiée » voit se rompre le lien qu'elle a construit autour d'une source d'identité extérieure devenue son centre de gravité, elle se fragmente. Le bébé dont la couverture est mise au lavage voit les morceaux de son être se décoller jusqu'à ce qu'il la retrouve entière. L'adulte qui perd son emploi, qui ne peut avoir son verre à l'heure de l'apéritif ou qui termine sa relation amoureuse tombe en morceaux jusqu'à ce qu'il se trouve un nouvel emploi, un nouvel amant ou qu'on lui serve un verre. Il vit dans un cycle continuel de gravitation — fragmentation — gravitation.

Il est presque certain que la gravitation, après un certain temps, ne fonctionnera plus à cause de sa nature essentiellement insatisfaisante ; l'individu ne peut jamais être rassasié. Les satellites cherchent dans leurs relations et leurs activités actuelles le reflet qu'ils auraient tant désiré recevoir dans leur petite enfance. Comme ils ne peuvent l'obtenir, indépendamment de l'intensité de leurs engagements actuels, ils essayent ailleurs, chez un nouvel amant, dans un nouvel emploi, un hobby différent — mais ce n'est jamais suffisant ; car ce qu'ils recherchent, c'est l'amour et des reflets rétroactifs : ils veulent que leur mère les *ait aimés*. Quand leur quête futile se termine une fois de plus dans le désespoir, il arrive alors qu'ils viennent en thérapie pour trouver ce qui manque à leur vie.

La première étape, comme pour la fragmentation, consiste à aider l'individu à reconnaître qu'il gravite. Puis il s'agit d'identifier le comportement satellite et les centres de gravité de la personne afin de voir comment elle se crée l'illusion d'une identité. Il est nécessaire, même si cela leur est difficile, que les personnes satellites prennent conscience qu'elles utilisent ce mécanisme de défense. Si une personne trouve son sentiment de bien-être dans son travail, elle *doit* prendre conscience de ce mécanisme avant de pouvoir l'affronter. Si elle vient consulter en thérapie, déprimée d'avoir perdu son travail ou après avoir terminé un projet, le thérapeute doit distinguer entre une réaction naturelle et ce qui peut être considéré comme un état extrême. La réaction naturelle comporterait une certaine quantité d'anxiété et/ou de perte d'énergie alors que la réponse extrême à la désintégration de son mécanisme de défense serait plutôt caractérisée par une perte d'identité et la douleur de la fragmentation.

Le satellite peut sembler plus perturbé émotivement que le retranché ou que le « comme si » mais, en fait, il retrouvera plus facilement son sentiment de Soi que les deux autres. À cause de son habitude constante à emprunter les frontières des autres, il gravitera volontiers autour de son thérapeute (transfert positif). Et comme il est beaucoup plus accessible que le dissocié « comme si » ou que le fonceur-retranché, il formera une alliance thérapeutique beaucoup plus rapidement. La nature de cette personne fait que le transfert (voir pages suivantes) est le mode principal d'interaction avec le thérapeute et l'établissement des frontières la méthode de base de traitement. On peut facilement l'aider à construire un narcissisme sain et lui apprendre à contenir ses émotions par le travail corporel sans craindre de faire une brèche dans ses frontières, comme ce serait le cas avec le retranché.

Les traits caractéristiques du retranché et du satellite peuvent se retrouver à tour de rôle chez la même personne ou entre deux individus. Nous voyons souvent ces deux types de personnes s'attirer l'une l'autre et établir une relation de couple. Chacune, en effet, imagine voir en l'autre ses propres qualités : le satellite regarde le fonceur et voit en lui quelqu'un de fort qui est en mesure de remplir ses besoins alors que le fonceur voit dans le satellite quelqu'un qui possède les sentiments et la sensibilité qui lui manquent. Si l'un des deux change, l'autre s'ajuste. Ainsi le système reste-t-il le même bien que les personnes aient changé de rôle. Travailler uniquement sur les problèmes relationnels ne donne pas des résultats satisfaisants ; il est nécessaire de remonter au scénario originel de chacun pour trouver la source de la difficulté.

Tableau 22 :
Comparaison des mécanismes de défense caractériels
dans les relations avec les autres

Caractéris-tiques	Les dissociés		Les jamais rassasiés	Les fonceurs
	Comme si	En transe		
Frontières	Aucune (ou très ténues) dû à un manque de conscience des besoins et des sentiments		Nébuleuses, empruntées, passagères, ténues	Inflexibles, fermées, rigides
Symptômes sexuels	Manque d'intérêt et de désir, ennui	Non présent dans son corps, engourdi ou anesthésié, impuisssant ou éjaculateur tardif	Ne peut contenir ni accumuler une charge énergétique, éjaculateur précoce, réponse orgastique réduite	Ne peut se libérer (éjaculateur tardif), excitation pré-orgasmique, manque d'intérêt
Symptômes relationnels	Manque de contact, peur de l'abandon *et* de l'envahissement		Abondance de contact, peur de l'abandon (angoisse de séparation)	Peur de l'envahissement, distant, froid
Sentiments	Dissociation adoptée très jeune (trop douloureux d'être présent)			
	Fait siennes les émotions des autres	N'a pas conscience de ses émotions	Continuellement en contact avec des désirs insatisfaits	Émotions profondément enfouies sous l'armure rigide en guise de protection
Types de transfert	Contact difficile		Contact facile ; stade magique	Contact difficile
Traitement	Respiration pour établir le contact avec le corps et les émotions et avec les autres ; le garder présent		Respiration ; instauration des frontières ; sentiment de bien-être (narcissisme sain)	Non envahissant (verbal) jusqu'à l'assouplissement des frontières ; éventuellement travail corporel pour adoucir l'armure
Origine de la blessure (stade)	Fin du stade de l'attachement		Stade du miroir	Fin du stade de l'attachement, début du stade du miroir
Structure corporelle	En fonction de ce qu'il « prétend » être	Sans tonus, éteint	Souple extérieurement, armuré au centre	Fortement musclé, maigre ou gras
Type de personnalité	Recherche l'approbation, performe, côté malveillant (par rancune)	En transe, perdu dans le vide	S'accroche, dépendant, tire son identité des gens, rôles, activités autour desquels il gravite	Fort, indépendant, n'a besoin de rien ni de personne, côté malveillant
Drogues récréatives	Marijuana		Amphétamines, alcool, cocaïne	Calmants

Méthodes de traitement

Se libérer de l'introjection négative et la remplacer

À l'époque du scénario originel, quand les parents renvoient des reflets inadéquats, une « introjection négative » se développe. Ce qui veut dire que la personne a alors adopté une attitude auto- destructrice. Psychologiquement, l'individu a « avalé tout rond » son parent critique, son juge ou son persécuteur. Le processus de la maturation implique la libération de l'introjection négative et son remplacement par une introjection positive.

L'abandon de l'introjection négative se fait en quatre étapes : il faut pouvoir reconnaître que :

1. L'enfant est distinct de ses parents.
2. Ses parents ont fait du mieux qu'ils ont pu (et ce qu'ils ont fait était passable).
3. Il est probable qu'il ait déja « blessé » d'autres personnes comme il a lui-même été blessé par ses parents, répétant ainsi le même scénario.
4. La douleur fait partie de la vie et il doit l'accepter comme faisant partie intégrante du processus de la croissance. Les désirs insatisfaits du passé ne disparaîtront pas, mais ils peuvent être atténués et il peut apprendre à vivre avec.

Pour réaliser la première étape, il faut travailler avec les ressentiments et les appréciations. Le client écrit dans son journal tous les ressentiments qu'il a envers ses parents, puis toutes ses appréciations. Par la suite, il transformera chaque ressentiment en appréciation. Il écrira par exemple : « Je vous en veux de n'avoir jamais reconnu mes succès, seulement mes échecs ! » et transformera la phrase ainsi : « Je vous apprécie parce que j'ai eu à apprendre à être fort et à travailler durement sans votre approbation » ou « Je vous apprécie parce que vous m'avez montré ce qu'il ne faut *pas* faire comme parent. » S'accrocher à la colère et au ressentiment est une façon de rester lié à ses parents. Transformer les ressentiments en appréciations est une manière de s'en séparer. Le but de notre travail est d'établir des frontières entre la personne et ses parents pour défaire la relation solipsiste, comme on le voit au tableau 23.

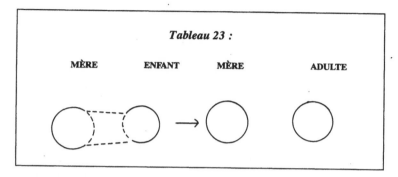

Tableau 23 :

MÈRE ENFANT MÈRE ADULTE

À la deuxième étape, le client apprend à pardonner à ses parents. En effet, pardonner est le seul moyen de desserrer le lien entre parents et enfants. Et l'un des éléments constitutifs du pardon consiste à reconnaître que les parents peuvent ne jamais desserrer d'eux-mêmes le lien qui les unit à leur enfant et que c'est à l'enfant adulte de se libérer lui-même.

Même si nos parents n'avaient pas les qualités qu'on aurait souhaité qu'ils aient, dans la plupart des cas — et particulièrement pour toute personne capable de lire ce livre — ils ont cependant agi suffisamment bien. Nous savons maintenant par le travail de Harlow et Spitz et d'autres (se référer au chapitre 6) que si les parents avaient complètement failli à leur tâche, l'enfant aurait dépéri ou bien il aurait été interné. Il arrive quelquefois que la blessure soit si profonde qu'on ne peut s'imaginer pouvoir pardonner mais on prolonge au contraire cette blessure en blâmant le parent et c'est là une façon de ne pas assumer la responsabililté de sa propre vie.

Les deux premières étapes étant franchies, voyons maintenant comment passer aux deux étapes suivantes. Nos parents étaient humains et nous le sommes également. Chacun d'entre nous est parfaitement capable de répéter les erreurs de nos parents, et il est même probable que nous l'ayons déjà fait. En comprenant cela, nous reconnaissons que les aspects douloureux de la croissance font nécessairement partie de la vie. Quoique les désirs et les insatisfactions de notre enfance soient plus faciles à tolérer pour un adulte que pour un enfant, ils ne disparaîtront pas pour autant. Aucun être humain, aucune magie ne pourra nous prémunir contre notre condition humaine.

Si l'on accompagne d'un rituel la libération de l'introjection négative et la séparation d'avec nos parents, l'effet en sera plus marqué.
Dans certaines cultures, la séparation parents-enfant se célèbre par un
rituel qui honore ce passage vers la maturité. Bien que notre société
n'offre pas ce genre de cérémonies, nous pouvons en créer pour
nous-mêmes et invoquer l'esprit de l'archétype de ce moment de
passage.

Le rituel devrait être trouvé par la personne qui entre dans l'étape
de sa maturité. Elle peut choisir de gravir une montagne, de brûler ou
d'enterrer un objet symbolisant le changement ou de terminer une
tâche appropriée à cet important stade de développement — l'équivalent en quelque sorte de la première chasse au lion d'un arborigène.
Le rituel peut être très élaboré ou très simple. Les éléments de base de
toute cérémonie ancienne — la purification par le feu et l'eau —
peuvent plaire à sa nature profonde. Tout comme son attachement à
sa mère situait la personne dans la continuité de la vie, le rituel pourra
faciliter son passage vers l'autonomie en le resituant dans la chaîne
« naissance, croissance et mort », par où sont passés ses ancêtres
avant lui.

On devrait célébrer le rituel avec tout le sérieux qui convient à des
funérailles parce que, en effet, se séparer de l'introjection négative
est l'équivalent de perdre une partie de soi-même par amputation ou
de perdre une relation intime par la mort. L'introjection, même
négative, a fait partie de l'énergie de la personne pendant une grande
partie de sa vie, et sa perte vaut la peine qu'on la pleure autant qu'on
la célèbre.

Enlever ou extirper de soi l'introjection négative laisse chez la
personne un vide qu'il faudra combler. En PCI, nous lui substituons
l'introjection positive - l'archétype de la bonne mère.

Les messages de la « bonne » mère

La plupart des thérapies savent dévoiler l'introjection négative
mais elles n'ont rien pour la remplacer. Dans la thérapie par la
Gestalt, il y a le juge et le jugé, le dominé et le dominant, la mère et
l'enfant. Cette vision perpétue le schéma dualiste d'une trêve entre
deux opposants. En PCI, nous éliminons le pouvoir d'opposition des
deux forces en cherchant derrière la dualité pour trouver et reconnaître le Soi. Nous travaillons avec l'introjection négative et la rempla-

çons par l'introjection positive tout en apprenant au corps à contenir l'énergie qui accompagne le sentiment de bien-être.

Les messages de la « bonne » mère ont été élaborés par le Dr. Rosenberg alors qu'il apprenait à ses patients cancéreux à utiliser des techniques de visualisation pour changer les manifestations physiques de leur maladie. Il s'aperçut en travaillant avec eux que ces techniques donnaient des résultats inégaux et que le succès semblait toujours lié à un sentiment de Soi très solide. Or il savait que le sentiment de Soi est en rapport direct avec les stades anciens de l'attachement et du miroir. Comme il leur faisait déjà visualiser leur propre guérison, il leur demanda de visualiser rétroactivement leur propre « maternage ».

Nous vous avons donné un aperçu de cette technique au chapitre 4 quand le thérapeute suggérait à sa cliente, chaque fois qu'elle le désirait, de retourner dans son enfance pour donner à la petite fille à l'intérieur d'elle tout l'amour dont elle avait besoin. Peu à peu, le Dr. Rosenberg développa toute une série de messages à consonance émotive particulière qu'il nomma « les messages de la « bonne » mère » et que les patients ajoutèrent à leurs techniques de visualisation. Ils devaient les mémoriser et les écrire chaque jour dans leur journal, puis prendre conscience des sentiments corporels qu'ils produisaient.

Une fois l'enfant blessé recréé, par la visualisation ou l'imagerie, on introjecte l'image de la « bonne » mère en se substituant *soi-même* tel que l'on est aujourd'hui (au lieu du parent réel) et en se donnant le réconfort qui a fait défaut dans le passé. Ainsi la personne *devient-elle* sa propre « bonne » mère.

On commence le travail lorsque les défenses protectrices ont été dissoutes par le travail corporel, découvrant l'enfant blessé. En s'identifiant à cet enfant meurtri et en prenant conscience que, comme adulte, il cherchait partout la « bonne » mère dans le monde extérieur, le client commmence à se tourner vers son intérieur pour bâtir en lui et pour apprendre à utiliser le soutien dont il a besoin.

En introduisant le travail de la « bonne » mère, nous demandons au client d'écrire chaque jour dans son journal les treize messages à consonance émotive (tableau 24). Même si cela ne rime à rien pour lui au début, il doit les apprendre par cœur et les écrire chaque jour. Peu à peu, les mots se chargent d'émotion et il comprend de quelles façons il recherche partout et toujours les messages de la « bonne » mère. En se réappropriant un peu la voix maternelle et en apprenant à s'aimer à partir de ce qui est suggéré dans les messages, il voit ses relations s'enrichir et cesse de se sentir si dépendant et impuissant. Sa quête d'amour, si souvent désespérante, s'apaise enfin.

L'imagerie telle qu'elle fut utilisée avec les patients cancéreux est une autre façon de travailler avec les messages de la bonne mère. Le client visualise la « bonne » mère en train de lui exprimer les treize messages jusqu'à ce qu'un sentiment profond d'être aimé l'emplisse totalement. Puis, il joue à son tour le rôle de la bonne mère et donne à son propre enfant intérieur l'amour dont il a besoin. Le client peut accompagner cet exercice de profondes respirations et se serrer dans ses bras avec compassion. Le fait de répéter chaque jour cet exercice ou de l'utiliser conjointement au processus pour se sortir de la fragmentation concourra à faire de la bonne mère un hôte permanent de son monde intérieur.

L'archétype de la bonne mère inclut un nombre infini de messages, que nous allons plus ou moins résumer dans les treize énumérés au tableau 24. Idéalement, l'enfant les a reçus dans son enfance. La communication étant non verbale à cette époque, remarquons que ces messages portent en réalité une *coloration émotionnelle* qui ne peut être complètement traduite par des mots. Ces messages sont essentiellement des sentiments d'amour, de sécurité et d'acceptation transmis par la mère aux stades d'attachement et du miroir. Ces émotions contribuent à créer un sentiment de bien-être, lui-même fondamental pour le développement du sentiment de Soi d'une personne.

L'utilisation du journal et de l'imagerie peuvent être renforcées par le travail corporel, afin que les messages soient ressentis dans le corps et dans l'esprit. Quand le client reçoit ces messages pendant une séance de thérapie, il bénéficie de la compassion, de l'acceptation et de la sollicitude du thérapeute. Une fois seul, il peut se souvenir du sentiment ressenti pendant la séance ou pendant toute autre relation d'amour qu'il a connue, même avec son animal préféré. C'est l'*émotion* — et non sa provenance — que la personne doit revivre à l'intérieur d'elle-même en se donnant les messages de la bonne mère.

Il arrive souvent, lorsqu'un client travaille avec l'imagerie de la bonne mère, qu'un message soit oublié ; c'est justement celui qu'il ne peut pas vraiment ressentir, celui qu'il a cherché en vain à travers toutes ses relations.

Tableau 24 :
Les messages de la « bonne » mère

1. Tu es désiré.
2. Je t'aime.
3. Je vais prendre soin de toi.
4. Tu peux me faire confiance.
5. Je serai là quand tu auras besoin de moi ; je serai là même à l'heure de ta mort.
6. Je t'aime pour ce que tu es et non pour ce que tu fais.
7. Pour moi tu es un être unique.
8. Je t'aime et j'accepte que tu sois différent de moi.
9. Parfois je te dirai « non » et c'est parce que je t'aime.
10. Mon amour t'apportera la guérison.
11. Je te vois et je t'entends.
12. Tu peux croire en ta voix intérieure.
13. Tu n'as plus à avoir peur.

Chacun de ces messages peut être formulé différemment. En effet, ce ne sont pas les mots qui comptent mais leur dimension affective. Chaque personne pourra choisir sa façon de les dire, mais avant d'entrevoir ce que chaque message peut signifier pour elle, elle devrait les écrire dans son journal et les mémoriser. Quand elle pourra les répéter par cœur, nous pourrons alors considérer la signification émotive.

1. Tu es désiré. Certaines personnes ne se sentent jamais désirées, et ce sentiment peut être le reflet de la réalité des parents quand ils ont conçu l'enfant. Déjà dans l'utérus l'enfant sait s'il est désiré ou non. Ce message fait partie de l'étape de la symbiose. Une personne qui ne se sent jamais incluse ou bienvenue dans un groupe a souvent manqué de ce : « tu es désiré ».

2. Je t'aime. Ce message témoigne de ce que l'enfant ressent lors d'une symbiose et d'un réfléchissement adéquats, expérience qui s'accompagne d'un sentiment non verbal de bien-être. C'est ce qu'il attend de sa mère dans sa petite enfance. Ce sentiment est amplifié par le travail corporel — c'est-à-dire que le sentiment de bien-être qui résulte de la respiration correspond à l'état de l'enfant en période de symbiose. Ce message, intériorisé, fournit le soutien nécessaire au sentiment de bien-être.

3. Je vais prendre soin de toi. Ce message contient l'attention physique de la mère portée à l'enfant quand il était impuissant (au stade de l'attachement). Il fait aussi référence à la stabilité des relations que les personnes ont entretenues avec le bébé. Quand ce message a fait défaut dans la prime enfance, on voit les gens se maltraiter émotivement et physiquement : troubles du sommeil, abus de toutes sortes d'excitants ou de calmants, abus d'ordre sexuel et autres.

4. Tu peux me faire confiance. Ce message peut faire défaut à l'expérience du Soi suite à un manque de constance dans la disponibilité d'un parent. À l'âge adulte, il est alors difficile de se faire confiance ou de faire confiance à l'autre. Une personne peut ainsi développer un sentiment d'insatisfaction et être toujours en demande. L'inconstance parentale et les reflets inadéquats (le renforcement intermittent) sont les antécédents du comportement d'une personne satellite ou du « jamais rassasié ». L'enfant ne pouvait jamais compter sur le parent. Par contre, en intériorisant ce message, l'individu s'assure que quelqu'un (lui-même) sera toujours disponible pour lui et qu'il peut compter sur lui.

Le sentiment d'identité est lié à la constance et à la continuité. « Je sais qui je suis par ce qui se produit à répétition. » Sans cette expérience, il ne peut s'établir de confiance dans l'objet-pour-soi (le parent) ou, plus tard, dans le sentiment de Soi. De plus, l'établissement de la confiance est lié à à la capacité de « contenir ». Les personnes qui ne peuvent « contenir » ne peuvent croire que ce qu'elles ont aujourd'hui sera encore là demain. Elles ne possèdent pas ce sentiment de continuité intérieure et de foi en elles-mêmes, aussi leur faut-il les rechercher à l'extérieur.

5. Je serai là quand tu auras besoin de moi. Ce message signifie qu'il y aura toujours quelqu'un là même quand l'enfant n'y est pas. Un jeune enfant peut s'éloigner de la pièce et y revenir immédiatement après pour vérifier si sa mère est toujours là. Il a besoin de savoir que sa mère, son objet-pour-soi, est toujours disponible afin de développer un narcissisme sain. Il a besoin de s'assurer qu'elle était déjà là auparavant, qu'elle y est encore et qu'elle y sera toujours. Son sentiment de Soi étant étroitement relié à celui de sa mère, cette constance nourrit son sentiment intérieur de continuité. Les gens peu sûrs d'eux n'ont jamais inscrit ce sentiment dans leur corps.

Je serai là même à l'heure de ta mort. Beaucoup de gens passent leur vie à craindre la mort tout en évitant de regarder leur peur en face, si bien qu'ils ne vivent jamais complètement. Ce message, parce qu'il complète le précédent en incluant même notre mort, va permettre à l'individu de s'impliquer totalement dans la vie, sans craindre la perte de son Soi par la mort. Il atténue l'anxiété et le sentiment de solitude suscités par l'appréhension de la mort, en liant l'aspect transpersonnel ou spirituel de cette pensée à son implication psychologique.

6. Je t'aime pour ce que tu es et non pour ce que tu fais. Il s'agit ici d'acceptation inconditionnelle. Certaines personnes passent leur vie *à faire* quelque chose pour être approuvées et aimées au lieu d'« être » simplement. Elles s'attendent souvent à recevoir cet amour inconditionnel de leur conjoint ou de leurs amis. Cette attente irréaliste engendre une incapacité à développer des relations parce que *personne* ne peut aimer inconditionnellement *qui que ce soit* une fois passé le stade d'impuissance de la première enfance. Ce message signifie donc que nous sommes *nous-même* la seule vraie source d'un tel amour, qui ne peut provenir d'aucune source extérieure.

Le cas de Susie est intéressant à cet égard ; ses parents lui disaient toujours : « Tu n'es pas très maligne, ma chérie, mais tu t'en tireras grâce à ton apparence. » Le travail de la « bonne » mère effaça la blessure infligée par les parents en répétant : « Ce n'est pas ce que tu fais qui compte ; nous aimons ce que tu es. » Après avoir intériorisé et intégré ce message, Susie put se voir comme un être à part entière, avec une belle intelligence, ce que ses parents lui avaient dénié.

Dans *Le drame de l'enfant doué*, Alice Miller écrit : « On évite la dépression quand l'expression de Soi est fondée sur l'authenticité de ses propres sentiments et non sur la possession de certaines qualités[1]. »

7. Pour moi, tu es un être unique (interprété comme : « Fais attention à moi »). À un certain stade du développement, alors que le Soi de l'enfant commence à se constituer, il est essentiel que sa toute puissance et sa divinité lui soient reflétées comme il faut. Sinon, il n'aura pas la confiance nécessaire pour passer à travers la période difficile de tâtonnements, d'apprentissages et d'échecs qui va suivre. S'il ne reçoit pas cette attention spéciale au moment où il en a besoin, il passssera sa vie à la rechercher. C'est d'ailleurs l'un des moteurs fondamentaux de l'action chez beaucoup d'artistes, de thérapeutes,

---

1. Alice Miller, *Le drame de l'enfant doué*, Paris, Presses Universitaires de France, 1986.

d'avocats, de cascadeurs et autres, qui semblent avoir toujours besoin d'être sur la scène pour ressentir un sentiment de bien-être.

8. Je t'aime et j'accepte que tu sois différent de moi. Certaines personnes ne peuvent qu'être en rébellion parce qu'elles n'ont jamais reçu le message parental du droit à la différence. Ce droit ayant été jugé inacceptable, ces personnes n'ont pu exprimer leur différence et cette incapacité de le faire resurgit plus tard dans leurs relations avec les autres. Elles se sentent obligées d'interrompre une relation pour pouvoir être elles-mêmes, tout comme elles ont eu à se rebeller contre leurs parents pour pouvoir s'en différencier. Quand le message de la bonne mère est intériorisé, il n'est plus nécessaire de rechercher l'approbation du monde extérieur ; il est alors possible d'exprimer son identité dans des relations interpersonnelles.

La mère d'une de nos clientes lui dit un jour, étonnée : « Tu ne veux *vraiment pas* les même choses que moi. Je désirais une famille et des enfants alors que cela ne semble pas essentiel pour toi. Tu veux voyager, avoir une carrière et être indépendante dans ta relation amoureuse. Je prends maintenant conscience de toute la différence qu'il y a entre nous deux. Je t'aime vraiment beaucoup et j'apprécie ce que tu fais de ta vie et, pourtant, je suis contente d'avoir accompli les choses que j'ai faites ! »

C'est seulement quand la jeune fille eut réussi à se débarrasser de sa peur d'être différente que sa mère put l'accepter telle qu'elle était. Elle s'était finalement accordé le droit de faire ce qu'elle désirait et s'était rendu compte qu'elle n'avait pas pour autant échoué en s'éloignant de sa mère. Ayant à faire seule le travail de la « bonne » mère, elle trouva ce message difficile à intérioriser. Elle comprit pourquoi sa mère, qui n'avait même pas eu jusque-là conscience de leurs différences, ne pouvait lui émettre ce message. Lorsque notre cliente fut adulte et eut appris à assumer seule sa différence, sa mère put enfin accepter leurs différences.

9. Parfois je te dirai « non » et c'est parce que je t'aime. Un grand nombre de parents sont incapables d'établir les limites qui protégeront l'enfant et l'aideront à grandir. L'enfant ne sent pas qu'on se soucie de lui. Plus tard, quand on lui dira « non », ce refus réactivera son scénario originel c'est-à-dire le fait que ses parents n'aient pas réussi à lui apprendre que « limite » peut se conjuguer avec « amour » et il se fragmentera.

Imposer des bornes à un enfant lui apprend à établir ses propres frontières, et c'est là un apprentissage indispensable à la séparation d'avec la mère. S'il grandit avec des recommandations comme celle-ci : « Non, tu n'iras pas sur la route avec ta bicyclette parce que je t'aime et je ne veux pas que tu sois blessé », il développera des introjections telles que « je ne boirai ni ne mangerai rien qui puisse être nocif pour moi ». Les personnes qui font un usage excessif de drogues, d'alcool, de sexe ou de nourriture, qui abusent d'elles-mêmes ou des autres, n'ont jamais appris à s'imposer de limites, à se dire « non » et trouvent difficile d'établir ou d'accepter de saines frontières au Soi.

10. Mon amour t'apportera la guérison. Lorsqu'un enfant n'est jamais passé du stade du baiser guérisseur magique à une prise en charge personnelle, il ne pourra plus tard, s'il est malade, participer à sa propre guérison. Il sera toujours à la recherche d'une mère qui le fasse pour lui. C'est ce que l'on constate chez les personnes atteintes de maladies incurables qui utilisent des méthodes d'autoguérison. Quand elles découvrent le rôle qu'elles ont joué dans leurs propres maladies, elles apprennent à se prendre en charge pour recouvrer la santé. C'est l'essence du concept de santé holistique.

Être malade est souvent une façon — parfois la seule — d'obtenir l'attention et l'amour de la mère. L'une de nos clientes avait souffert d'arthrite au moment de son divorce. Elle se souvint que, contrairement à tous ses frères et sœurs, elle n'avait jamais été malade pendant son enfance. Au cours de la thérapie, elle retrouva, enfouie en elle, la croyance selon laquelle « il faut être malade pour qu'on prenne soin de nous ! ». Se retrouvant sans mari et avec le désir qu'on s'occupe d'elle, elle tomba donc malade.

Au début de la thérapie, le client croit souvent que le thérapeute va prendre soin de lui et le guérir. En apprenant à assumer sa propre croissance et à développer son sentiment de bien-être, il intègre ce message et inclut dans le processus de guérison l'amour qu'il se porte à lui-même.

11. Je te vois et je t'entends. L'enfant élevé dans une relation solipsiste ne reçoit pas ce message. Il ne se sent ni vu ni entendu ni assez puissant pour atteindre les autres. N'ayant pas été gratifié de reflets adéquats quand il en avait besoin, il passera son temps à rechercher en vain cette attention ; mais peu importe celle qu'on lui accordera, elle ne lui semblera jamais réelle. Par contre, en recevant et en intériorisant ce message, il prend conscience de son pouvoir et de ses capacités pour agir sur lui-même et toucher les autres.

12. Tu n'as plus à avoir peur. Quand un enfant a un cauchemar, ses parents viennent dans sa chambre et le rassurent jusqu'à ce qu'il se rendorme paisiblement. S'il intériorise ce message, il pourra plus tard revivre ses propres anxiétés. Nous utilisons ce message pour aider certains clients à relâcher les tensions chroniques qu'ils ont créées dans leur poitrine pour contrôler leur peur.

13. Tu peux croire en ta voix intérieure. L'introjection positive une fois intériorisée peut aussi être considérée comme une « voix intérieure ». Cette voix renforce les messages de la « bonne » mère et confirme que l'objet de la quête se trouve bien en soi. On apprend ainsi à entendre autant les messages intérieurs qu'extérieurs et à faire les choix appropriés.

Les gens n'ont pas conscience d'être à la recherche de messages maternels. Ils se sentent parfois devenir fragmentés mais ne pensent pas à associer cette fragmentation à l'absence de l'un de ces messages affectueux venant d'une source extérieure. Ils rationalisent plutôt leur peine ou leur blessure. Au début de ce chapitre, nous avons décrit les réactions de Howard lorsque sa demande de prêt bancaire ne fut pas acceptée sur le champ. En fait, ce n'était pas cette demande qu'il cherchait à faire approuver mais c'était lui-même. Quand on prend conscience des besoins non satisfaits au cours de son enfance, on peut prendre les moyens nécessaires pour se donner les messages dont on a besoin. C'est ainsi qu'on peut guérir de l'ancienne blessure qui s'est réouverte tant de fois au cours de la vie adulte.

Ray était avocat. Jamais il n'aurait cru avoir besoin de rechercher l'amour de la « bonne » mère. Toutefois, il se rendit compte que, dans ses relations professionnelles ou amoureuses, il cherchait constamment à recevoir l'un des messages maternels et à retrouver, à travers quelqu'un d'autre, sa propre mère. Il en fut abasourdi. Nous pouvons tous en faire l'expérience. Quel prix payons-nous la satisfaction de ces besoins ? Cela en vaut-il la peine ? En sommes-nous satisfaits ? Il se peut que la plupart des messages aient été reçus à travers le relation mère/enfant et qu'il n'en ait manqué qu'un seul. Tel était le cas d'une de nos clientes, âgée de trente-huit ans, à qui seul le droit à la différence avait été refusé. Elle avait dû s'installer dans une autre ville pour vivre comme elle l'entendait sans briser sa relation avec sa mère. Le jour où elle décida de vivre maritalement avec un homme, elle se rendit compte qu'elle ne pourrait cacher cette situation à sa mère mais qu'elle prenait le risque de perdre l'amour maternel. Comme elle n'avait jamais conquis son autonomie émotive, elle était incapable d'établir de frontières (faire ce qu'*elle* désirait faire), de peur que sa mère ne la rejette. Jamais elle n'avait vécu de situation où sa mère lui aurait fait comprendre : « Je t'aime et je te permets d'être différente de moi ». Dans la mesure où sa mère n'était pas au courant de leurs différences, elle pouvait prétendre être totalement acceptée. En repensant à son enfance, elle comprit clairement qu'elle avait toujours répondu aux attentes de sa mère et s'était comportée en « bonne fille », mais n'avait pas gagné son autonomie ni établi de frontières distinctes de celles de sa mère.

Le travail du « bon » papa

Alors que le travail de la « bonne » mère s'applique plus spécifiquement aux stades de la symbiose et du reflet, le travail du « bon » papa fait surtout référence au stade du rapprochement. Quand un enfant a développé un sentiment de bien-être corporel (un narcissisme sain), les messages du « bon » papa l'aident à aller vers le monde avec confiance, à mettre en pratique ce qu'il a appris, à faire l'expérience de la vie avec plus de sérénité.

Tableau 25 :
Les messages du « bon » papa

1. Je t'aime.
2. J'ai confiance en toi. Je suis sûr que tu es capable.
3. Je t'imposerai des limites et je verrai à ce que tu les respectes. (« Il *faut* que tu ailles à l'école. »)
4. Si tu tombes, je te relèverai. (Apprendre à faire de la bicyclette en est un exemple courant)
5. Pour moi tu es un être unique. Je suis fier de toi.
6. (Particulièrement pour les femmes) Tu es belle et j'accepte que tu sois un être sexuel.
7. (Particulièrement pour les hommes) J'accepte que tu sois comme moi OU *plus* OU *moins* que moi.

Au cours de la thérapie, le ou la thérapeute pourra incarner tour à tour la « bonne » mère ou le « bon » papa.

Petit à petit, la personne voit s'accroître ses réussites dans le monde, reprend confiance en elle, parvient à faire reconnaître et respecter ses différences par les autres, ressent de plus en plus un sentiment corporel de bien-être et d'intégrité : alors seulement peut-elle cesser d'idéaliser son thérapeute. Sa façon personnelle d'agir, ses intérêts, ses qualités essentielles sont finalement reconnus et appréciés.

Ce stade de la thérapie est celui de la reconnaissance du Soi spirituel du client. L'approche de la PCI face aux expériences transpersonnelles sera présentée au chapitre 9.

Le transfert et le contre-transfert

En PCI, nous suivons plusieurs pistes qui tiennent compte de la complexité d'une personne. Le corps est la piste principale et nous ne la perdons jamais de vue. Le scénario original (le passé), les événements actuels (le présent) et le sentiment de bien-être (le processus spirituel ou transpersonnel) constituent autant d'autres pistes avec lesquelles nous travaillons. Il est une autre piste qui retient aussi notre intérêt : c'est la relation de transfert (comment le client voit le thérapeute, ce qu'il ressent à son égard, comment il lui fait face) et celle de contre-transfert (comment le thérapeute agit avec le client).

Nous pouvons suivre une ou plusieurs pistes à la fois, jongler avec elles comme avec des balles, et revenir toujours au corps. La même dynamique se produit à l'intérieur de chaque piste ; ainsi nous les mettons toutes ensemble et nous voyons émerger le scénario original. Nous avons montré comment nous faisons des va-et-vient entre l'armure caractérielle, la prime enfance où se sont créés les mécanismes de défense du client et les problèmes de sa vie présente. Nous allons maintenant aborder la question du transfert et de l'utilisation qu'on en fait pour retracer puis transformer d'autres mécanismes présents dans la vie d'une personne.

Le fait de connaître le scénario original permet au thérapeute de prévoir assez exactement ce qui va se produire dans sa relation avec le client. Il peut s'attendre à ce que ce dernier établisse avec lui une relation très semblable à celle qu'il avait avec ses parents et cherche

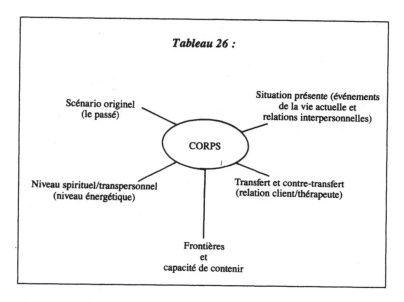

Tableau 26 :

à combler ses besoins de la même façon qu'il le fait aujourd'hui avec d'autres personnes. Le thérapeute peut aussi prévoir les différentes sortes de résistance qu'il va rencontrer de même que le mécanisme de défense typique du client (dissocié, satellite, retranché). Du scénario il aura déduit ce qui a le pouvoir de le blesser et quels messages lui ont fait défaut. Il doit enfin être en mesure d'anticiper les réactions émotives et corporelles du client quand leur relation va devenir plus intime.

Les stades de la relation de transfert thérapeutique

Les relations entre un client et son thérapeute font partie intégrante du processus thérapeutique et sont d'une importance majeure. Le succès de la thérapie ne dépend pas seulement des techniques respiratoires, du scénario originel ou de la prise de conscience des schémas répétitifs : il dépend aussi de la relation étroite qui s'établit entre le thérapeute et le client à travers le processus de réappropriation du Soi et de son institution.

Ce processus, par lequel le client se redonne des parents, reproduit les stades de développement idéal du Soi (chapitre 6). Il constitue une étape importante du traitement des blessures subies dans la petite enfance. La relation thérapeutique est le moyen par lequel l'individu retrouve le contact perdu avec une expérience de continuité du Soi.

Le Soi de l'enfant a été blessé quand il y a eu perturbation de la relation symbiotique avec la mère. La relation thérapeutique fournit alors une symbiose substitutive grâce à laquelle la blessure du Soi peut être guérie. Ce transfert n'a rien à voir avec le transfert freudien — la projection de la relation parentale mettant en relief le complexe d'Œdipe et le fonctionnement de l'ego. Notre travail se situe à un niveau du développement antérieur qui demande le rétablisssement de la symbiose ancienne entre la mère et l'enfant. Ainsi pouvons-nous connaître la dynamique de cette relation et la façon dont le Soi de l'enfant a été endommagé. Cette blessure ancienne se manifestera à travers la relation établie par le client avec son thérapeute.

Il est impératif que la principale ressource thérapeutique du client soit le thérapeute lui-même et que ce dernier ne reçoive pas d'autres membres de la famille en consultation individuelle. Le client en effet a besoin de sentir qu'il a quelqu'un juste pour lui.

Les stades du transfert, tels que nous les envisageons, sont les mêmes que ceux du développement de l'enfant : symbiose, reflet et rapprochement, avec un degré de dépendance au thérapeute qui varie d'un stade à l'autre. Comme Fritz Perls, nous considérons nous aussi la maturation comme le passage progressif du besoin d'un soutien extérieur à un soutien intérieur. Les trois stades de transfert, en ordre de dépendance décroissante, sont le stade magique, le stade de l'appui et le stade de l'autonomie. Les clients ne passent pas tous par chacune de ces phases. Si la blessure d'une personne s'est produite à la phase du rapprochement, par exemple, il est probable qu'elle ne fera pas de transfert aux phases antérieures du développement ; elle n'aura pas besoin pour guérir de remonter au-delà de la phase où la blessure a eu lieu.

Le stade magique. Nous ne nous attardons pas vraiment à ce stade parce qu'il est difficile de travailler à un niveau où les attentes du client sont irréalistes. Cette étape correspondant à la période de la symbiose, le comportement du client à l'égard du thérapeute peut être très primaire et régressif. Il s'attend à ce que sa guérison soit immédiate et permanente, et cela l'enragera de voir que cela ne se passe pas selon ses vœux. Quand un enfant tombe, sa mère donne vite un baiser sur la blessure et tout se rétablit. Lorsqu'il est malade, le docteur le guérit. De la même façon, le client s'attend aujourd'hui à recevoir une solution magique, immédiate et permanente à tous ses problèmes. Elle doit se produire *maintenant* car il n'a aucune conscience réaliste du temps en relation avec le changement ou la guérison.

Une personne peut par exemple espérer guérir en deux sessions et devenir enragée qu'il n'en soit pas ainsi. Ses perceptions sont aussi primaires que l'étaient celles de l'enfant. Ne pouvant se projeter dans le futur, elle n'a aucune patience pour attendre la satisfaction de ses besoins. Devant ce genre de réaction, nous pouvons être assurés que cette personne se situe à un stade très primitif du transfert. Tel était le cas d'un de nos nouveaux clients. Il vint nous voir un certain jeudi, se plaignant d'impuissance secondaire. Le lundi suivant il nous téléphona pour nous dire que, durant la fin de semaine, il n'avait pu avoir d'érection avec son amie. En conséquence, il pensait devoir arrêter là sa thérapie parce qu'elle n'était pas efficace. À ce stade, le client a une confiance aveugle dans l'intervention magique de son thérapeute, et l'expérience malheureuse de la fin de semaine lui prouvait que son thérapeute avait échoué.

Comme nous l'avons dit, le client, à ce stade-ci, s'attend à des miracles. Comme l'enfant, qui voit probablement dans les adultes des êtres tout puissants, le client pense que le thérapeute peut tout faire. En fait, celui-ci *peut* faire très peu avant que le client n'atteigne le stade suivant. Il peut l'aider à s'y rendre en lui reflétant ses attentes irréalistes et en lui faisant voir les comportements répétitifs de son enfance qu'il utilise encore. Il lui offre une écoute empathique, un soutien et de la compréhension. Il lui reflète ses besoins anciens qu'il essaie encore aujourd'hui de satisfaire en cherchant des solutions toutes faites. On peut utiliser à ce moment-ci des placebos, l'hypnose ou la suggestion positive mais, parce qu'elles sont temporaires, ces méthodes peuvent nuire au client. Quand l'effet disparaît, il ne reste que la rage.

Les personnes dont les blessures se sont produites au stade de la symbiose peuvent temporairement avoir besoin de se sentir dépendantes du thérapeute avant de pouvoir établir avec lui une relation qui leur permette d'avancer vers le stade suivant. Lorsque les blessures de l'enfant sont mises à nu, le thérapeute peut alors commencer le travail de la « bonne » mère.

À chaque stade du transfert, la relation avec le client recèle un nouvel écueil pour le thérapeute. Celui-ci a pour tâche de guider le client vers la maturité (en termes du Soi). Le client, ayant accepté que le thérapeute le guide, a alors à son égard certains sentiments et certaines attentes quant à son rôle. Il projette sur lui ses attentes irréalistes et réagit comme s'il était en face d'un magicien (le transfert). Quand le thérapeute commence lui aussi à croire qu'il peut réellement remplir les attentes du client et satisfaire ses besoins, il est en plein *contre-transfert*. Il peut en effet commencer à croire qu'il *est* doté de pouvoirs magiques et tomber dans le piège.

Pour éviter cet obstacle, le thérapeute doit avoir un sentiment de Soi entièrement constitué. En outre, il devrait toujours se souvenir de ceci : chaque fois qu'un client le croit tout puissant, il passera très vite à la croyance inverse. Il s'agit ici du processus de polarité que nous avons décrit précédemment, qui fait qu'une personne ne peut à la fois intégrer les aspects positifs et négatifs de quelqu'un d'autre. Il est très facile de blesser un client à ce stade-ci parce que la magie projetée ne peut réussir. La croyance primitive dans la magie se déplace alors vers une autre habitude primitive — la polarisation — et le client se met à voir le thérapeute comme entièrement mauvais. Si le thérapeute a été piégé dans le contre-transfert, s'il a cru en ses pouvoirs magiques, il est alors incapable de faire face à la rage qui résulte de la perte de l'état de grâce, ce qui peut décider le client à en finir avec sa thérapie.

Le shaman était servi par des rituels et un système de croyances pour protéger et sa magie et lui-même en cas d'échec. Le thérapeute, lui, n'est en aucun cas protégé. Quand par mégarde il a accepté de jouer le rôle de magicien et blesse un client ou ne réussit pas à le guérir immédiatement, il aura tendance à le blâmer plutôt qu'à reconnaître son échec comme magicien. Ce qui n'apaise en rien le client enragé. Si, par contre, le thérapeute n'est pas tombé dans le piège du contre-transfert, il pourra faire face à la rage de la même manière qu'il l'a fait avec les attentes irréalistes du client, en lui faisant voir que personne (sauf lui-même, le client) ne pourra jamais satisfaire ses besoins.

Quand une personne arrive à comprendre qu'elle ne peut recréer avec son thérapeute cette relation tant désirée avec ses parents et que cette attente n'est pas réaliste, il est alors possible de passer au stade suivant.

Le stade de l'appui. Cette étape correspond au stade du miroir, le premier des stades de la séparation. Le rôle du thérapeute ici est de donner au client un reflet exact, d'être un miroir approbateur. Il faut continuellement revenir au scénario originel du client, à ce temps où il n'a pas reçu de reflet adéquat de sa mère. Le sentiment de Soi est fragile à cette étape-ci, comme il l'était au stade du miroir. Les gens oublient littéralement le travail qu'ils ont accompli, il faut donc leur rappeler sans cesse qui ils sont et les ramener au sentiment de bien-être, ou sentiment de Soi. Le travail corporel est d'une importance majeure parce qu'on peut rappeler chaque fois au client son sentiment de Soi en lui en faisant revivre l'expérience dans son corps. Et si le travail psychologique accompagne ce vécu corporel, le sentiment de Soi pourra être intégré de façon beaucoup plus complète.

La tâche du thérapeute au stade du miroir consiste à refléter au client son vrai Soi caché derrière sa façade ou son armure. Et, tout comme le fait la mère pour son enfant, le thérapeute « contient » le sentiment de Soi du client pour l'aider à développer la saine introversion qu'il n'a jamais pu développer avec sa mère. À cette étape de la thérapie, le narcissisme sain ne se maintient pas entre les séances ; c'est pourquoi il est fortement conseillé d'enregistrer les séances. En écoutant l'enregistrement de la séance, le client se fortifie. Le magnétophone devient un objet transitionnel qui sert à renforcer les bons sentiments générés lors de la séance de thérapie. L'enregistrement de la session permet également au client d'avoir accès à un matériel qu'il a oublié ou complètement manqué en se dissociant de ses émotions douloureuses.

Durant le stade d'appui, contrairement au stade magique, le client fait preuve d'un comportement enfantin mais non infantile. Il sait que c'est lui qui doit prendre ses responsabilités, mais il a encore besoin du soutien du thérapeute. Il vérifiera éventuellement la constance de son thérapeute en lui demandant : « Êtes-vous disponible ? » ou « Partez-vous quand je m'en vais ou bien restez-vous ici ? »

Le client fera part de ses succès au thérapeute afin d'en recevoir un reflet. Le thérapeute doit fournir alors un reflet consistant et adéquat, le message du client étant : « Je dépends de vous pour me dire quoi faire. Je ne connais pas la réponse ; je ferai ce que vous me direz de faire. » La croyance magique a disparu, mais la confiance qu'il porte au thérapeute est semblable à celle que l'enfant porte à son parent. À ce stade-ci, tout malentendu entre le thérapeute et son client peut blesser ce dernier et détruire sa confiance. Toutefois, la rage vécue au premier stade ne resurgira pas.

L'erreur du thérapeute de n'avoir pas offert de reflet adéquat à son client n'est pas irréversible ; en effet, la réaction du client peut être l'occasion de développer une véritable intimité entre eux alors qu'ils travaillent à réparer les dommages et à rétablir la confiance mutuelle.

Il faut noter qu'ils travaillent d'abord sur la relation et non sur le contenu de la blessure. *En effet, quand une blessure survient, ils doivent en retracer le processus.* Par exemple, le thérapeute peut demander : « Comment vous sentez-vous avec moi maintenant ? » et le client répondre : « Je n'ai plus confiance en vous. J'ai envie de m'en aller. » Le thérapeute pourra alors lui montrer cette réaction de retrait, la façon dont elle s'exprime dans son corps et dans son champ énergétique. En observant le processus, ils peuvent voir que cette réaction suit un schéma identique à celui du scénario originel et que ce comportement régit également ses relations actuelles. Le client en arrivera à reconnaître qu'il essaie encore de satisfaire les désirs inassouvis du scénario originel et que cette quête à l'extérieur des messages de la « bonne » mère est inutile.

Le thérapeute peut faciliter cette prise de conscience en arrêtant le client quand il le voit sur la piste d'un message de la « bonne » mère en lui disant : « Explorons ce que vous cherchiez quand vous m'avez dit cela. Quelle réponse attendiez-vous de moi ? » Un client, par exemple, racontait à son thérapeute qu'il s'était saoûlé la veille, habitude qu'il essayait pourtant de perdre. Quand le thérapeute lui demanda pourquoi il le lui disait et quelle réponse il en attendait, le client répondit : « J'imagine que je voulais vous montrer que j'avais mal agi et je souhaitais vous entendre dire que ce n'était pas grave, que vous m'aimiez quand même. » Ainsi, le client arrive à voir comment il s'y prend pour obtenir de son thérapeute les messages qu'il aurait voulu recevoir de sa mère. Cette prise de conscience l'amènera au troisième niveau : apprendre à être une personne distincte à l'intérieur d'une relation.

Au stade de la magie, le client recherchait l'intimité, et sa première réaction à la blessure — avant que la rage ne s'installe — consistait à se rapprocher encore plus du thérapeute. Au stade de l'appui, il aura plutôt tendance à se retirer, de façon à pouvoir reconstituer ses frontières et se sentir un être distinct de son thérapeute.

Le piège du contre-transfert, à cette étape-ci, réside dans le fait que le thérapeute peut se sentir indispensable et « graviter » autour du besoin que le client a de lui. Dans ce cas, il oublie que son rôle de guide ne consiste pas à remplacer la relation parentale mais à guérir cette ancienne relation. Et, au lieu d'encourager le client à accéder à l'autonomie, il en fait un objet-pour-soi et développe ainsi un sentiment de bien-être en se sentant indispensable.

Le stade de l'autonomie. À ce stade-ci, travail corporel et travail psychologique agissent ensemble sur le sentiment de Soi du client et lui permettent d'éprouver un sentiment de bien-être corporel. Il dira : « Je sais que j'ai des problèmes et que j'aurai encore des hauts et des bas, mais je suis certain de pouvoir trouver des solutions. Je peux trouver de l'aide si c'est nécessaire. Je suis normal et je peux prendre soin de moi. »

Le client passe à l'étape de l'autonomie comme il est passé au stade du miroir : il a assumé la séparation, donc reconnu et accepté ce qui le différencie de son thérapeute. Dans une famille, les différences peuvent être vécues douloureusement. L'enfant voudrait que ses parents soient comme lui et les parents voudraient faire de l'enfant un être semblable à eux. On tolère difficilement les différences des autres ; c'est pourtant le fait que chaque individu soit unique qui est source de créativité et d'enthousiasme dans une relation. Ainsi, une fois que le client a intériorisé le message maternel « Je t'aime et j'accepte que tu sois différent de moi », il peut passer au troisième stade de transfert et créer son propre système de soutien.

Quand une blessure se produit à cette étape-ci, le client peut régresser temporairement au stade antérieur de l'appui. La blessure peut se manifester, par exemple, à l'occasion d'un rendez-vous manqué, lorsque le thérapeute insiste pour que la session soit quand même payée. Ou lorsque le client apprend que son thérapeute a des opinions politiques radicalement différentes des siennes.

L'écueil du contre-transfert peut surgir ici en cas de régression du client. Si le thérapeute a réduit son client à un objet-pour-soi, il commence à se sentir beaucoup mieux en le voyant atteindre ce stade. Son propre sentiment de bien-être dépend alors des progrès du client. Ce qu'il pourra exprimer, en cas de rechute par : « Ce n'est pas vous, cela ». Cette dépendance du thérapeute face à ses progrès peut paralyser le client et le mettre dans une situation de double contrainte. Or, pour avancer, il doit tenir compte de ses besoins et de ses sentiments propres et non de ceux du thérapeute. Par exemple, si le client a déjà pensé à aborder un problème particulier et que le thérapeute lui suggère de le faire, il peut sentir qu'il n'en a pas l'initiative. Ce n'est plus *son* idée, c'est celle du thérapeute. Au lieu de travailler le problème parce qu'*il* le veut, il le fera pour répondre aux désirs du thérapeute, si toutefois il accepte encore de le travailler.

C'est ce qui arriva à Phil, bien que dans son cas ce soit sa femme qui lui ait volé l'initiative. Depuis quelque temps, Phil n'avait plus de désirs et laissait sa femme prendre l'initiative de leurs relations sexuelles. Un travail corporel avec son thérapeute lui permit de retrouver un certain désir sexuel pour sa femme, ce dont il se réjouissait. Or un soir, après qu'ils aient fait l'amour et passé une soirée excitante au lit, sa femme lui dit : « Bon ! C'est *exactement* ce que je voulais que tu fasses ! » Exprimée différemment, cette remarque aurait pu être reçue comme un compliment ; mais elle lui coupa les ailes ; le plaisir qu'il tirait de sa nouvelle vitalité disparut complètement. Sa femme avait perçu le changement qui s'était opéré en lui non comme une réponse à ses besoins à lui mais comme une réponse à ses désirs à elle. De nouveau, il ne savait plus s'il prenait l'initiative de leurs relations sexuelles parce qu'il en ressentait le besoin ou parce que sa femme désirait qu'il le fasse.

Quand le thérapeute « court-circuite » le client au lieu de suivre son cheminement, celui-ci a l'impression que ses impulsions ne lui appartiennent pas. Si, à la suite d'une blessure, le client régresse au stade du miroir et sent que le thérapeute est dérangé par ce recul, il ira plus loin encore dans la régression — jusqu'au stade de la magie — et réagira avec rage si le thérapeute ne l'y rejoint pas.

Grâce au transfert, le thérapeute représente déjà la « bonne » mère pour le client. En écrivant son journal, en travaillant sur les messages maternels, il commence à prendre la responsabilité de son bien-être. Alors que, au début de la relation thérapeutique, il comptait sur le thérapeute pour remplir ses besoins, il peut maintenant compter de plus en plus sur lui-même.

Tammy, par exemple, vivait des crises d'angoisse entre les séances et téléphonait alors à son thérapeute. Ce dernier l'écoutait avec intérêt et l'aidait à trouver la cause de son état de fragmentation. Puis il travaillait avec elle les messages de la « bonne » mère qui faisaient défaut, tout en insistant sur la nécessité d'écrire dans son journal. Après quelques appels téléphoniques de ce genre, il lui suffisait de rappeler à Tammy l'existence de son journal. Par la suite, dès qu'elle sentait venir une nouvelle crise d'anxiété, Tammy allait systématiquement chercher son journal au lieu d'appeler son thérapeute. Avec le temps, les messages de la « bonne » mère auront été suffisamment intériorisés et elle n'aura même plus besoin de les écrire.

Le transfert négatif

À chacun des stades de transfert, un processus de polarisation peut se produire : le client devient incapable d'intégrer les aspects positifs et négatifs de son thérapeute. La vraie polarisation ne se manifeste toutefois qu'au stade de la magie où elle est alors dramatique. De très bon, le thérapeute devient soudain très mauvais. L'adoration se transforme en rage. La haine est aussi intense que l'était l'amour. Un client peut même arrêter définitivement sa thérapie.

Au stade de l'appui, le client a un réel besoin de soutien de la part de son thérapeute et ne verra que des aspects négatifs chez lui s'il se sent moins soutenu. Si cela se produit, le thérapeute doit montrer au client qu'il est conscient de son malaise et l'aider à découvrir les comportements répétitifs qui viennent de son scénario. Si le client persiste dans cette polarisation, il se peut très bien qu'il quitte son thérapeute et en trouve un autre à qui il dira beaucoup de mal du premier, comme il le ferait d'un parent ou d'un conjoint.

Au stade de l'autonomie, le client est plus en mesure de distinguer et d'accepter les bons et les mauvais côtés du thérapeute parce qu'il peut maintenant tolérer qu'il y ait des différences entre eux. À ce stade-ci, le client s'approche de plus en plus du moment de la séparation d'avec le thérapeute. Il est possible alors qu'il devienne agressif envers lui, comme le ferait un adolescent ou un jeune adulte qui perçoit le comportement pourtant habituel de ses parents comme un contrôle. Il se demandera : « Est-ce que j'ai encore besoin de vivre cela ? » et se servira de sa colère pour quitter la maison et/ou se poser comme sujet émotivement indépendant de ses parents.

Ainsi, une polarisation peut toutjours se produire quand le client sent que le thérapeute ne remplit pas ses besoins. Cette réaction — l'incapacité ou le refus de voir le bon côté (celui qui approuve et soutient) et le mauvais côté (celui qui désapprouve et n'apporte aucun soutien) de son thérapeute — dépend du scénario originel. Elle se produit quand un individu a grandi au sein d'une relation solipsiste et a appris à diviser le parent tout autant que lui-même en parties bonne et mauvaise. Il voudrait bien trouver le moyen de changer le mauvais en bon (tout comme, petit garçon, il essayait de cajoler sa mère pour qu'elle sorte de sa dépression) ou bien il préférerait l'éliminer complètement de sa conscience.

Le processus thérapeutique de la PCI est en quelque sorte un microcosme du processus de la vie. C'est un modèle relationnel dans lequel le client répète ou reproduit les modèles de comportement de son scénario originel, tout comme il les a répétés tout au long de sa vie. Le modèle que nous utilisons est centré autour de la relation thérapeutique. La plupart des blessures qui ont provoqué des arrêts dans la formation du Soi se sont produites très tôt. Elles sont survenues *à l'intérieur* d'une relation et *à cause* de la dynamique même de cette relation et sont rarement visibles sinon à travers d'autres relations. Voilà pourquoi la PCI utilise la relation thérapeutique elle-même pour guérir les anciennes blessures et resituer l'expérience du Soi dans le corps du client. Lorsque le Soi est constitué, une personne devient vraiment autonome et c'est seulement à ce moment-là qu'elle peut accéder au niveau spirituel et véritablement exister au plan transpersonnel.

Chapitre 8

Plaisir et vitalité : la sexualité et les techniques de relation d'aide

Dans le domaine de la sexualité, le corps et la psychologie ne font qu'un. Les problèmes d'ordre sexuel sont plus souvent causés par des facteurs psychologiques et émotifs que par des anomalies physiques. Un problème sexuel n'est en réalité que la pointe de l'iceberg, symptôme d'une perturbation sous-jacente beaucoup plus importante. Une personne peut avoir passé une grande partie de sa vie sans avoir pris conscience de ce dérangement profond, mais il suffit qu'un problème d'ordre émotif ou psychologique surgisse sous forme de perturbation sexuelle pour qu'elle ait recours à la thérapie.

Il arrive souvent que le problème d'ordre sexuel qui a motivé l'entrée en thérapie disparaisse au cours du travail corporel ou pendant la cueillette du scénario originel sans même qu'on l'ait directement abordé. Cela prouve, une fois encore, que les problèmes sexuels ne diffèrent pas des difficultés éprouvées dans d'autres domaines ; en effet, eux aussi ont pour origine les interruptions du développement du Soi.

Néammoins, lorsqu'une personne a une vie sexuelle perturbée et qu'elle en souffre, nous nous concentrons directement sur ses problèmes sexuels. Peu importe de savoir par où nous allons commencer car, en fait, tout symptôme nous permet de remonter à l'origine du problème. Il reste que la sexualité, comme motivation d'entrée en thérapie, peut être plus intéressante que de continuels maux de tête ou un état dépressif résultant de la perte d'un emploi : elle englobe le corps, le sentiment de Soi et les schémas de relations. En conséquence, nous nous attardons de façon spécifique aux dysfonctiohnements sexuels tels que l'éjaculation précoce, l'impuissance, l'anorgasmie, l'éjaculation tardive et l'anesthésie génitale, perturbations que nous aborderons du point de vue énergétique.

On a tendance à limiter la sexualité aux seuls organes génitaux. Cependant, en considérant la sexualité comme expression de l'énergie, la personne se libère de l'obligation de miser uniquement sur des techniques ou sur le hasard pour réussir sa vie sexuelle.

La respiration et la courbe de l'accumulation de la charge énergétique sont tellement semblables à la réponse sexuelle que la personne peut facilement y voir un reflet de la manière dont elle s'empêche d'accumuler, de contenir ou de libérer son excitation sexuelle. Il ne faut toutefois pas les réduire à de simples outils de diagnostic ; en effet, on peut facilement changer les vieux schémas de comportement en apprenant de nouvelles techniques de respiration.

Grâce à la respiration et au travail corporel, la personne prend conscience de ce qu'elle fait et apprend à modifier son comportement sexuel. Quand elle reconsidère la sexualité en laissant de côté la perspective génitale et en lui substituant la perspective énergétique, elle accepte l'idée que l'orgasme est une libération d'énergie. En conséquence, plus la charge énergétique accumulée sera grande, plus grande aussi sera la jouissance. Pour illustrer ce point de vue, prenons l'exemple du fusil chargé (la théorie du « big-bang »). Pour obtenir un « bang » plus fort (un orgasme plus intense), il ne sert à rien d'appuyer plus fort sur la gâchette. Il faut tout simplement choisir une balle contenant une plus grande quantité de poudre (une plus grande charge) ! Accentuer la pression sur la gâchette revient à stimuler plus fortement les organes génitaux pour obtenir un orgasme plus intense. Charger le fusil d'une plus grande quantité de poudre revient à aborder le problème sur le plan énergétique, tout comme le fait de bâtir un niveau d'excitation plus élevé permet à la personne d'obtenir une réponse orgastique se déployant dans toute son unité psychocorporelle.

Nous aimerions, dans ce chapitre, transmettre l'idée que la sexualité humaine contient un immense potentiel. L'énergie sexuelle est en effet si puissante qu'elle crée la vie ! Notre culture ne nous fournit pas d'image représentant le potentiel d'une sexualité totale, à laquelle nous considérons que tous ont *idéalement* accès. Nous nous contentons souvent de bien moins et nous estimons en parfaite santé, mais nous ne connaissons pas vraiment notre capacité sexuelle, qui dépasse et de loin la simple capacité d'obtenir un orgasme.

Durant les séances de travail corporel, les clients élargissent le champ de leurs possibilités — à savoir le déploiement et l'ouverture complète de tout l'être, dans leurs relations, sur le plan émotif et physique de sorte qu'ils puissent vivre l'expérience de cette plénitude et de cette intégrité jusque dans leur vie sexuelle. Pour nous — et ce que nous allons dire doit être pris comme un *idéal* et non comme un objectif à atteindre pour le client — la sexualité est une expérience complète qui englobe l'excitation sexuelle vécue dans tout le corps et l'union à un autre être, à travers une décharge sexuelle, sensuelle et amoureuse, qui implique un contact autant émotif que sexuel.

Si pour une personne l'orgasme est le critère de « bonne santé sexuelle », tant qu'elle a des orgasmes régulièrement elle ne se rend pas compte qu'elle n'a pas atteint son plein potentiel sexuel, dans la mesure où l'orgasme ne conduit pas forcément à une détente totale du corps. En conséquence, la capacité d'avoir un orgasme ne constitue pas à nos yeux « le » critère de sexualité épanouie.

En psychothérapie, particulièrement en « thérapie sexuelle », la relation d'aide sexuelle est devenue une spécialité séparée des processus émotif et thérapeutique. Même si nous traitons la sexualité dans un chapitre à part, la relation d'aide sexuelle est partie intégrante de la PCI. Comme vous le verrez, nous considérons la personne dans toute son unité psychocorporelle. Que l'acuité du problème soit d'origine sexuelle ou relationnelle importe vraiment peu. Nous analysons le processus énergétique *total* de la personne et nous voyons comment elle utilise ou bloque son énergie dans tous les domaines de sa vie.

Quand, par exemple, une personne s'est « dissociée » de son corps, son manque de sensibilité peut être source de difficultés qui vont l'amener en thérapie. Il est important de rappeler que la PCI permet une intégration de la sexualité dans tous les aspects de notre vie. Nous avons souvent des clients qui considèrent ne pas avoir de problèmes sexuels mais qui ne partagent pas leur vie émotionnelle avec leur partenaire sexuel, séparant ainsi sexualité et émotions. Il s'ensuit que, même si elles sont parfaites au plan purement physique, leurs relations sexuelles restent cependant fort peu satisfaisantes.

Nous voyons aussi très souvent des clients qui disent avoir une vie sexuelle correcte et qui pourtant, lors du processus d'accumulation d'une charge énergétique, ont beaucoup de difficulté à contenir ou à relâcher leur excitation ; ils doivent même souvent forcer pour obtenir la détente orgastique. Grâce au processus thérapeutique, on voit que ces problèmes se retrouvent dans toute leur vie. Prenons une personne qui a de la difficulté à contenir l'excitation sexuelle ; elle aura par exemple du mal à garder un secret et sentira le besoin de le révéler à tout prix. Ou cette autre qui « force » lors de la jouissance sexuelle : il y a de fortes chances qu'elle force aussi dans tous les autres domaines de sa vie.

La PCI aide finalement la personne à restructurer son attitude à l'égard de la sexualité en lui faisant prendre conscience que c'est une façon d'exprimer son énergie vitale. À mesure qu'elle dépasse les limites de l'expression génitale, elle découvre que, par l'approche énergétique, elle peut s'impliquer plus totalement et développer sa sensualité.

Nous avons parlé des problèmes sexuels comme étant la pointe de l'iceberg, dans la mesure où ce dernier représente la personne tout entière. Nous allons conserver la même analogie pour la thérapie sexuelle. Nous pouvons travailler ici sur trois niveaux à la fois sans attendre d'en avoir terminé avec l'un pour passer à l'autre.

Nous parlerons d'abord de la pointe de l'iceberg : la sexualité et les insuffisances sexuelles. C'est le niveau physique, à savoir les façons concrètes, pratiques et mécaniques d'améliorer les relations et l'excitation sexuelles. C'est le niveau où l'on apprend à augmenter, tolérer et contenir l'excitation *à l'intérieur de soi* pour accroître la réponse orgastique et le plaisir sensuel. Le deuxième niveau concerne l'aspect de la relation, c'est le niveau interpersonnel. Les problèmes sexuels étant souvent le reflet de difficultés sur le plan relationnel, nous prendrons donc en considération les relations interpersonnelles du client de même que sa difficulté à les maintenir. Nous avons montré à l'occasion de la présentation du scénario originel que les problèmes interpersonnels sont le reflet ou le symptôme d'une difficulté intrapsychique venant du scénario originel, dont la personne continue à rejouer les thèmes (voir le chapitre 3). C'est le troisième niveau, le niveau intrapsychique, qui est la plus grosse partie de l'iceberg. C'est là, à partir de son passé, que nous commençons à comprendre les attitudes et les opinions du client au sujet de la sexualité. Pour y arriver, nous avons développé une technique que nous appelons « Le film tabou » qui permet de retracer les aspects sexuels du scénario originel. Comme au tout début de la thérapie, c'est d'abord verbalement que le travail se fait, en questionnant le client sur sa vie sexuelle. Grâce au travail intrapsychique et interpersonnel avec le client, on crée un climat d'aide et de confiance qui entraîne l'ouverture et la détente de son bassin ainsi que la prise de conscience des tensions qui s'y logent.

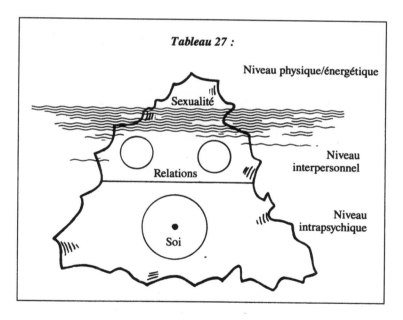

Tableau 27 :

Niveau physique/énergétique

Sexualité

Niveau interpersonnel

Relations

Niveau intrapsychique

Soi

Le niveau énergétique : *méthodes pour accroître l'excitation*

Il y a plusieurs façons d'accroître l'excitation ou la charge énergétique. On parle presque toujours de stimulation génitale ; or, si l'on s'en tient uniquement à cela, on se prive d'autres techniques efficaces et on néglige certaines conditions indispensables à l'accumulation et à l'utilisation de notre potentiel énergétique. Mais tout dépend, d'abord et avant tout, de notre capacité d'être présent et c'est par là que nous commencerons.

Présence et contact

La dissociation. Il faut être présent dans son corps si l'on veut pouvoir accroître son excitation et parvenir à la libération orgastique. Or, c'est pendant la phase d'excitation sexuelle que la plupart des personnes se dissocient de manière très évidente en quittant leur corps. Comme nous l'avons déjà dit, le travail respiratoire se compare à la phase d'excitation et, de la même façon que la personne doit rester présente durant l'exercice de respiration, elle doit aussi participer activement à cette phase d'excitation sexuelle. La dissociation intervient quand les sensations d'excitation, de chaleur, d'intimité amoureuse deviennent insupportables. La remontée en surface de désirs inassouvis au moment où le corps s'ouvre et se déploie peut également être intolérable.

Si une personne « s'absente », elle ne pourra accumuler une charge ni soutenir son excitation. Elle peut s'acharner à augmenter la stimulation physique pour ressentir quelque chose mais échouera tant et aussi longtemps qu'elle restera dissociée de son corps. De plus, tant que nous n'avons pas aidé le client à s'enraciner dans son propre corps, nous ne tentons pas de donner des conseils ou d'enseigner des techniques concernant la vie sexuelle. Plusieurs facteurs peuvent entraîner la dissociation durant l'acte sexuel. L'un d'eux vient de la prime enfance, quand l'enfant voyait sans cesse son besoin naturel d'expression réprimé par son entourage. On l'obligeait à se calmer au lieu de lui permettre d'aller se défouler dehors. Pour satisfaire à cette demande des adultes, l'enfant se dissociait de son excitation. Plus tard, lorsqu'il développera une vie sexuelle active, il continuera à quitter son corps dès qu'il sentira qu'il s'excite.

L'ingestion de drogues est une cause assez fréquente de dissociation durant l'acte sexuel. La plupart des drogues n'augmentent pas la capacité de réponse sexuelle mais au contraire l'atténuent. Premier exemple des idées fausses concernant les effets des drogues : la marijuana peut *sembler* accroître la réaction sexuelle parce qu'elle élimine les inhibitions sexuelles ; en réalité, la personne se dissocie si bien que l'inhibition habituelle ne joue plus, mais comme le processus de charge est inhibé, il ne peut y avoir pleine libération orgastique. Deuxième exemple : la cocaïne donne un faux sentiment de bien-être (Soi) et de puissance, et ce sentiment lui procure l'expérience de sensations d'orgasmes intenses. En fait, ces drogues sont néfastes car elles ne permettent pas à l'individu d'être pleinement présent et empêchent l'union avec l'autre durant l'acte sexuel.

Pour lutter contre leur insensibilité, certaines personnes peuvent adopter des pratiques bizarres. Le sadomasochisme en est une. Fortement armurées ou dissociées, ces personnes sont incapables de ressentir les plaisirs subtils de la sensualité et recherchent une plus grande stimulation en infligeant et en recevant de la douleur.

Pour décrire la dissociation dans le domaine sexuel, Helen Kaplan, dans *The New Sex Therapy,* utilise l'expression « faire le spectateur » pour parler de l'état d'une personne qui se distancie de l'expérience présente et qui s'observe tout en n'étant pas émotivement impliquée. Il arrive parfois que cet état soit tellement exagéré que la personne ne peut supporter aucune relation. Mais, plus généralement, la personne alterne entre présence et éloignement et, quand elle se retrouve dans une situation apparentée à son scénario originel (c'est-à-dire quand elle évoque des désirs anciens inassouvis), elle se dissocie. Il faut donc, avant toute chose, résoudre ces dilemmes du passé. Ensuite, même en état d'excitation, la personne restera présente et gardera le contact avec son thérapeute (ou son partenaire). Il existe un lien énergétique entre les yeux et le bassin, et beaucoup d'énergie peut passer par les yeux. Le contact oculaire aidera donc la personne à rester présente dans son corps, dans l'« ici et maintenant ». En résumé, la personne doit donc apprendre à tolérer sa propre excitation, à rester présente et en contact avec l'autre.

La respiration

La respiration est le principal moyen d'accroître l'excitation sexuelle et on n'y accorde généralement pas assez d'importance. Beaucoup de personnes retiennent leur souffle pendant le rapport sexuel, alors que c'est le moment où la respiration s'active naturellement. Ce phénomène pourtant naturel a été inhibé par des peurs profondes et refoulées et doit donc être réappris et réorganisé dans le corps.

La respiration constitue le meilleur moyen pour développer l'excitation durant les séances de travail corporel ; le client apprend ainsi à développer une excitation interne, en dehors de toute stimulation extérieure. L'une des tâches capitales de notre travail consiste à introduire le concept de la respiration et du mouvement et, surtout, à apprendre aux gens à accroître leur respiration pendant leurs rapports sexuels. Comme le décrit le Dr Rosenberg dans *Jouir, techniques d'épanouissement sexuel* :

> Sans la respiration, aucun des « systèmes » qui structurent l'organisme ne peut fonctionner. C'est une activité interne et autonome, c'est aussi le premier acte que notre corps accomplit et par lequel il *signe*, pour ainsi dire, notre entrée dans la vie. Mais, si on a tendance, en général, à considérer comme allant de soi cette activité vitale, soi-disant parce qu'elle est « naturelle », on ignore absolument tout de la relation qui unit la respiration et la sexualité. C'est pourquoi la thèse fondamentale de ce livre est que la *respiration joue un rôle central dans la vie sexuelle de l'individu*.
>
> Dans une certaine mesure, contrôler sa respiration ne pose pas de problèmes. Ce qui est, en revanche, tout à fait complexe, c'est l'ensemble des relations qu'elle a avec les autres fonctions et activités de l'organisme. Ne prétendant pas faire une étude exhaustive de ce « tissu de relations », je m'en tiendrai ici à l'examen du rapport : respiration — mouvement — émotion — sexualité.
>
> La respiration est directement liée à l'émotion. *Toute réponse émotionnelle a un effet immédiat sur le schéma respiratoire* dont elle modifie la structure. Inversement, toute modification consciente introduite dans notre manière de respirer ne peut que transformer nos émotions et nos sentiments. Nombre de règles de la méthode de *relaxation* (notamment les exercices de yoga) sont basées sur ce principe. L'excitation, qui est à l'opposé de la « relaxation » (état de l'individu détendu, au repos) est elle-même le produit d'une modification du schéma respiratoire. (Un des buts des exercices ici proposés est d'accroître le potentiel

énergétique — ou « charge » émotionnelle — dont doit disposer l'individu pendant le rapport sexuel.) Cet accroissement de la charge émotionnelle se traduira par un orgasme plus intense[1].

L'acte de contenir et les frontières

Il faut d'abord faire réaliser aux clients que l'excitation sexuelle ne mène pas inévitablement à l'activité sexuelle. En prenant conscience de leurs frontières, ils peuvent arriver à contenir leur excitation sexuelle et à y trouver du plaisir. Beaucoup d'hommes ou de femmes croient à tort que s'ils sont sexuellement excités il faut absolument qu'ils en fassent quelque chose — ils doivent s'exécuter, aller jusqu'au bout, décharger. Or l'énergie sexuelle n'est qu'une des fonctions de l'être vivant ; et la seule chose à *faire* est d'en vivre l'*expérience*. L'individu doit apprendre à la contenir et à la laisser se répandre dans le corps tout entier plutôt que de la limiter à la région génitale. Cette notion de contenir est particulièrement importante pour les personnes qui gravitent autour de la sexualité, qui s'identifient à elle, se croyant obligées d'agir à la moindre pulsion. Si elles apprennent à contenir l'énergie en dilatant le corps (par le relâchement des blocages) et en laissant ainsi s'accumuler une plus grande charge d'énergie, les sensations d'excitation ne seront plus frustrantes. Cet exercice qui vise à contenir s'apparente à la pratique hindoue du Tantra, qui implique également un contact oculaire intense pendant que l'énergie part des organes génitaux et circule à travers le corps jusqu'aux yeux. Répétons-le, on ne peut soutenir cette intensité que si l'on ne met pas l'accent sur la décharge. Quand un individu possède des frontières adéquates, il peut générer et accroître son excitation et se permettre de « vivre son énergie » sans avoir à la relâcher.

Le diagramme ci-dessous aide à visualiser comment fonctionnent les frontières pendant l'acte sexuel. Elles permettent de créer le contact sans que la personne se sente envahie.

Beaucoup de gens craignent de se laisser aller, et les femmes très souvent vont dire : « Je ne peux me donner à mon mari ou à mon amant... J'ai peur de me perdre si je me laisse vraiment aller durant l'orgasme. » Comme si l'orgasme équivalait à une trahison envers

---

1. Jack Lee Rosenberg, *Jouir, Techniques d'épanouissement sexuel*, Montréal, France/Amérique, 1973.

soi-même. Une personne retranchée aura la sensation d'anéantir ses
défenses. La simple présentation de ce diagramme peut aider à
dépasser cette peur panique. Nous disons à notre client : « Visuali-
sez-vous comme un cercle dont le périmètre peut se courber sans se
briser pour permettre la visite de l'autre sans qu'il s'y installe. » Il est
possible ainsi de recevoir quelqu'un à l'intérieur de soi *tout en*
conservant son intégrité. Le fait de garder ses frontières intactes
permet de s'abandonner. Les frontières communes aux deux amants
peuvent se joindre au moment de l'orgasme sans qu'aucun des deux
ne perde son identité.

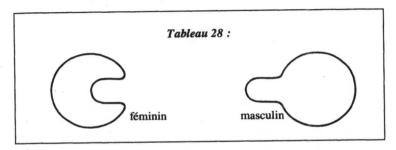

Tableau 28 :

féminin   masculin

Les frontières sont comme des barrières dont on peut contrôler
l'ouverture, la fermeture et la souplesse. Sans ces barrières, la personne n'a aucun contrôle et paniquera lors des rapports sexuels à
l'idée de perdre son identité.

Nancy fut très heureuse dans sa vie sexuelle lors des premières
années de son mariage. Mais peu à peu s'infiltra en elle le sentiment
qu'elle n'avait pas d'identité propre à l'intérieur du couple et elle
commença à travailler ce problème en thérapie. À mesure qu'elle
développait un sentiment de Soi et de ses frontières, les rapports
sexuels semblaient menacer sa nouvelle identité. Elle était toujours
amoureuse de son mari, mais chaque fois qu'ils faisaient l'amour, elle
se retrouvait pour plusieurs jours en état de fragmentation. La situation empira au point qu'elle préférait ne pas avoir d'orgasme. Elle
pouvait avoir des rapports sexuels à condition qu'elle ne se laisse pas
aller ; ainsi elle ne craignait pas de perdre les parcelles d'identité
qu'elle avait commencé à rassembler en thérapie. Ce que Nancy

n'avait pas encore appris c'est qu'en réalité on ne s'abandonne à personne d'autre qu'à soi-même et que l'orgasme nous appartient.

Une atmosphère d'amour et de confiance constitue le meilleur moyen pour ouvrir nos frontières, nous laisser aller, desserrer notre armure, nous libérer de notre froideur intérieure et nous permettre de vivre l'excitation palpitante de laisser l'autre s'approcher de nous émotivement. Nous avons à maintes reprises fait ressortir l'importance de respecter les frontières du client dans une rencontre thérapeutique. Nous ne voulons pas risquer de perdre la confiance établie, aussi ne faut-il pas insister, ni s'imposer. Il vaut mieux rester en retrait, même si ce n'est pas nécessaire, tant que nous ne sommes pas sûrs d'avoir été invités à entrer, tant que nous ne sommes pas certains des frontières du client. Notre façon d'avancer avec prudence et délicatesse doit servir d'exemple au client pour lui apprendre à savoir à son tour respecter ses propres limites.

Cela ne se passe pas toujours ainsi. Les gens ont très souvent des rapports sexuels avec des partenaires qui ne les intéressent pas vraiment ou qui les ont blessés ou irrités. En acceptant de faire l'amour en état de colère, on crée une séparation entre la région du bassin et celle du cœur, ce qui établit une certaine distance et renforce l'armure individuelle. Si l'on est fâché et que l'on fait l'amour, on réagit comme un autistique ; en effet, on se dissocie de nos émotions, on s'isole et, au moment de l'orgasme, on éprouve du plaisir sans établir de contact véritable avec l'autre. Cela démontre que, puisque les relations sexuelles ne peuvent nous aider à régler nos problèmes, nous devons leur faire face et développer nos frontières ; alors seulement pourrons-nous ressentir des sentiments amoureux et intensifier nos relations sexuelles avec notre partenaire.

Il est préférable de ne pas faire l'amour quand l'un des deux partenaires n'en a pas vraiment envie, sinon ce dernier se sentira forcé et manipulé, sentiment qui est une cause majeure de fragmentation. Très souvent, les femmes qui se croient obligées de se soumettre au désir de leur partenaire pour être une « bonne épouse » finissent par perdre l'envie de faire l'amour. Plus elles se soumettent, plus leur sentiment d'identité disparaît, et plus elles ressentent de la colère, se sentent violées et réduites à l'état d'objet ; elles deviennent distantes jusqu'à ce que l'acte sexuel ne soit plus qu'un triste devoir à remplir, un acte sans vie. Si, au lieu de cela, elles faisaient face à leur colère et à leurs frustrations et si elles disaient clairement à leurs partenaires où se situent leurs frontières, elles n'auraient pas à renoncer à leur propre sexualité.

Les hommes comme les femmes peuvent se trouver confrontés à cette situation plus souvent qu'on ne le pense. Un jeune époux qui, malgré un emploi du temps harassant, se sentait obligé d'être très actif sexuellement, finit par lancer à sa femme, épuisé : « Je me sens tellement obligé de te faire l'amour ! » Sur quoi, tous deux se fragmentèrent.

C'est tout à fait correct d'avoir un rapport sexuel avec quelqu'un même si on ne l'aime pas forcément d'un amour fou ; et c'est correct aussi de refuser de faire l'amour avec son partenaire quand on n'en a pas envie. Il faut savoir reconnaître le moment où l'on viole ses frontières dans le seul but d'éviter un problème avec son partenaire.

Les frontières sont souvent menacées dans la relation sexuelle. Le retranché, par exemple, préfère nier ses attirances sexuelles par peur de l'intimité qu'implique l'acte sexuel, par peur de l'orgasme surtout qui l'entraînerait à ouvrir ses frontières et à laisser quelqu'un entrer à l'intérieur. Si cela arrive, il ne peut plus fonctionner jusqu'à ce qu'il expulse son invité et ferme sa barrière à double tour. Il est capable d'entretenir des amitiés chaleureuses tant qu'elles ne menacent pas ses frontières.

Le « jamais rassasié », quant à lui, *recherche* l'intimité ; plus il est proche, mieux il se sent. Il n'a aucune frontière, si ce n'est celles de son partenaire, et il s'installera aussi confortablement qu'on le lui permet. Si, comme cela arrive souvent, il se trouve avec un retranché, il se fera rejeté bien avant d'avoir trouvé une intimité suffisamment confortable parce que son manque de respect des frontières de l'autre rendra « fou » le fonceur.

Deux amis, l'un « jamais rassasié », l'autre retranché, se lamentaient sur leur sort. Le retranché disait à son ami combien il trouvait difficile de s'accepter. « Je m'excite très lentement », dit-il, « et cela me prend beaucoup de temps pour rencontrer une femme que j'admire et en qui j'ai confiance et encore plus de temps pour aller au lit avec elle. Et là ça se gâte : dès qu'elle est dans mon lit, on dirait un monstre, une pieuvre géante. Elle s'infiltre partout et ne me laisse plus en paix. Alors je me débarrasse d'elle et je recommence ma quête. Je t'envie : tu ne sembles pas avoir de problèmes avec les femmes. » « Ah, non ? » répond l'ami « jamais rassasié ». « Je n'ai aucune difficulté à rencontrer des femmes qui m'aiment pour ma chaleur et ma sensibilité, mais dès que nous sommes au lit, elles se refroidissent, me trouvent envahissant, trop exigeant et immanquablement trop proche. J'aimerais être autosuffisant comme toi. Je ne me sentirais pas aussi abattu et rejeté. »

Pensées et imagerie mentale

Une autre façon d'augmenter l'excitation sexuelle consiste à utiliser la pensée et l'imagerie mentale. Cela a des bons et des mauvais côtés. D'un côté, l'imagerie peut amener une personne à un niveau d'énergie sexuelle archétypal. Elle peut aider à l'accroissement de cette énergie, à développer la conscience de la personne et à lui procurer un sentiment de vitalité. D'un autre côté, l'imagerie mentale peut mener dans un cul-de-sac énergétique car les sentiments que la personne devrait avoir pour l'autre sont détournés vers l'imaginaire.

Certaines personnes sont si inhibées qu'elles sont incapables de se créer une imagerie mentale. On leur a tellement répété dans leur petite enfance qu'avoir des « mauvaises pensées » était un péché grave que fantasmer est devenu pour elles synonyme de « crime par la pensée ». Par contre, il est d'autres personnes qui ne dépassent pas le stade de l'imagerie et ne peuvent rester présentes à leurs partenaires réels. Elles deviennent tellement dépendantes de leur imagination pour être stimulées qu'elles sont totalement dissociées de la réalité et de leur partenaire.

Le thérapeute doit chercher à découvrir ce qui, dans les fantasmes de son client, révèle les failles de sa vie. Il s'enquiert : « Comment vous imaginez-vous l'amant/e idéal/e ? » ou « Qu'est-ce qu'un/e amant/e devrait connaître et savoir ? » etc. On s'invente souvent des personnages romantiques qui vont combler les désirs inassouvis de notre enfance. L'imagerie, dans ce cas, est une extension de l'image de la « bonne » mère projetée sur l'amant qui doit remplir nos besoins exprimés ainsi : « Tu peux me faire confiance ; pour moi tu es un être unique ; je t'aime », etc. Ces messages, sous forme de fantasmes, renforcent suffisamment le Soi d'une personne pour qu'elle ait un orgasme. Par exemple, une femme s'offre le fantasme d'être la petite fille dont papa (son mari) va prendre soin et qu'il protégera toujours. Quand elle en est fermement convaincue, elle est suffisamment sécurisée pour ressentir des émotions et connaître une décharge. En faisant la lumière sur de tels fantasmes, le thérapeute et le client peuvent explorer les sentiments de peine, de remords, de déception et de nostalgie qu'ils renferment.

Pour beaucoup de gens, l'imagerie mentale sert à accroître l'excitation. Ils alternent entre leurs fantasmes et leurs partenaires prenant plaisir à l'excitation, mais cela est souvent accompagné de culpabilité. Ayant recours à l'imagerie ils craignent de ne pas être suffisamment présents à leur partenaire ; par contre, sans fantasmes, ils n'accumulent pas assez de charge pour se libérer dans l'orgasme.

Une de nos clientes était tourmentée par le fait qu'elle stimulait son excitation en s'imaginant qu'elle faisait l'amour avec Robert Redford. Son thérapeute lui dit : « Eh bien, vous n'avez qu'à faire le va-et-vient entre fantasme et réalité. Si vous faites toujours l'amour avec l'image de Robert Redford et jamais avec Elmer qui est bien réel, vous êtes bloquée au stade de l'imagerie. Par ailleurs, si vous ne voyez qu'Elmer et qu'il ne vous excite pas, alors pourquoi ne pas passer quelques secondes avec Robert Redford ? » Le thérapeute lui donnait ainsi la permission de se servir de son imagerie mentale mais sans esquiver les difficultés inhérentes à sa relation. Il lui faudrait comprendre pourquoi elle trouvait Elmer ennuyeux, insatisfaisant et incapable de soutenir la comparaison avec Robert Redford.

Utiliser l'imagerie mentale est une excellente façon d'accroître l'excitation mais il faut savoir doser réalité et imagination. Un peu d'imagerie suivi d'un peu de réalité — pour autant que l'on sache distinguer l'une de l'autre — peut être une manière créative d'augmenter le plaisir sexuel.

Il arrive que certaines personnes non seulement restent accrochées à leurs fantasmes, mais cherchent même à les imposer à leurs partenaires. C'est le cas du mari de June. Il trouvait qu'elle était terriblement attirante et excitante quand elle portait des sous-vêtements de dentelle noire. En fait, il ne pouvait avoir d'érection à moins qu'elle ne soit ainsi attifée. Elle accepta cette situation quelque temps, trouvant amusant d'acheter des sous-vêtements érotiques et de jouer à la prostituée avec son mari. Mais avec le temps, elle s'aperçut qu'il voyait toujours la prostituée et qu'il ne la voyait jamais elle-même. Fâchée et blessée, elle refusa de continuer à jouer le jeu, l'obligeant ainsi à faire face au vrai problème : dans sa relation avec elle, « il » était responsable de sa propre excitation et ce n'était pas à elle de jouer son fantasme.

L'imagerie mentale constitue, pour le thérapeute et peut-être aussi pour le client, un outil précieux pour évaluer les changements dans la vie d'une personne. Au début de sa thérapie, l'une de nos clientes avait des fantasmes purement érotiques et anonymes. À mesure qu'elle développa un meilleur sentiment de Soi, la nature de ses fantasmes se transforma : elle s'inventait des scènes d'amour et d'affection avec un partenaire précis, plein d'égard pour elle.

Par contre, on peut mal utiliser l'imagerie mentale ; ainsi ceux qui souffrent d'éjaculation précoce et qui interrompent leur excitation par des images négatives utilisent l'imagerie à mauvais escient. Certains imaginent des ordures pourries, tandis que d'autres pensent tout simplement à autre chose, à leur travail par exemple. Ils croient ainsi soutenir leur niveau d'excitation alors qu'en réalité ils s'en dissocient. L'éjaculation précoce est souvent due au fait que l'homme n'est pas présent à la relation ; incapable de contenir l'excitation ailleurs que dans ses organes génitaux, il a un orgasme prématuré, alors qu'il aurait dû laisser l'énergie se diffuser dans tout son corps. S'imaginer des choses déplaisantes a donc un double effet négatif : privation de sensations agréables et dissociation, ce qui aggrave la situation.

Une imagerie mentale particulièrement efficace et non culpabilisante consiste à revivre une expérience sexuelle agréable déjà vécue. La personne n'imagine pas le partenaire mais pense seulement à elle et à ses propres sentiments, qui sont bien réels. L'excitation vient de sa propre expérience, ce qui peut être beaucoup plus convaincant que de s'imaginer les qualités hypothétiques d'une vedette de cinéma « sexy ».

Malgré ses inhibitions et sa culpabilité, le client qui a établi une relation de confiance avec son thérapeute peut utiliser ses fantasmes pour mieux se connaître.

La sensualité et le plaisir

Si l'on revient au graphique de la courbe de l'orgasme (voir le tableau 29), on remarquera que le processus du cycle orgastique est divisé en deux sections : sensualité et sexualité. L'accent est mis sur l'excitation et la charge pendant la phase de sensualité, sur l'orgasme et la résolution pendant la phase de sexualité. La plupart des gens se concentrent exclusivement sur la sexualité et la décharge orgastique. Or, la sensualité, dans ce contexte, est liée à la stimulation du corps tout entier mais *pas* de la région génitale. Elle permet d'accumuler une charge accrue dans tout le corps — et non seulement au niveau des organes génitaux — un peu comme le fait par ailleurs la respiration.

Nous avons déjà mentionné les points de décharge énergétiques qui peuvent être utilisés pour ouvrir des blocages corporels. À noter qu'ils peuvent l'être également pour étendre l'excitation. Pendant que l'on caresse son partenaire, le fait de stimuler ces points (se référer aux techniques de décharge de la PCI à la page 397) produit une augmentation de la charge. Au risque de nous répéter, l'accumulation d'une charge d'excitation est semblable à celle que l'on pratique dans le Tantra ; elle fait même partie du rituel tantrique.

La stimulation génitale

Du point de vue énergétique, la stimulation génitale est le *dernier* recours pour accroître l'excitation sexuelle ou la charge. On peut certes déclencher un orgasme en stimulant plus intensément les organes génitaux, mais le fait de diffuser l'excitation à travers tout le corps produit une décharge infiniment plus grande.

Grâce au travail respiratoire, le client modifie sa manière de concevoir la sexualité, et c'est son corps tout entier et son champ énergétique qui participent à l'excitation sexuelle. Après en avoir fait l'expérience, il ne saurait se limiter à la seule excitation des organes génitaux.

Nous aimerions ajouter quelques mots au sujet de l'utilisation du vibrateur que recommandent certains sexologues. C'est un bon exemple de la théorie du « big bang ». Cette technique peut être efficace pour les personnes qui souffrent d'anorgasmie car elle leur permet de ressentir un orgasme, mais elle présente aussi le risque de provoquer l'accoutumance. Le vibrateur produit une sensation si intense que la sensibilité de l'individu peut s'en trouver réduite plutôt qu'accrue, ce qui met l'accent, une fois encore, sur la seule stimulation génitale.

Le problème réside ici dans le fait qu'on remet la responsabilité de l'accumulation de l'excitation à une prise de courant électrique. La personne n'a pas besoin d'utiliser les méthodes que nous avons décrites pour accroître son excitation : elle se branche sur le vibrateur ! Alors qu'il faut au contraire apprendre à développer sa propre excitation. La respiration, tout comme la sensualité, l'imagerie mentale, l'amour, la présence et le contact (et non la seule stimulation génitale) permettent d'être soi-même responsable de l'accumulation de sa propre charge. La PCI *encourage l'excitation de toutes les parties sensuelles du corps par le biais de la respiration.*

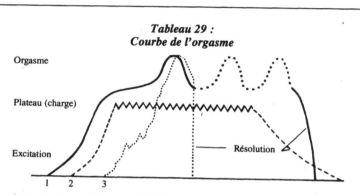

Tableau 29 :
Courbe de l'orgasme

Orgasme

Plateau (charge)

Excitation

Résolution

1   2   3

[1] Montée typique d'excitation jusqu'au plateau puis décharge orgastique. Si l'excitation est suffisamment grande et que la personne peut la maintenir, le plateau ou l'état de charge ne s'atténuera pas, et il suffira d'une petite stimulation supplémentaire (ou excitation interne) pour déclencher l'expérience d'orgasmes multiples.

[2] Dans ce type d'expérience (malheureusement assez fréquente), la femme atteint la phase du plateau mais ne peut atteindre l'orgasme. Quand cette situation se produit, elle s'accompagne souvent d'une longue période de résolution, laissant la plupart des femmes insatisfaites.

[3] Certaines femmes traversent rapidement la phase d'excitation et de plateau pour atteindre l'orgasme. Le temps de résolution est très court (elles peuvent même s'endormir ou perdre conscience après la décharge rapide de la tension).

* Ce diagramme représente les réponses sexuelles types de la femme. Voir en page 130 pour la courbe masculine.

Nous recommandons au thérapeute de ne *jamais* toucher les organes génitaux du client. Par contre, celui-ci peut avoir à se toucher lui-même pour prendre conscience d'une zone de son corps qui pourrait être complètement fermée. À cette étape-ci de la thérapie, alors que le bassin commence à s'ouvrir, le client peut tenter de séduire son thérapeute. Si celui-ci répond à ses avances, en plus d'agir contre l'éthique professionnelle, il risque de blesser gravement son client en le maintenant dans une dépendance qui constitue déjà un obstacle à sa croissance. Il est essentiel de faire comprendre au client qu'il est le *seul* responsable de son plaisir. Il arrive souvent qu'on se fie sur son partenaire pour rendre la relation sexuelle plus excitante, et les problèmes commencent car on en arrive à blâmer l'autre. L'un des deux partenaires demande à l'autre de lui fournir l'excitation, ce qui est impossible. Les difficultés rencontrées sur le plan sexuel sont généralement attribuées à la relation. Or le problème vient de l'incapacité de la personne *elle-même* à s'exciter sexuellement, ce qui relève d'un problème intrapsychique, et non d'une difficulté relationnelle.

Le langage de la sexualité

Avant même de commencer à parler de sexualité ou de travailler avec le corps, il faut s'entendre avec le client sur le vocabulaire qu'on peut employer car les gens n'ont pas tous les mêmes attitudes face aux termes sexuels. On demande au client quels mots il utiliserait spontanément pour parler de ses organes génitaux, du coït et des autres activités sexuelles, tout cela pour arriver à introduire dans les séances un langage de la sexualité qui ne soit pas menaçant. Si l'on emploie des termes cliniques, le client peut être embarrassé par ce formalisme et il essayera de « maquiller » ses sensations et ses descriptions pour s'ajuster au langage de son thérapeute. Au fur et à mesure qu'il l'apprend, le thérapeute adopte alors le langage de son client. Cette expérience à elle seule peut causer beaucoup d'anxiété car il est difficile pour bien des gens de parler de sujets sexuels. Certains ne parlent *jamais* de sexe autrement que pour dire à leur partenaire « plus fort », « plus lentement » et « c'était merveilleux ». Pour communiquer, ils se contentent de pointer du doigt et de faire une démonstration et ils se fient sur leur partenaire pour interpréter correctement leurs soupirs et leurs gémissements. Ces personnes ont besoin qu'on les aide même à trouver un langage approprié.

Lorsque nous faisons cet exercice durant nos ateliers, les réactions des participants varient de l'embarras extrême à l'hilarité quand vient le tour de chacun de répondre à cette question par exemple : « Quel mot utilisez-vous pour parler du « pénis » ? » Les expressions du visage et le ton de la voix révèlent toute l'émotion qui est reliée au langage sexuel et les réponses témoignent de la grande variété des expressions utilisées : le pic, le pénis, la bitte, la chose, moi, etc.

Il est important d'être très *précis* en ce qui a trait à l'anatomie sexuelle, car trop souvent les gens se réfèrent à la région génitale en disant : « en bas » ; or l'information doit être exacte. Par exemple, une femme peut-elle faire la différence entre les lèvres, le clitoris, le vagin, l'appareil génital interne ou externe ? L'homme peut-il sentir la différence entre son scrotum, la tige et le gland de son pénis ? Il est important de demander au client de décrire *en détail et précisément* ce qu'il veut dire quand il emploie tel ou tel mot.

Le langage joue également un rôle important lorsqu'on travaille avec des couples parce que la connotation de certains mots peut être un facteur excitant pour l'un et repoussant pour l'autre ; ils peuvent ainsi passer des années à « s'éteindre » mutuellement à cause d'un vocabulaire mal choisi. C'est ce qui se passait pour le couple Lee. Lui était un homme robuste, d'une masculinité agressive. Compétent dans son métier, il travaillait dans un monde d'hommes, la construction. Elle était petite, tranquille, féminine. Quand on leur demanda comment chacun faisait savoir à l'autre qu'il désirait avoir une relation sexuelle, Monsieur Lee répondit en premier : « Chérie, voudrais-tu faire l'amour ? ». « Pour l'amour de Dieu ! » s'écria Madame Lee exaspérée, « pourquoi ne pas dire tout simplememt : Allons baiser ! » En onze ans de mariage, Monsieur Lee ne s'était jamais rendu compte que le langage et le comportement qui lui étaient naturels auraient su exciter son épouse délicate et raffinée bien plus que les phrases polies qu'il se croyait obligé d'utiliser. De son côté, elle évitait de le choquer en ayant l'air vulgaire puisqu'il semblait apprécier son « raffinement ».

Encore une fois, si nous ne *posons* pas de questions, nous ne connaîtrons pas la réponse, et ceci vaut pour le domaine de la sexualité.

Il est extrêmement important de demander à l'individu ou au couple ce.qu'ils font *précisément*. Il ne faut jamais rien *prendre pour acquis* ! Un médecin avait conseillé à un couple de venir nous voir parce qu'ils étaient stériles. On leur avait demandé s'ils *couchaient ensemble*, ce à quoi ils avaient répondu par l'affirmative. Comme le médecin n'avait découvert aucun dysfonctionnement physique, il *présuma* que le problème était d'ordre psychologique. Quand le thérapeute leur demanda de décrire *précisément ce qu'ils faisaient* quand ils couchaient ensemble, il découvrit que le mari n'avait jamais vraiment pénétré sa femme. Suite à cette simple question, le problème de « stérilité » fut réglé et leur éducation sexuelle enrichie.

Le niveau intrapsychique : le film tabou

Après avoir analysé le vocabulaire sexuel du client, nous revenons à la respiration. Puis, une fois qu'il a accumulé une charge, nous le questionnons sur ses premières expériences sexuelles. Il s'agit ici d'une technique qui utilise la régression et qui met l'accent sur les réponses corporelles (on l'emploie pendant que le client fait un exercice de respiration et après qu'il ait accumulé une certaine charge). Mais c'est avant tout une technique verbale visant à découvrir des thèmes communs aux événements passés et présents.

Il arrive souvent que des événements sexuels traumatisants qui remontent à la première enfance aient été cachés sous des fantasmes qui créent une distorsion de l'événement réel. Par exemple, une cliente nous raconta que son grand-père avait eu une relation incestueuse avec elle. En revivant *exactement* ce qui s'était passé, elle s'aperçut que son grand-père avait frotté son corps tout entier sans toutefois toucher à son sexe. Pendant des années, elle s'était sentie coupable d'un événement qui, en fait, ne s'était *jamais* produit. Ce qui s'était *en fait* passé, c'est qu'elle avait ressenti du plaisir à se faire masser et avait projeté ses *propres* sensations sexuelles sur son grand-père. Il est donc nécessaire de demander des détails *précis* sur les premiers souvenirs sexuels afin d'aider la personne à remettre dans leur juste perspective les expériences imaginaires négatives.

Nous appelons ce bilan sexuel le « film tabou », utilisant ainsi la même métaphore que pour le scénario originel. Ce deuxième film se déroule parallèlement au premier et lui est directement rattaché. Comme dans le premier cas, nous demandons au client de visualiser sur un écran les événements anciens comme s'ils se déroulaient aujourd'hui même là devant ses yeux. Ce faisant, il prend davantage conscience de la réalité de la scène et se rend compte qu'il projette également son histoire sur le monde.

Nous demandons au client de projeter sur l'écran la *première* scène qui émerge de son imagerie mentale et qui est reliée à la sexualité, à des sensations génitales, etc. Nous lui suggérons de raconter l'événement à la première personne, au présent, comme s'il relatait l'histoire d'un vrai film. Par exemple : « J'ai cinq ans, je suis sur le perron avant de la maison avec mes cousins, et ma cousine me met au défi de baisser ma culotte... »

Utiliser le temps présent est important car le client doit *revivre* l'expérience et non pas simplement en parler. Pour l'y aider, le thérapeute lui demande de revivre chaque détail *avec tous ses sens*, par exemple voir, ressentir, entendre et noter particulièrement l'odeur qu'il respire. La région olfactive du cerveau fonctionne de manière primitive et plusieurs de nos réponses sexuelles sont modelées dans le cerveau par l'odorat. Les odeurs rehaussent l'expérience sexuelle comme en témoignent la vente de parfums, de crèmes, de déodorants, etc. Les odeurs sexuelles sont souvent très excitantes mais beaucoup de gens ne relient plus l'odorat à l'excitation sexuelle. Un grand nombre de souvenirs peuvent remonter à la mémoire quand on se souvient des odeurs associées à l'événement. Nous avons eu le cas d'un homme dont la mère était alcoolique et qui, enfant, trouvait excitant d'être serré affectueusement contre elle en respirant l'odeur de l'alcool. En revivant cette expérience, il put faire le lien entre cette odeur et ses sensations sexuelles et comprendre alors pourquoi ses soirées dans les bars l'excitaient toujours autant.

Lorsqu'on demande aux clients de retrouver des expériences très anciennes, on constate que beaucoup d'entre eux ne peuvent se souvenir de faits antérieurs à l'âge de cinq ou six ans. Il en est même qui ne peuvent remonter au-delà de leur adolescence ; pourtant c'est *bien avant l'âge de cinq ou six ans* que se décident la plupart des attitudes et sentiments reliés à la sexualité. L'objectif du « film tabou » est de ramener ces expériences anciennes à la conscience et de découvrir le système de croyances de l'individu en ce qui a trait à la sexualité et à ses réactions corporelles. Quand une personne a recouvré ces croyances inconscientes, elle peut les modifier pour s'ajuster à la situation présente.

Pour découvrir la croyance qui se cache derrière l'évènement du « film », le thérapeute doit être attentif à tous les aspects de l'événement rapporté. Il commence par demander au client : « Qu'est-ce que tu crois ? » ou « Quelle est ta croyance à ce sujet ? ». Le client doit rester *dans* l'expérience pendant qu'il répond à la question, il doit éviter de donner une réponse qui tienne compte de ses croyances actuelles ; le thérapeute veut entendre ce qui émerge spontanément de son vieux système de croyances. En voici un exemple : « Je suis en train de jouer au docteur, ma mère entre dans la chambre et nous attrape. » La croyance est la suivante : « Je fais quelque chose de mal : je suis méchant. »

La deuxième question que pose le thérapeute concerne les sentiments vécus par le client ; c'est alors la peur, sous l'une ou l'autre de ses formes, qui ressort le plus souvent. Elle peut prendre le visage de la culpabilité, de la honte ou de l'embarras, autant d'émotions très restrictives basées sur la peur. Même si le sentiment original était positif, il est presque toujours recouvert et teinté de peur. Dans l'exemple précédent, le sentiment vécu peut être formulé ainsi : « J'ai peur de me faire attraper et que ma mère découvre que je ne suis pas le bon garçon qu'elle pense. »

Puis vient la question suivante : « Où sentez-vous cela dans votre corps ? » Le client peut alors se contracter et se tenir de la même manière qu'il l'avait fait à l'époque. Très souvent il contracte le bassin ou la nuque mais peut aussi resserrer la poitrine, le ventre ou d'autres parties du corps. On peut établir des liens entre les schémas de tensions corporelles actuels et le « film tabou », et cela aidera le client à défaire la contraction.

De séquence en séquence, en suivant l'ordre d'apparition des souvenirs du client, nous passons des étapes les plus anciennes de sa vie à sa situation sexuelle actuelle, à ses idées et ses images mentales.

Stades critiques du développement sexuel

Le « film tabou » est une histoire sexuelle mais il est aussi étroitement lié au scénario originel dont il est une extension. En effet, un grand nombre de personnes tentent, par la sexualité, de satisfaire des besoins qui n'ont pas été comblés aux stades antérieurs du développement, notamment aux périodes de l'attachement et du miroir.

Les étapes critiques dans le développement de la sexualité sont des périodes au cours desquelles une personne est plus vulnérable et plus susceptible de vivre des traumatismes. Ce sont aussi les moments où les attitudes et les croyances sexuelles se fixent dans le corps. Il est donc indispensable de s'arrêter à chacune de ces étapes et de s'assurer qu'elles ont été entièrement explorées au cours de la thérapie.

Nous commençons par une vue d'ensemble du développement de la personne, à une période donnée de sa vie. Les rythmes de croissance chronologique, physique, sociale, émotive et mentale peuvent être différents. Le milieu environnant peut stimuler ou refréner notre croissance émotive alors que physiquement nous avons l'air plus vieux ou plus jeune que notre âge chronologique. Ces rythmes inégaux de notre croissance peuvent entraîner des traumatismes et susciter des tensions physiques. Le développement d'une personne dans un domaine donné a un certain impact émotionnel, et les attitudes qui en découlent marquent pour toujours son identité sexuelle. L'identité sexuelle permanente dépend du développement global et non d'un seul aspect de sa personnalité. En outre, qu'un individu se développe ou non au même rythme que ses pairs entre également en ligne de compte. Selon sa maturité émotive, une personne acceptera ou non le fait d'être en avance ou en retard sur les autres.

Par exemple, la fillette dont les stades de développement sont exposés au tableau 30 a dix ans d'âge chronologique. Physiquement, elle en a treize et pourrait commencer bientôt à voir ses seins grossir et à être menstruée. Socialement, elle a huit ans et mentalement, seize. Une telle maturité physique et intellectuelle est difficile à vivre car émotivement elle n'a que six ans. Si en fait ses seins se mettaient à grossir, cela pourrait avoir un effet traumatisant sur elle, alors que s'ils n'apparaissaient qu'à l'âge de treize ans, elle grandirait au même rythme que ses camarades de classe et considérerait l'événement comme allant de soi.

Tableau 30 : _Identification sexuelle fixe_					
Âge chronologique	Âge physique	Âge social	Âge mental	Âge émotif	Identification sexuelle fixe
10	13	8	16	6	Cette personne peut se voir comme socialement stupide, émotivement immature, brillante intellectuellement et retardée sexuellement.

Une de nos clientes avait eu ses premières règles à onze ans mais elle était si jeune émotivement — à peu près sept ou huit ans — qu'elle n'était aucunement prête à devenir femme. Elle interrompit littéralement en elle le processus hormonal. À quatorze ans, alors qu'elle était mûre pour les règles, on dut lui administrer des hormones pour remettre le processus en marche. Plus tard seulement, à l'âge adulte, elle put comprendre pourquoi elle avait arrêté sa propre croissance. Si elle n'avait pas réussi à interrompre le processus hormonal en marche, sa réaction psychologique aurait alors eu un gros impact sur ses émotions et sur son développement social, et son identité sexuelle s'en serait trouvée affectée.

Même si, par exemple, la fillette de dix ans du tableau 30 devenait une femme de quarante-cinq ans équilibrée et svelte, il se pourrait fort bien qu'elle se perçoive encore à cet âge comme une petite fille socialement stupide et affublée de gros seins. Son identification sexuelle ne serait pas reliée à une réalité objective mais viendrait de l'expérience subjective qu'elle a eue d'elle-même à dix ans. Il arrive qu'on réussisse à se couper de ses sentiments en matière de sexualité mais qu'on se développe normalement par ailleurs. Personne ne peut vraiment connaître les attitudes sexuelles les plus profondes de quelqu'un, pas même son partenaire. C'est pourquoi, si, au cours de leur thérapie, les gens ne cherchent pas à découvrir leur identité sexuelle, celle-ci risque fort de demeurer séparée du reste de leur identité globale.

Le tableau 31 nous aide à mieux comprendre cette situation. Si, dans son enfance, une personne n'a pas connu de symbiose ou de reflets adéquats (voir le chapitre 6), elle pourra avoir à l'âge adulte des rapports sexuels physiques mais en même temps être incapable de maintenir une relation et de supporter l'intimité. Ou bien elle cherchera désespérément à se rapprocher des autres pour compenser la symbiose qui lui a manqué. Le sentiment de n'avoir pas été désirée est transposé dans sa vie sexuelle. Ses relations se trouvent perturbées par son manque de confiance en elle et par sa peur de l'abandon, ce qui interfère alors avec sa sexualité. Les personnes qui ont eu des difficultés à ce stade de développement peuvent être très actives sexuellement mais seulement sur le plan génital (érotique), et l'intimité leur est difficile à supporter car elles ne s'impliquent pas émotivement.

L'entraînement à la propreté est extrêmement important en terme de développement sexuel et plusieurs traumatismes sexuels sont causés par un entraînement trop précoce. Comme Ellsworth Baker l'explique dans *Man in the Trap : Causes of Blocked Sexual Energy*, avant l'âge de dix-huit mois, le relais cortico-thalamique n'est pas

Tableau 31 :
Stades critiques du développement sexuel

Âge chronologique	Tâches à accomplir	Traumatismes possibles	Dysfonctionnements possibles
0 à 1 an	Symbiose et reflet adéquats. Formation du sentiment de Soi.	Abandon, manque de toucher, isolement, abus physique.	Incapacité de développer des relations intimes — peur de l'abandon ou recherche désespérée d'intimité.
1 à 3 ans	Entraînement à la propreté, séparation.	Introductions d'objets, lavements, cathétérismes, relations solipsistes.	Cystites chroniques, infections de la vessie, fixations anales.
3 à 5 ans	Jeux sexuels, curiosité, masturbation.	Viols, incestes, molestation, punition pour s'être masturbé.	Voyeurisme, exhibitionnisme.
5 à 7 ans	Jouer au docteur, explorations homosexuelles naturelles, masturbation.	Punition, jeux sexuels interrompus.	Difficultés dans les relations avec les personnes de son propre sexe ; culpabilité associée aux jeux sexuels.
7 à 12 ans	Puberté, menstruations, éjaculations, pollutions nocturnes, croissance des seins, traits sexuels secondaires.	Attitudes malsaines, peur de perdre le contrôle, railleries, embarras.	Menstruations douloureuses, maladies pelviennes, difficultés à éjaculer, blocages dans la poitrine.
12 à 25 ans	Premières explorations sexuelles, caresses, première relation sexuelle (entre 10 et 25 ans).	Accouchements, examens gynécologiques, grossesse, avortement, fausse couche.	Dysfonctionnements sexuels, culpabilité, honte, rage — peur non exprimée.

complètement formé : pour pouvoir contenir ses matières fécales, l'enfant doit relever le plancher pelvien, contracter et retenir[2]. Cette expérience est tellement déplaisante qu'il doit se couper des sensations qu'il éprouve dans son bassin. Il apprend très jeune à bloquer son besoin d'uriner ou de déféquer. Nous avons pu constater que les personnes qui ont des problèmes de décharge vont souvent contracter

---

2. E.F. Baker, *Man in the Trap : The Causes of Blocked Sexual Energy*, New York, Macmillan Publishing Company, 1967.

la région *anale* et non pas la région *génitale*, ce qui a encore pour effet de les couper des sensations en provenance et en direction des organes génitaux. Le recours trop fréquent aux lavements ou aux cathéters chez les jeunes enfants peut aussi être source de traumatisme à cette période de développement. Ces pratiques ne sont pas rares, elles peuvent être la cause d'un traumatisme lui-même souvent générateur de sentiments de viol et d'invasion, ce qui se traduit par une contraction du bassin. En même temps qu'il se coupe de la douleur, l'enfant cesse d'être conscient de ses besoins normaux et nécessaires, comme celui d'uriner. S'ensuivent toute une série de réactions, qui peuvent dégénérer plus tard en problèmes chroniques, comme dans le cas de cystite chronique ou de fréquentes infections.

L'étape critique suivante se situe entre trois et cinq ans. Durant cette période, l'enfant est extrêmement curieux et cherche à tout voir, à toucher à tout et à savoir ce que c'est. Cela l'amène souvent à des jeux sexuels parfaitement naturels, comme à explorer ses organes génitaux et ceux de ses amis, à se masturber. Il n'est pas nécessaire d'avoir subi un traumatisme sexuel évident tel que l'agression, le viol ou l'inceste pour être sexuellement traumatisé. *Il suffit que les activités sexuelles normales de la personne aient été interrompues à un moment critique !*

Tout enfant touche et caresse ses organes génitaux, mais les pressions sociales et parentales sont introjectées si tôt dans la vie que les premiers souvenirs du genre ne peuvent être retracés chez la plupart des gens. On se souvient généralement de la masturbation comme étant une chose pratiquée à un âge plus avancé alors qu'elle relève d'un stade antérieur de développement. Rendu à l'âge de trois à cinq ans, l'enfant a déjà développé un système de croyances au sujet de la masturbation. Durant cette période critique, la plupart des traumatismes sexuels sont associés aux *punitions* infligées pour s'être masturbé.

L'une de nos clientes commença à se masturber régulièrement à l'âge de cinq ans, juste après la naissance de son frère. Cette pratique lui procurait du réconfort pour supporter la perte de l'amour sans partage prodigué par sa mère, mais ses parents considéraient que sa masturbation était problématique et se faisaient beaucoup de soucis à ce sujet. Le docteur de famille sympathisa avec eux, fit un examen pelvien pour s'assurer qu'il n'y avait aucune infection et leur recommanda d'attacher les mains de l'enfant à son lit le soir au coucher.

Aux yeux des adultes, le traitement fut efficace car elle ne se masturba jamais plus. Toutefois, à trente-cinq ans, elle était tout à fait inhibée face à ses organes génitaux. Elle n'avait pas de mots pour en parler, aucune notion élémentaire d'anatomie pour en comprendre le fonctionnement et ne pouvait en apprécier la valeur potentielle. Ne faisant par ailleurs aucun cas de ses organes génitaux, elle se lavait par pure formalité et ne manifestait aucun intérêt pour tout ce qui touchait à la sexualité.

Cet exemple démontre les effets graves des traumatismes de l'enfance. Pour certaines femmes, à cause d'inhibitions vécues à ce stade critique, les organes génitaux restent un mystère. L'agression et l'inceste font partie des autres traumatismes reliés à cette période.

Le « film tabou » a l'avantage de pouvoir être utilisé concurremment avec le scénario originel et d'apporter un nouvel éclairage sur les événements retrouvés. Ce fut le cas pour Cathy. Elle souffrait de graves crises d'asthme. Sa première crise datait de l'époque où sa mère avait accouché d'un autre enfant. Pour Cathy, l'« abandon » de sa mère et la naissance de ce petit frère étaient reliées à sa maladie. Mais quelque chose sonnait faux dans cette histoire. Grâce au récit de son « film tabou », un incident relié à ces évènements refit surface. Quand sa mère partit à l'hôpital, une amie de la famille avait emmené Cathy chez elle. Son mari, en prétextant la préparer pour la mettre au lit, découvrit son pénis devant elle. Cathy en avait été terrifiée et avait alors fait sa première crise d'asthme. Le souvenir de cet incident modifia sensiblement sa perception de cette période. Dans son travail pour améliorer son état asthmatique, elle avait cru que la naissance de son frère avait été le traumatisme principal. Elle était maintenant capable de voir que le grave traumatisme vécu pendant l'absence de sa mère n'était pas relié à un atroce sentiment d'abandon mais bien plutôt à une terreur de nature sexuelle.

L'inceste

C'est une chose très courante et pourtant le sujet a longtemps été tabou, même en thérapie. Dans *The Assault on Truth : Freud's Suppression of the Seduction Theory*, Jeffrey M. Masson suggère que les dernières théories de Freud sur l'inceste étaient, en fait, une dénégation de ce qu'il savait être la vérité : à savoir que l'inceste était à la fois traumatisant et terriblement commun. L'insistance qu'il a mise vers la fin de sa vie à qualifier l'inceste de fantasme peut avoir

été suscitée par l'opposition farouche qu'il a rencontrée parmi ses
collègues quand il a présenté ses opinions originales et bien tran-
chantes au sujet des relations incestueuses entre pères et filles[3]. Que
la notion du « fantasme de l'inceste » ait été ou non une dénégation
de ses découvertes ou de ses opinions antérieures, il reste qu'elle
nuisit à des générations de victimes qui espéraient trouver aide et
confort en thérapie.

Un événement de nature incestueuse, même s'il ne s'est produit
qu'une seule fois, peut avoir été traumatisant. D'une part, l'enfant
souvent s'identifie ou est en relation de symbiose avec la personne
qui l'agresse et n'a pas encore l'expérience de cet être comme étant
complètement séparé de son propre Soi. D'autre part, quand un frère
ou une sœur aînés ou un adulte s'approche de lui animé d'une énergie
sexuelle intense, il l'écrase littéralement. Ce n'est pas tant le fait de
voir le pénis ou l'acte sexuel lui-même qui terrifie l'enfant mais c'est
l'énergie provenant de l'excitation de l'agresseur que l'enfant ne peut
contenir. Sa force même peut être effrayante.

L'inceste est une invasion des frontières énergétiques de l'enfant
autant que de ses frontières physiques. Il est écrasé parce qu'il n'a
aucune possibilité de faire face à l'empiètement de l'énergie sexuelle
de l'adulte sur son champ énergétique. Le parent ou l'aîné est
emporté par son excitation sexuelle et est dissocié de son comportement normal avec l'enfant. Cela signifie que non seulement l'enfant
est envahi par cette énergie mais qu'il se sent de plus coupé d'une
figure nourricière qui lui offrait du soutien. Cela en fait une expérience à la fois solitaire et terrifiante. Elle isole l'enfant qui ne peut en
parler à personne. Il pourrait parler de n'importe quelle folie de la vie
ordinaire à ses parents ou aînés mais quand son confident habituel
fait partie de la folie, il n'a plus personne vers qui se tourner. L'enfant
est seul avec sa peur, une peur qui ne peut plus s'exprimer que par le
corps qui se ferme et se coupe de ses sentiments.

La raison pour laquelle les gens ne parlent pas de l'inceste, c'est
qu'ils s'en sont dissociés. En plus d'avoir été traumatisant, l'incident
peut avoir été agréable, ce qui produit un gros sentiment de culpabilité. Dans un cas comme dans l'autre, l'événement est réprimé et
enfermé dans le corps. En travaillant avec des victimes de l'inceste,

---

3. Jeffrey Moussaieff Masson, *The Assault on Truth : Freud's Suppression of the
   Seduction Theory*, New York, Farrar, Straus & Giroux, Inc., 1984.

nous avons remarqué que, dans certains cas, il ne s'est réellement produit qu'une ou deux fois et a somme toute été un épisode relativement mineur. Le problème, toutefois, c'est que l'enfant a eu à contenir sa peur de force et à la garder secrète, ce qui a produit pour très, très longtemps un schéma de tensions chroniques dans son corps.

Pendant les exercices de respiration, nous signalons au client les points de tension et faisons retour sur l'événement. Il est relativement aisé de retrouver un incident majeur qui fait saillie dans la mémoire ; par contre, les invasions subtiles de nature énergétique sont plus difficiles à faire resurgir. Il peut même ne pas y avoir eu violence physique mais uniquement énergétique, et l'enfant l'a tout de même éliminée de son conscient. Il importe peu que l'événement soit réel ou imaginaire — le sentiment d'invasion et la contraction corporelle, eux, *sont* réels. Ainsi, un examen gynécologique peut terrifier une petite fille et la traumatiser pour longtemps ; même si le médecin n'a pas violenté l'enfant, son manque de sensibilité peut avoir été *retenu* comme une molestation.

Par exemple, une dame ayant toujours eu des problèmes dans la région pelvienne était en PCI depuis un an et demi quand elle se souvint d'un incident : son père était entré dans sa chambre et avait touché ses organes génitaux ; elle avait trois ans à l'époque. Plus tôt, elle s'était souvenue qu'elle avait déjà dû prendre des bains au vinaigre pour soigner une irritation vaginale et que le médecin lui avait fait un examen par cathéter parce qu'il ne pouvait trouver la cause de cette irritation. Quand elle se rappela cet incident au sujet de son père, elle cessa de réprimer ses sentiments reliés à l'événement et finit par dire : « Je ne sais pas si cet événement a vraiment eu lieu ou si je l'ai imaginé. » Ce qu'il faut retenir c'est que la culpabilité, la peur et la contraction musculaire liées à cet incident sont la source des symptômes situés dans le bassin. La peur a suivi l'invasion, réelle ou imaginaire, de son père dont elle n'était pas encore émotivement séparée, et il est possible que son sentiment de culpabilité vienne du plaisir qu'elle a ressenti au moment de l'acte réel ou du fantasme.

Une de nos clientes se souvient comme d'une expérience terrifiante avoir sucé le pénis de son père dans la douche. En revivant cette scène par la régression, elle s'aperçut que, debout dans la douche à côté de son père, sa tête arrivait tout juste à la hauteur de son pénis. C'est la façon dont elle l'a vu, la *perspective* qui l'a vraiment terrifiée et, encore aujourd'hui, elle n'est pas sûre d'avoir vraiment sucé le pénis de son père. Encore une fois, que le souvenir soit réel ou imaginaire importe peu, c'est le souvenir lui-même qui est traumatisant même s'il déforme la réalité. En fait, elle peut très bien avoir pu penser à sucer le pénis de son père et, à partir de là, avoir projeté une scène où son père la forçait à le faire. En en faisant un acte involontaire, elle pouvait s'imaginer comment cela pourrait être. Si cela s'est réellement passé ainsi, le sentiment désagréable qui accompagne ce souvenir pourrait provenir de sa culpabilité (avoir osé penser une telle chose !) tandis que sa frayeur aurait pu être causée par la peur de ce qui aurait pu se passer si elle avait suivi son impulsion.

Le stade critique suivant se situe entre cinq et sept ans. Durant cette période, l'enfant développe son comportement homosexuel et sa curiosité sexuelle, notamment en « jouant au docteur » ; si ses jeux sont interrompus à ce stade, cela peut entraîner plus tard des difficultés de relations avec les personnes du même sexe. Avoir des « meilleurs amis » est très important à cet âge, ce qui conduit souvent à des expériences sexuelles avec des enfants du même sexe. Si l'on punit sévèrement un garçon de huit ans parce qu'on l'a « pris » en train de faire des jeux sexuels avec un ami de son âge, il risque plus tard de ne pas savoir se faire des amis intimes masculins. Il reste traumatisé par ses premières expériences et par la *peur* de devenir homosexuel qui en a résulté. Cette peur ne se serait jamais installée en lui si ses explorations sexuelles n'avaient pas été interrompues. Les filles ont également des jeux homosexuels à cet âge. Cela est toutefois moins générateur de traumatisme dans la mesure où les relations intimes entre femmes sont plus facilement acceptées par la société que le sont les relations entre hommes. Aussi risquent-elles beaucoup moins de se faire attraper ou punir que les garçons.

L'expérience homosexuelle d'un jeune garçon avec son meilleur ami est souvent la seule source d'attention affectueuse autre que maternelle qu'il ait reçue. Plus tard, dans une situation de stress, il pourra se tourner vers un homme pour retrouver ces sentiments « nourrissants ». Ces hommes, sans être nécessairement homosexuels, peuvent aimer être proches d'une énergie masculine pleine de sollicitude à leur égard, et cette situation reproduit les bons sentiments du temps de l'enfance. Quand ils se sentent seuls ou que leur relation du moment présente des défaillances, ils peuvent vouloir retourner à cette expérience homosexuelle ancienne. Ce désir peut faire très peur à l'homme qui craint l'homosexualité et qui ne comprend pas que ce qu'il recherche vraiment, c'est la même chaleur, la même sécurité et les mêmes sentiments d'amour qu'il éprouvait avec son ami d'enfance.

Ces incidents prennent toute leur signification à mesure que l'on assiste au « film tabou ». Et ces souvenirs sont précieux parce qu'ils font souvent partie des moments agréables de la vie sexuelle. Comme ils ont été rayés de la conscience, il est important d'explorer comment cela s'est passé. Si par exemple un garçon *n'a pas pu* vivre son homosexualité normale de peur d'être pris en faute ou bien s'il a été traumatisé parce qu'on a empêché ou interrompu son activité homosexuelle, la peur sera toujours présente. Il aura oublié que sa curiosité était saine et a été tuée dans l'œuf mais il se souviendra de son sentiment de peur, qui resurgira et l'envahira dès qu'une amitié se développera avec un homme. C'est cette peur panique d'être homosexuel qui l'empêchera d'établir toute relation intime avec un homme.

Le prochain stade critique est celui de la puberté. C'est en effet entre huit et douze ans que les menstruations, les pollutions nocturnes et les premières éjaculations commencent à se produire. Lorsque nous avons affaire à une cliente, nous la questionnons sur ses premières règles, la réaction de ses parents et l'information qu'elle a reçue avant et au moment des premières règles. Dans une certaine culture, on frappe la jeune fille qui commence à être menstruée. À l'origine, on le faisait dans le but d'amener des couleurs sur ses joues. Le sens en a été perdu et seule reste la gifle. Dans d'autres cultures, une femme menstruée est « impure » et ne doit pas être touchée. Il y a toutes sortes d'idées sur les menstruations dont on ne parle jamais directement mais qu'on prend pour acquises. Si l'on recommande à une jeune fille de se mettre au lit dès que ses menstruations commencent, sous prétexte qu'elle aura des crampes, elle se mettra au lit et aura des crampes. Si on lui dit qu'elle n'aura pas envie de se baigner, de danser ou de faire l'amour pendant cette période, elle n'en aura probablement pas envie.

La mère de Kelly, par exemple, la mit au lit dès l'apparition de ses premières menstruations, lui fit une bouillotte chaude, mit un tube d'aspirine sur la table de nuit et lui fit comprendre sans équivoque qu'elle était « malade ». Sa mère et sa grand-mère avaient toujours eu des crampes, Kelly devait donc en hériter à son tour. C'est ce qu'elle fit pendant les cinq années qui suivirent. Une fois au collège, ses idées changèrent radicalement. Quand elle eut ses règles, deux semaines après son arrivée, elle se coucha et demanda à sa compagne de chambre de prendre des notes à sa place. Sa compagne n'en revenait pas :« Que fais-tu là ? Tu n'as pas l'air malade ? ». « Mais je vais l'être », répondit Kelly, « mes règles viennent juste de commencer ». « Ne sois pas ridicule », rétorqua sa compagne en la tirant hors du lit et en lui lançant ses vêtements. Kelly ne se coucha plus pendant ses menstruations durant ses quatre années de collège. Elle joua au volleyball, nagea, dansa et fit l'amour indépendamment de ses règles sans avoir jamais la moindre crampe. Une semaine après la fin de ses études collégiales, de retour chez ses parents, Kelly se remit au lit dès l'apparition de ses règles, son ancien système de croyances reprenant le dessus.

Il faut reconnaître que la puberté et l'arrivée des menstruations provoquent un bouleversement hormonal qui peut s'accompagner de quelques crampes, mais si on ne leur donne pas plus d'importance qu'il ne faut, elles disparaissent dans la majorité des cas. Il peut bien sûr y avoir certaines réactions physiques et émotives en rapport avec ces changements hormonaux mais elles n'ont généralement rien de traumatique qui puisse entraîner la fragmentation. S'il y a fragmentation, c'est le résultat d'un *enseignement transmis* de génération en génération. Certaines femmes peuvent avoir des crampes pendant leurs règles, sans pour autant se fragmenter. Cependant, nous insistons sur le fait que la personne peut souffrir d'un véritable déséquilibre hormonal appelé le syndrome pré-menstruel (SPM), qui est une maladie. Ce *n'est pas* ce à quoi nous nous référons quand nous disons que plusieurs des problèmes menstruels des femmes sont conditionnés. Nous voulons souligner que les adolescentes, qui sont particulièrement vulnérables durant cette période de changements physiques et hormonaux, sont marquées pour la vie dans leur sexualité par les attitudes qu'on leur a inculquées.

L'une de nos clientes, une jeune femme très athlétique de vingt-cinq ans, cessa d'être réglée quand elle intensifia son programme d'exercices. Son thérapeute la référa à un endocrinologue pour écarter toute possibilité de dysfonctionnement physiologique. Il s'avéra que son taux d'hormones *était* effectivement un peu faible mais le médecin refusa d'y voir un lien avec l'arrêt des menstruations. Il lui dit à brûle pourpoint : « Tu n'as tout simplement pas envie de saigner tous les mois, chérie ». Cette interprétation psychologique grossière eut pour effet de mettre le blâme sur la cliente qui avait déjà des difficultés avec sa vie sexuelle. Après quelques mois de travail corporel intense, elle régressa jusqu'au moment de ses premières menstruations. Elle avait alors douze ans et son père devait être hospitalisé le lendemain. Il mourut une semaine plus tard, et le traumatisme de sa mort fut associé à sa sexualité. Elle perdit le sentiment de son identité féminine avant même de l'avoir jamais possédé. La perte de son père, à ce moment-là, était d'autant plus traumatisante que c'est lui qui aurait pu lui refléter sa sexualité naissante, lui faire sentir qu'elle était désirable et lui donner la permission d'être un être sexuel et d'en jouir. Après cette phase thérapeutique, elle recommença à se sentir vivre comme femme. Un jour, elle téléphona à son thérapeute tout excitée : « J'ai mes règles ! J'ai mes règles ! » puis elle ajouta : « Je me sens comme si j'avais douze ans ! »

La première éjaculation et/ou pollution nocturne d'un garçon se produit souvent à l'adolescence. Les garçons peuvent déjà avoir eu des érections mais n'auront généralement pas encore éjaculé. Les pollutions ou éjaculations nocturnes peuvent l'effrayer et il peut croire qu'il a perdu le contrôle de sa vessie. Cette croyance peut être la cause, plus tard, de dysfonctionnement sexuel. Si la première éjaculation est mal vécue, parce qu'on l'aura mis dans l'embarras en lui faisant remarquer que ses draps étaient mouillés, il apprendra à éviter cette situation en contractant son bassin. Une contraction chronique du genre peut entraîner, plus tard, des problèmes d'ordre sexuel.

D'autres traumatismes vécus par les garçons et filles durant cette période proviennent du développement précoce ou tardif de traits sexuels secondaires, comme l'apparition des seins ou des poils pubiens. La gêne d'avoir des seins trop tôt ou trop tard, trop gros ou trop petits, produit souvent une constriction de la poitrine. Si les traits sexuels secondaires apparaissent tardivement chez le garçon, il peut se comparer aux autres et croire que son pénis est trop petit. Même si plus tard ses poils pubiens et son pénis se développent tout à fait normalement, il pourra continuer à *sentir* que son sexe est trop petit. Dans notre société, nous avons le tort d'identifier de manière dispro-portionnée notre sexualité à nos caractéristiques sexuelles secondaires. Une femme d'âge mûr aux seins très développés avait dû porter un soutien-gorge dès l'âge de onze ans. Sa mère, confrontée à voir sa fille soudainement « sexuée » et devenue en quelque sorte une rivale, lui donna un soutien-gorge beaucoup trop petit. Encore aujourd'hui, cette femme porte un modèle qui aplatit la poitrine, gommant ainsi le symbole non désiré de sa sexualité. Rejeter une partie de son corps porte atteinte au sentiment de Soi ; qui plus est, cela rend le corps vulnérable à la maladie car le flot d'énergie y est diminué dans cette partie rejetée.

Le stade critique suivant se situe entre douze et vingt ans. C'est ordinairement à ce moment-là que commencent les fréquentations avec l'autre sexe. Premières caresses, premièrs rapports sexuels. Il est important de savoir comment se sont passées les premières explorations sexuelles, de poser des questions sur le premier baiser, les premières caresses, la première relation sexuelle, la deuxième et la troisième. À mesure que le client *revit chaque expérience* et explore la *croyance* sous-jacente et la *peur* impliquées, nous commençons à dérouler le fil qui relie une expérience à l'autre à partir du tout premier acte sexuel. Nous remarquons que la *croyance*, la *peur* et le *schéma des contractions corporelles* sont encore très actifs dans sa relation actuelle, même s'ils sont antérieurs à elle. Ces croyances anciennes sont devenues parties intégrantes de l'identité de l'individu pour le reste de sa vie.

Nous retraçons les événements du « film tabou » jusque dans la vingtaine. Nous passons ensuite aux grossesses et accouchements et nous voyons quels sentiments sont reliés à ces événements ainsi que les traumatismes qui pourraient y être associés. Nous abordons le sujet des fausses couches, de l'avortement, du viol et de l'agression, qui sont tous extrêmement importants *et* pour les hommes *et* pour les femmes.

Expériences sexuelles traumatiques

Il est très douloureux de revivre des expériences sexuelles traumatiques. On doit écouter le récit de la personne avec chaleur, compassion, soutien et beaucoup d'empathie. Si c'est un cas de viol par exemple, nous écoutons d'abord l'histoire, puis nous nous enquérons de la croyance sous-jacente à l'événement, ainsi que de la peur qui lui en est restée. Nous lui signalons ensuite les contractions chroniques enfermées dans son corps à la suite de l'événement. Certes, cela ne suffit pas pour éliminer la contraction, car la situation non réglée doit encore être résolue. Sinon, les sentiments d'envahissement et d'impuissance vont continuer à s'exprimer dans le corps sous forme de contraction et de repli.

Il faut également considérer les sentiments de rage non exprimés par la personne face à l'agression et devant son impuissance. Ces sentiments sont souvent rétrofléchis (retournés contre le Soi) sous forme de culpabilité. On peut en comprendre la logique quand un enfant fait quelque chose de répréhensible (ou même rien du tout) en toute innocence et qu'il reçoit une volée ; il ne sait pas ce qu'il a fait de mal mais il sait qu'il est battu chaque fois qu'il n'a pas été sage. Dès lors, si on lui administre la fessée, c'est qu'il *doit* avoir fait quelque chose de répréhensible. Même certains adultes à qui arrivent des calamités ou des désagréments sont portés à se demander : « Qu'ai-je fait pour mériter cela ? » Ils interprètent la calamité comme une punition puis essaient d'en trouver la raison.

Les gens ont de la difficulté a exprimer leur colère, et cela même quand ils subissent un acte de violence car ils ont souvent été punis, enfants, pour l'avoir manifestée. Alors, au lieu de diriger leur colère vers l'objet ou l'individu qui les agresse, ils la retournent contre eux-mêmes.

La personne qui a été violée vit toutes sortes d'émotions complexes et contradictoires, et elle doit les exprimer toutes si elle veut résoudre la situation. Nous l'encourageons à le faire en utilisant la techique de la Gestalt, en imaginant que son agresseur est assis sur un oreiller en face d'elle. Elle lui exprimera alors toute sa rage, *à haute voix*. C'est souvent une expérience très douloureuse, délicate et fortement émotive. Il faut alors accompagner notre client ou cliente avec un grand respect et une attention toute particulière.

Une fois que la colère en rapport avec le viol a été en quelque sorte résolue, il est nécessaire de travailler le sentiment de vengeance. Même si l'agresseur a été pris et poursuivi, cela n'est pas suffisant pour la victime. Pour ce faire, nous demandons à la cliente : « À votre avis, que voulait le violeur ? »

Un homme entra un jour dans l'appartement de Tonia et se cacha derrière un paravent où il attendit son retour. Six mois après avoir été violée, Tonia en ressentait encore de la colère et vivait dans la peur. Elle craignait de rentrer seule chez elle, ne quittait jamais son appartement sans plier le paravent et ouvrir les portes des armoires, de façon à éliminer toute possibilité de cachette pour un éventuel violeur. Quand le thérapeute lui demanda : « Que voulait le violeur ? » elle répondit : « Il voulait probablement me faire peur pour que je vive comme un animal traqué plutôt que comme un être humain. Et il a sûrement souhaité que je le haïsse pour que je déteste tous les hommes et que j'en aie peur. » Le thérapeute lui dit : « Alors, quand vous avez peur de rentrer seule chez vous, que vous vous sentez être moins qu'un être humain et que vous laissez votre colère rejaillir sur tous les hommes... alors le violeur gagne, n'est-ce pas ? » Tonia répondit énergiquement : « Oui ! » Puis, lentement, prenant conscience de la vérité de sa réponse, elle ajouta « mais il ne gagnera pas. Il a déjà gagné une fois et c'est assez ; il ne gagnera plus ! Je n'ai pas à me sentir mal parce que *je* ne suis pas responsable de l'agression et je ne pouvais l'empêcher. Je n'ai plus l'intention de regarder chaque homme comme s'il était un violeur. »

Pour Tonia, ce travail thérapeutique lui permit de restructurer son expérience de sorte qu'elle puisse se réapproprier le pouvoir qu'elle avait donné au violeur.

On a pu remarquer quelquefois que les personnes violées ou battues ont été traumatisées moins par l'incident lui-même que par ce qui l'a suivi : interrogatoire de police, examen médical, réaction des parents ou de l'amant. Il y a bien des facteurs dans cette situation qui peuvent causer un grand traumatisme psychique et physique et il est important de les ramener à la surface.

Voici le cas de Jenny qui, à treize ans, s'était échappée du pique-nique familial avec son cousin de dix-huit ans. Elle avait un tel béguin pour lui et ils avaient flirté depuis tant d'années qu'il lui fut facile de la convaincre de faire l'amour avec lui. Tout se passa délicieusement, jusqu'au moment où les pères, soupçonnant la raison de leur longue absence, les retrouvèrent. Fou de rage de les trouver joyeusement enveloppés dans une couverture, leurs vêtements éparpillés autour d'eux, le père de Jenny hurla : « Tu as violé ma fille ! » Le père du garçon le tira hors de la couverture et se mit à le battre. Jenny le suppliait hystériquement d'arrêter en affirmant que ce n'était pas sa faute, mais les deux hommes le laissèrent le visage en sang et avec quelques côtes cassées.

L'injustice de la punition, la peur et la culpabilité se fixèrent en elle pour longtemps. Elle était incapable de faire l'amour avec plaisir. Cet exemple *ne saurait signifier* que les femmes sont responsables en cas de viol ou qu'elles y trouvent un quelconque agrément. (Dans ce cas, il *ne s'agissait d'ailleurs pas* d'un viol, excepté aux yeux des pères et de la loi.) Nous voulons seulement faire ressortir, par cet exemple, que les événements entourant le viol peuvent être tout autant traumatiques, sinon plus, que le viol lui-même. Jusqu'à tout récemment en fait, une femme qui portait plainte pour viol devait presque immanquablement faire face à une violence émotionnelle plus grande que celle du viol. Les enfants aussi, lorsqu'ils finissent par avouer qu'ils ont subi des outrages sexuels, se heurtent souvent à l'incrédulité de leurs parents ou des autorités. La souffrance de contenir leur peur en eux-mêmes, ils l'ont troquée contre l'humiliation d'être considérés comme des menteurs. Et la solution à leur problème est toujours aussi loin d'eux.

Colère, culpabilité et peur, voilà ce que ressentent les personnes violées ou battues. Mais il y a aussi la honte et la peur que leur vie soit gâchée, que personne ne voudra jamais plus d'elles. Il faut donc découvrir *tous* les sentiments reliés à cet événement. Même si la personne pense qu'elle en est venue à bout, nous pouvons souvent constater qu'elle s'est dissociée de la situation sans avoir jamais vraiment pris contact avec ses sentiments à ce sujet. La dissociation fait que la situation demeure non réglée et est *retenue dans le corps*, généralement dans le bassin.

L'avortement entraîne très souvent des contractions chroniques dans le corps. L'avortement est en effet une expérience presque toujours très émotive et traumatique pour la femme *et son partenaire*, quoiqu'ils puissent en dire. Émotivement, un deuxième avortement n'est pas plus facile que le premier. Contrairement à d'autres expériences, des avortements répétés causent un plus grand traumatisme physique et psychologique. Il en résulte des contractions chroniques dans le bassin qui limitent la capacité de décharge orgastique, et la femme peut ne jamais prendre conscience du lien qui existe entre les deux situations. Une partie du travail thérapeutique à ce niveau consiste à établir un lien entre cette tension chronique et l'avortement. Le traumatisme de l'avortement est une des causes les plus communes de la fermeture du bassin.

Il faut donc libérer le bassin par le biais d'un processus énergétique. Cela revient à compléter le processus corporel de l'accouchement, interrompu par l'avortement. On commence généralement par une séance d'exercices respiratoires qui stimulent les contractions musculaires chroniques du bassin. Le thérapeute demande alors à la cliente de parler de son avortement ; ainsi les émotions réprimées lors de cet événement qui reste une situation « non réglée » sont libérées. Le bassin peut toutefois ne pas s'ouvrir avec la libération des émotions car le processus énergétique de la grossese et de l'accouchement, interrompu lors de l'avortement, n'a pas encore été mené à terme. Le thérapeute demande à la cliente d'ancrer ses pieds sur le mur et lui suggère : « Imaginez votre corps en train de donner naissance... Maintenant allez-y et poussez pour aider. » Pendant qu'elle pousse et qu'elle s'imagine en train d'accoucher, la vitalité revient dans son bassin et produit la décharge corporelle. C'est un processus simple et naturel qu'elle essaie de compléter et l'« accouchement simulé » aide à résoudre la situation corporelle non achevée.

L'aspect psychologique du travail est abordé pendant cette séance ou lors d'une rencontre ultérieure. Là encore, nous utilisons l'imagerie mentale pour que la cliente revienne au moment de l'accouchement simulé et se sente vraiment comme si elle vivait cette situation. Nous pouvons lui suggérer de parler au fœtus comme en Gestalt, et il est très probable qu'elle s'excusera de l'avoir rejeté. Puis, prenant le rôle du fœtus, elle se pardonnera à elle-même en lui faisant dire par exemple : « C'est correct, peut-être que la prochaine fois tu seras prête. » Ce dialogue est important, parce que, étant *dans* la situation et la ressentant de l'intérieur, ce qu'elle dit *au* fœtus lui vient directement du cœur et a alors le pouvoir de guérir ses blessures psychiques. Cette conversation doublée de l'« *accouchement simulé* » lui permet de mettre un terme à cette situation jusque-là non réglée.

Les sentiments générés par l'avortement sont souvent ambivalents. Même si le couple en attend un soulagement, l'événement s'accompagne fréquemment de chagrin, de regret et d'un sentiment de perte qui doivent être pris en considération. La femme éprouve souvent beaucoup de colère à l'endroit du médecin et également contre elle-même et contre son partenaire.

Les hommes se dissocient fréquemment de leurs sentiments concernant l'avortement, dans la mesure où l'événement ne s'est pas passé dans leur corps. Mais souvent, en thérapie, ils en viennent à considérer leurs sentiments au sujet de la création de la vie et de leur rôle dans ce processus comme dépositaires du germe vital. C'est à ce moment-là qu'ils font face à des sentiments de culpabilité pour avoir participé à l'avortement, sentiments qu'ils n'ont peut-être jamais exprimés auparavant. Souvent les hommes se sentent mis de côté et impuissants au moment de l'avortement, puisque la décision et l'acte lui-même appartiennent essentiellement à la femme et ils restent avec leur colère de se sentir exclus. Ces sentiments réprimés doivent être exprimés à l'intérieur de la relation ou en thérapie afin d'éviter qu'ils ne resurgissent sous forme de troubles somatiques ou sous forme de dysfonctionnements tels que l'éjaculation précoce ou tardive ou encore l'impuissance intermittente. L'homme ne fait pas le lien entre l'impuissance et l'expérience de l'avortement mais, en thérapie, il découvre que bien qu'il ressente de l'amour pour sa partenaire, il reste habité par la peur qu'elle devienne enceinte, créant ainsi la possibilité d'un nouvel avortement. Quand ces liens sont clairement exposés, il n'est pas rare que les symptômes sexuels disparaissent.

Les hommes dont le bassin est libéré de toute contraction chronique peuvent maintenir leur érection et restent présents durant la relation sexuelle. Chez les femmes, cela augmente leur capacité d'avoir des orgasmes et de concevoir.

Cheryl essayait en vain d'être enceinte depuis deux ans. « Pourquoi est-ce si difficile maintenant que je suis mariée, alors que c'était si facile quand j'avais seize ans ? » demanda-t-elle à son médecin. « C'est assez fréquent » répondit celui-ci, et il la référa à un thérapeute en PCI.

En thérapie, Cheryl nia avoir conservé des séquelles émotives de sa grossesse et son avortement passés. « Cela fait dix ans, comment pourrait-il encore y avoir des traces ? » Elle qualifiait l'événement de « mélodrame de son adolescence ». Son ami, de deux ans plus âgé, lui avait juré un amour éternel. Toutefois quand elle dépassa le moment de ses règles, ses déclarations d'amour faiblirent. Et quand ses parents rendirent visite aux parents du jeune homme avec proposition de mariage au bout du fusil, le garçon trouva soudainement du travail dans une ville lointaine et ne réapparut jamais plus. Les parents de Cheryl en furent mortifiés et lui signifièrent qu'ils ne pourraient plus jamais marcher la tête haute. « Oh, quel drame ! » dit-elle en riant. « Ce sont de braves gens et ils m'ont aidée à obtenir des soins adéquats. Ils ont gardé la tête si haute qu'ils ont tous les deux attrapé un torticolis. Le tout s'est réglé en quelques semaines. »

Pour Cheryl toutefois, l'affaire n'était pas terminée. En faisant le travail corporel pour ouvrir son bassin, elle libéra énormément de

colère qu'elle avait retenue depuis dix ans. Elle s'était sentie trahie
par son ami, bien sûr, mais aussi par ses parents qui ne s'étaient pas
préoccupés de ses sentiments de peine, de colère et de peur. Toutefois
sa découverte la plus surprenante fut de prendre conscience qu'au
moment de l'avortement elle avait pris la décision de ne plus *jamais*
être enceinte. Un mois après avoir fait cette prise de conscience, elle
était enceinte. Encore une fois, ce cas témoigne de l'importance de
libérer les vieilles émotions reliées à des situations non réglées pour
continuer à vivre.

La manière — peut-être la seule — de mettre un terme à ces
situations non réglées passe par le corps ; mais la thérapie peut aussi
inclure le dialogue utilisé en Gestalt dont nous avons parlé plus haut.
La femme peut s'en servir dans son journal, chez elle, ou lors de ses
séances de thérapie. Le dialogue consiste à faire converser une partie
d'elle-même avec une autre. Elle peut demander à l'utérus comment
il s'est senti au moment de l'avortement et donner la réponse du point
de vue de l'utérus : « Je me sens trahi. J'ai commencé à faire un bon
travail, ce pourquoi je *suis* fait — et toi *aussi* — puis tu as tiré le tapis
sous mes pieds. Je ne trouve pas que tu manifestes le respect que tu
me dois car alors tu ne m'aurais pas affligé tant de peine et d'humiliation. » Ou elle peut s'adresser à l'enfant qui n'a pas eu le temps de
naître : « Je m'excuse mon tout petit... J'aurais aimé t'avoir, mais *pas
maintenant*. Je t'accueillerai quand je pourrai vraiment prendre soin
de toi ». Et il se peut que la réponse du bébé soit empreinte de
compréhension et de pardon, disant peut-être : « C'est correct, chaque chose en son temps, c'est mieux comme ça pour nous deux. »

Nous avons déjà mentionné l'utilisation de rituels pour célébrer
l'accession à la maturité au moment de la séparation finale d'avec les
parents. Nous les suggérons instamment ici aussi. Les émotions
reliées à cette expérience sont puissantes, comme le sont toutes les
émotions reliées à ces expériences profondément humaines que sont
la naissance, le mariage et la mort ; ces événements se prêtent
particulièrement bien à des rituels accomplis dans le but de les
sanctionner. La personne peut retirer une sorte de satisfaction primitive ou archétypale à accomplir ce rituel intime, personnel, dans le
but de mettre un terme aux sentiments de colère, de culpabilité ou de
peur résultant de l'avortement.

Résumé du « film tabou »

La reconstitution du « film tabou » est *plus* qu'une simple cueillette d'informations. Il s'agit en effet de se *remettre* en situation et de revivre véritablement des événements historiques personnels en les replaçant dans leur juste perspective par rapport aux stades critiques de développement et au scénario originel de la personne.

Lorsqu'on visionne le « film tabou », on commence généralement par blâmer les parents d'être responsables de ses lacunes sexuelles. Pour assumer la responsabilité de sa propre sexualité, on doit passer par les mêmes étapes que nous avons décrites précédemment pour se délester de l'introjection négative et pour atteindre la maturité émotionnelle. On doit se séparer de ses parents, leur pardonner, savoir qu'ils ont fait de leur mieux et prendre conscience que, nous aussi, nous pouvons infliger aux autres la même peine.

Le premier pas est de comprendre que les attitudes et les croyances d'une personne *sont distinctes de celles de ses parents* et qu'elle n'a pas à vivre comme eux. La deuxième étape consiste à leur pardonner et à cesser de les rendre responsables de ce qu'on est devenu. La plupart des gens en restent à ce stade du blâme. Ils ont souvent pris conscience de leur différence mais ils continuent à répéter : « Si seulement ma mère avait eu une attitude différente au sujet de la sexualité, je pourrais avoir des orgasmes et me sentir libre de faire tout ce que je veux ! » « N'eût été l'attitude de mon père concernant le sexe, ma vie sexuelle serait entièrement différente. » C'est là une excuse qui perpétue leur manque de liberté sexuelle et de plaisir.

Utiliser les techniques de la Gestalt soit pendant une séance ou dans son journal est une des façons de se séparer de ses parents. La personne dresse une liste de tous ses ressentiments concernant les modalités de sa vie sexuelle en dirigeant le blâme vers le ou la responsable (mère, père, société, Église, etc.) Puis elle voit lesquels de ces ressentiments peuvent être transformés en appréciations. Par exemple : « Je vous en veux d'avoir eu à me cacher pour sortir avec les filles » devient « J'apprécie que vous m'ayez appris à vraiment écouter mes enfants, à me rendre compte quand j'essaie de leur imposer mes valeurs et à rester juste. » Cette démarche aide la personne à passer du blâme au pardon, ce qui l'amène à ne plus rechercher l'approbation parentale et à établir ses propres frontières.

Les attitudes et les règles concernant la sexualité sont inculquées par les deux parents. La mère a plus d'influence lors des premières années du développement de l'enfant ; elle lui transmet des attitudes d'approbation et de désapprobation avec subtilité et persistence. Le père est généralement appelé à intervenir quand il est question de discipline. Traditionnellement, il établit l'équilibre face à la moralité stricte de la mère, faisant un clin d'œil à son fils qu'il est censé battre et l'avisant de faire ses fredaines discrètement. Il est plus sévère avec sa fille, mais la prend affectueusement dans les bras pour contrebalancer la désapprobation de la mère. Il établira pour elle des règles strictes pour qu'elle sache se conduire dans le monde des mâles prédateurs.

Ainsi, dans la famille traditionnelle l'autorité du père était tempérée par son rôle d'instructeur, et il donnait implicitement aux enfants la permission de suivre leurs instincts pour autant qu'ils respectent certaines règles. Malheureusement, la tradition s'est perdue. Non seulement il y a de plus en plus de familles monoparentales mais les rôles féminin et masculin ont bien changé. De plus, cette fonction importante dévolue au père qui consistait à introduire ses enfants dans le monde sexuel adulte n'a jamais été reconnue dans notre société. Dans d'autres cultures (les cultures primitives qui comprenaient vraiment les rites de passage), les cérémonies marquant l'entrée dans le monde adulte incluaient une initiation où les secrets étaient communiqués par des aînés. Celui qui enseignait au jeune garçon à être un homme n'était généralement pas son père mais un oncle, un cousin ou un frère. Les filles étaient elles aussi accueillies dans la communauté des femmes par des cérémonies un peu moins spectaculaires. On leur révélait alors et de manière explicite tous les secrets et règles régissant le comportement sexuel adulte.

Dans les sociétés primitives (arborigènes ou traditionnelles), les secrets qu'on révélait aux adolescents ne leur étaient pas entièrement nouveaux. Les garçons connaissaient depuis l'enfance le rôle de l'homme dans la société et aspiraient très jeunes à imiter leurs pères. Et il en était de même pour les filles. Elles pouvaient voir à tout moment ce que cela signifiait d'être adulte même si elles ne pouvaient comprendre certains des mystères de la maturité. Il va sans dire que cela est très différent de ce qui se passe dans nos sociétés. Un garçon apprend de son père qu'être un homme c'est disparaître chaque matin à sept heures trente et revenir à cinq heures trente. Il peut même arriver qu'un beau jour il parte pour ne revenir que les fins de semaine. Tout cela est très mystérieux. Le rôle des femmes est de plus en plus complexe. Il y en a qui restent à la maison et d'autres qui disparaissent comme les hommes. Parmi celles qui restent à la maison, certaines marmonnent, d'autres chantent. Les rôles sont indéterminés et cela entraîne de la confusion. Il est généralement plus facile aux filles de s'identifier à la mère parce que celle-ci est plus présente dans la maison, alors que les pères risquent plus souvent d'être absents pour cause de travail ou de divorce.

Quoi qu'il en soit, depuis que les pères vont dans des bureaux au lieu de rester sur la ferme, les garçons ont plus de difficultés à apprendre ce que c'est qu'être un homme. La mère présume, — elle ne peut pas le lui enseigner — qu'en grandissant le garçon deviendra un homme. Le garçon fait du mieux qu'il peut pour rassembler les morceaux de son identité masculine ; s'il n'est pas complètement détaché de son père, il prend de lui ce qu'il peut. Il se sert de ce qu'il voit au cinéma et à la télévision. Il répond aux attentes des femmes de son entourage. Il risque d'aboutir à un extrême ou à l'autre. Ou bien il sera macho —exprimant sa masculinité de manière agressive et adoptera un comportement de dur — ou il s'appropriera son côté féminin et se montrera gentil, tendre et sensible. Ces deux attitudes ne reflètent pas la véritable identité masculine qui est un mélange des deux.

Le « bon » papa. Quand le client peut se comporter et vivre sa sexualité en se distinguant de ses parents, nous introduisons le travail du « bon » papa pour l'aider à restructurer l'ensemble de ses postulats et de ses croyances concernant la sexualité. Beaucoup d'hommes ou de femmes sont inhibés parce qu'ils n'ont pas reçu de leur père le droit d'être un être sexuel. Quand une jeune fille commence à avoir ses menstruations, le père peut la voir comme un être potentiellement fertile, comme une femme sexuellement mature et cesser de la traiter comme une petite fille. Il se peut qu'il arrête de la toucher affectueusement par peur de l'attraction sexuelle inconsciente qu'il éprouve envers elle ou par peur que cela ne soit interprété de cette manière. Il peut alors lui défendre de porter un bikini ou restreindre ses activités ou ses amitiés dans le but de la protéger de sa sexualité. Alors, en plus de l'éventuel traumatisme du début des règles, la jeune fille se voit aussi perdre émotivement son père. La même chose peut se produire entre une mère et son fils. Un client nous raconta que lorsqu'il atteignit l'âge de quinze ans sa mère cessa de le prendre dans les bras et se mit à lui serrer la main. Il se sentit rejeté. Il ne pouvait absolument pas savoir que sa mère se sentait mal face à l'excitation qu'elle ressentait en le serrant contre elle et qu'elle *devait* arrêter de le faire pour être à l'aise. Il est important que l'on comprenne les réactions de nos parents pour qu'on puisse commencer à leur pardonner.

Le niveau interpersonnel : les relations

Après avoir recueilli le scénario du « film tabou » (niveau intrapsychique), nous abordons le niveau interrelationnel. Le fait de recouvrer la mémoire du « film tabou » et de le revivre comme on vient de le décrire amène la personne à prendre conscience des tensions chroniques situées dans son bassin. Une fois qu'elle a compris les modèles intrapsychiques qui régissent sa sexualité, et seulement à ce moment-là, on pourra aborder ses schémas de comportement interpersonnel. Tout comme elle apprend à être responsable de sa propre excitation sexuelle, la personne doit observer comment ses comportements répétitifs l'entraînent à avoir des attentes injustifiées ou irréalistes envers ses partenaires.

Nous allons tout d'abord reparler des frontières et aborder les projections.

À travers le processus thérapeutique entre client et thérapeute, on touche au travail sur les relations. À mesure que s'établit entre eux une relation de confiance, le client peut, grâce à l'ouverture et à la sollicitude du thérapeute, libérer son bassin. En d'autres mots, *le chemin vers la libération sexuelle ne doit pas partir du bassin mais du cœur !* De nombreuses personnes sont incapables de décharge orgastique complète si elles ne ressentent ni affection ni amour. En conséquence, nous rappelons qu'il est très important que le thérapeute sache créer une atmosphère de confiance et de compassion avec son client avant d'aborder le travail corporel. Il faut connaître et respecter les frontières comme nous l'avons décrit au chapitre 4. Si la personne n'est pas consciente de ses frontières, elle sera souvent incapable d'avoir une décharge orgastique.

Il est également important que le *thérapeute* fasse en sorte d'établir *ses* propres frontières pour que le client se sente en sécurité. Cela doit être clarifié dès le début. Il doit dire explicitement qu'il n'y aura pas de relations sexuelles entre eux. Le thérapeute doit dire : « Mon rôle est de faire de la thérapie corporelle avec vous. Il n'y aura aucun acte sexuel ou contact sexuel dans notre travail ni maintenant ni à aucun autre moment futur. » Le thérapeute doit être absolument sincère et renforcer cette frontière à chaque occasion. Sinon, le client risque de paniquer et ne pourra parler de ses sentiments profonds concernant la sexualité, ni aborder le travail corporel avec aise.

Les projections (l'identification par projection)

Nous voyons souvent dans notre travail des personnes qui disent être tout simplement indifférentes au sexe et ne ressentir que très rarement des sensations d'excitation sexuelle. Nous croyons qu'elles ne se sont jamais permis d'avoir ce genre de sensations par peur de devoir revivre l'ancienne douleur de leur enfance face à leurs besoins non comblés. Le retranché, par exemple, craindra la frustration de se faire rappeler son isolement et trouvera risqué de se laisser aller à ressentir de l'excitation sexuelle.

Souvent le client ne verra pas ce manque d'intérêt ou de sensation comme un symptôme. Il vient nous voir parce qu'il est dépressif ou qu'il a des difficultés dans ses relations ou pour toutes sortes d'autres raisons qui n'ont rien à voir avec sa sexualité, et c'est seulement plus tard au cours de la thérapie qu'il fera part de son manque d'appétit sexuel. Même si cela ne le préoccupe pas, nous souhaitons l'aider à éveiller sa sexualité. Il a alors le *choix* de faire quelque chose ou non avec ses sensations. La difficulté est d'apprendre à *contenir* l'excitation sexuelle plutôt que de la mettre en action.

Le fait de ne pas ressentir son énergie sexuelle présente le danger de projeter les inhibitions à l'extérieur de soi. Certaines personnes qui proclament avoir peu ou pas d'énergie sexuelle se croient poursuivies par les autres. La question n'est pas de savoir si l'on *possède* une énergie sexuelle, mais plutôt si l'on en est conscient. C'est un fait que tout être vivant a une énergie sexuelle, qu'il la sente en lui ou qu'il la projette à l'extérieur sur les autres. Beaucoup de personnes nient en effet leur propre sexualité et la projettent sur les autres. Elles peuvent alors la rejeter en toute sécurité et ne jamais assumer la responsabilité de leurs propres sentiments. Ce processus de projection est très subtil et généralement inconscient ; il devient toutefois évident si l'on observe la personne en interaction avec les autres.

On a vu plus d'une fois des politiciens condamner avec véhémence le comportement sexuel « déviant » des autres et se retrouver eux-mêmes condamnés pour ce même comportement qu'ils tentaient de mettre hors-la-loi. On peut entendre la prude tante Mathilde traiter deux adolescents affectueux de « dégoûtants », qualifiant le jeune homme de « jeune maniaque sexuel » et la jeune fille de « friponne ». Ce comportement dénote qu'elle recule devant sa propre sexualité et la projette sur les autres tout en les condamnant. Ce recul psychologique s'accompagne toujours d'une contraction physique.

Une autre personne pourra réagir moins négativement mais se trouvera désorientée devant les conséquences de ses projections. C'est le cas de cette jeune femme très séduisante, qui laisse savoir qu'elle est disponible sans être consciente des signaux qu'elle envoie. Au contraire, elle se plaint d'être constamment abordée pour sa sexualité. « Je rencontre quelqu'un et j'espère avoir une agréable discussion intellectuelle ou d'affaires », dit-elle, « et on me fait immédiatement des avances. Tout ce que je veux, c'est parler et tout ce qu'ils cherchent, c'est le sexe... Je ne comprends tout simplement pas. »

Se réapproprier ses projections

L'ouverture du bassin dépend de l'état de bien-être qui résultera du travail sur la relation actuelle du client. Pour cela, le client doit se « réapproprier » ses projections, c'est-à-dire les qualités ou les besoins auxquels il a renoncé ou qu'il a projetés sur l'autre. Lorsqu'il a retrouvé son intégrité et réintégré en lui les parties qu'il laissait auparavant à l'extérieur, il ressent un bien-être extraordinaire. En se réappropriant ses projections, il en vient à comprendre que, comme presque tout le monde, il essaie de satisfaire ses besoins intérieurs avec son partenaire ou son thérapeute. Il projette sur cette personne les aspects non accomplis de son scénario originel, en cherchant à obtenir les messages que seule la « bonne » mère peut donner, comme il l'a toujours fait dans toutes ses relations.

Il n'est pas rare de voir les gens rechercher ces messages dans leurs relations sexuelles. En effet, la chaleur et l'intimité qu'on y retrouve ne sont pas sans rappeler l'ancien état de chaleur et d'intimité qu'on a connu — ou souhaité connaître — avec notre mère. Ainsi la personne projette-t-elle les besoins insatisfaits de cette première relation sur son partenaire sexuel. Cette situation est sans issue parce que le conjoint ne peut pas remplir ces besoins-là. Les tentatives seront surtout physiques et techniques, mais la personne deviendrait-elle un véritable acrobate sexuel qu'elle ne pourrait toujours pas satisfaire ses besoins, qui ne sont pas d'ordre sexuel. Elle y parviendra seulement si elle intériorise ou introjecte les messages de la « bonne » mère. Si elle ne reconnaît pas ou ne respecte pas sa propre capacité de satisfaire ses besoins intérieurs, elle va la projetter sur son partenaire. Elle s'attend alors à ce que la satisfaction vienne de l'extérieur plutôt que de l'intérieur.

Par exemple, si on demande à quelqu'un ce qu'il souhaite ou attend de son partenaire, il est fort probable qu'il réponde : « Je désire quelqu'un qui soit toujours là pour moi » ou « Je veux être aimé » ou encore « J'ai besoin de sentir que pour mon partenaire je suis un être unique, qu'il m'a choisi(e) pour *moi-même* et non pour mon argent, ma beauté ou ce que je peux lui donner en retour ». Ses souhaits tournent presque toujours autour d'un des messages de la « bonne » mère. Nous l'avertissons que ce qu'il attend de l'autre est une chose que l'autre ne peut pas donner et qu'il doit plutôt apprendre à se la donner à lui-même. À mesure qu'il apprend à le faire, il se réapproprie ses projections et cela a des effets de portée incalculable. D'un côté, le fait de ne plus dépendre des autres pour son bonheur lui évite les déceptions répétées et inévitables qui résultent d'une telle dépendance. En devenant moins vulnérable, il dégage son partenaire de sa responsabilité à son égard et allège ainsi l'état de tensions entre eux. En même temps qu'il devient plus autonome, il s'achemine vers la constitution du Soi.

Il existe une autre bonne raison de se réapproprier ses projections. Quand un client commence à prendre conscience de ce qu'il fait, il peut être horrifié de voir qu'il s'est en réalité accouplé avec un parent. L'aspect incestueux de cette relation est une situation rarement excitante sexuellement. À moins qu'il ne se réapproprie la projection de la « bonne » mère, la relation peut en souffrir énormément.

L'individu peut aussi projeter sur son partenaire son côté masculin ou féminin (son *animus* ou son *anima*) parce qu'il lui est difficile d'être conscient de la facette opposée à sa nature, par crainte d'affaiblir son image d'homme ou de femme et d'être vu comme homosexuel. Il peut rejeter sa contrepartie en pensant qu'elle est contraire à ce que les gens attendent d'un homme ou d'une femme ; il projettera ainsi sa composante masculine ou féminine sur une personne du sexe opposé plutôt que de l'intégrer. Après l'avoir repoussée à l'extérieur de lui, il se peut bien qu'il tombe amoureux de cette composante chez une autre personne, honorant alors inconsciemment ce même aspect de lui-même.

En ne revendiquant pas pour elle son côté opposé, la personne se coupe du plaisir qu'elle pourrait en retirer, tout en privant son Soi d'un sentiment de plénitude. En le projetant à l'extérieur, elle donne à l'autre personne des qualités passionnantes et romantiques qu'elle pourrait bien *ne pas avoir du tout*, ce qui est d'ailleurs souvent le cas, car un écran vierge dans la vie comme au cinéma est encore ce qu'il y a de mieux pour les projections. Quand elle arrive enfin au moment de se réapproprier ses qualités masculines ou féminines, il est très probable que la personne s'aperçoive que l'autre ne possède pas les attributs dont elle a besoin. Elle peut alors sortir de cette relation en se disant : « Cette personne n'est pas du tout ce que je croyais ». L'autre, dérouté, se demande alors : « Comment pouvais-je être la personne de ses rêves hier et *plus rien* aujourd'hui ? »

Dorothy avait projeté son côté masculin sur son mari. Elle le voyait comme une personne forte, compétente et puissante. Il savait réparer les objets et diriger les individus. Il possédait à la fois une force morale et physique. On pouvait se fier sur lui et c'est ce dont elle avait vraiment besoin. Était-ce vraiment le cas ? Au bout de dix années de mariage, après l'arrivée de trois enfants exubérants et après avoir eu à faire face à une multitude de situations d'urgence, elle commença à s'apercevoir qu'*elle* était forte, compétente et puissante, et qu'elle l'avait été toute sa vie. Elle avait adopté le rôle d'une femme faible et dépendante car on lui avait appris dans l'enfance que sa force ferait fuir les hommes. Elle se maria donc et travailla dans les coulisses, jusqu'au jour où elle récupéra son pouvoir ; se retournant alors vers la scène, elle la trouva vide. Malgré ses difficultés à rebâtir son mariage, cette prise de conscience remplit Dorothy de joie et de paix. « J'ai craint toute ma vie ce qui m'arriverait si je n'avais pas d'homme. Comment pourrais-je prendre soin de moi-même, pauvre de moi ? Je sais maintenant que je suis *capable* de m'occuper et de moi-même et des enfants. Je pense que cela a soulagé Louis aussi. J'ai relâché la pression... J'étais très exigeante, lui demandant constamment d'être fort et sage. »

Léonard ressentit la même chose quand ses jumeaux vinrent au monde. Il avait épousé une femme merveilleuse, un modèle de féminité. Sa maison était propre et attirante. Elle faisait son pain et ses biscuits. Elle tricotait, crochetait et confectionnait ses propres vêtements. Ses enfants étaient beaux, propres, heureux et bien nourris. Elle faisait tout avec une telle perfection que Léonard n'eut jamais l'idée d'intervenir. Il prenait rarement les enfants ou le faisait gauchement, ne changeait jamais les couches. Quand ils saignaient ou pleuraient, il les envoyait voir leur mère. Il était viril — c'est ce que tout le monde disait — et il se serait senti efféminé si on l'avait surpris à bercer un enfant sur ses genoux.

Mais après la naissance des jumeaux, sa femme se fragmenta. « J'en ai jusque-là », se lamenta-t-elle. Léonard dut rapidement jouer le rôle et de la mère *et* du père pendant que Dorothy essayait de remettre ses morceaux en place. Parce qu'il craignait de ne pas arriver à prendre soin des nouveaux-nés et des aînés d'âge préscolaire, il mit un certain temps à se rendre compte du plaisir qu'il avait à remplir sa tâche. Donner le bain aux enfants, les peigner, les endormir en leur faisant la lecture, nourrir les bébés en les tenant dans ses bras — toutes ces choses lui procuraient un merveilleux plaisir dont il s'était privé en projetant son côté féminin sur son épouse.

Quand une personne se réapproprie ses projections, les effets que cela peut avoir sur sa relation amoureuse sont aussi variés que le sont les relations elles-mêmes. Les conséquences sur la personne elle-même sont toutefois plus prévisibles. En intégrant les aspects de son Soi, en devenant plus « contenue » et plus autonome, elle peut laisser aller ses vieilles peurs et ressentir de la satisfaction. Elle peut reconsidérer ses relations avec plus de clarté et faire face à ses problèmes d'ordre sexuel qu'elle attribuait autrefois à ses partenaires.

Les blocages énergétiques et la sexualité

Quand un client a pris contact avec ses émotions par le travail corporel, détendu les tensions chroniques situées dans son bassin et revécu les événements de son « film tabou », il a abordé la plus grande partie de ses problèmes sexuels. L'éjaculation précoce, l'éjaculation tardive et l'impuissance, de même que les dysfonctionnements orgastiques qui leur sont apparentés, font partie des problèmes que le client et le thérapeute peuvent vouloir travailler de façon plus systématique. En général la plupart des symptômes d'insuffisance sexuelle se comprennent d'un point de vue énergétique, c'est-à-dire en voyant dans cette difficulté l'incapacité d'accumuler une charge énergétique, de la contenir ou de la libérer.

L'éjaculation précoce. Du point de vue énergétique, l'éjaculation précoce est une incapacité de contenir l'excitation et de laisser l'énergie se diffuser dans le corps tout en restant présent. Très souvent, les gens ne peuvent pas rester présents du fait qu'ils *se dissocient émotivement de leur corps et ne sont plus conscients de la charge qu'ils sont en train d'accumuler.* Le traitement consiste ici à apprendre au client à tolérer et à répartir son excitation. On peut lui donner l'exercice suivant à faire chez lui : *respirer et accumuler une charge, rester présent et se masturber.* Au début, nous lui demandons de travailler seul plutôt qu'avec sa partenaire parce qu'ainsi il est libéré de la responsabilité d'avoir à faire plaisir à l'autre. *L'éjaculation précoce est souvent un problème de performance autant que de capacité de contenir.* Nous lui apprenons donc à se stimuler en utilisant les méthodes décrites plus haut (la respiration, l'imagerie mentale, etc.) et lui demandons de soutenir l'excitation de quinze minutes à une demi-heure avant d'éjaculer.

Il arrive quelquefois que nous ayons à redéfinir l'éjaculation précoce pour un client qui est embrouillé par certaines définitions courantes. L'une d'entre elles décrète qu'il y a éjaculation précoce si l'individu ne satisfait pas sa partenaire la moitié du temps. Ce critère serait ridicule si, par exemple, la partenaire était du style à n'avoir jamais véritablement d'orgasme. *Nous disons qu'il y a éjaculation précoce quand l'individu éjacule avant d'avoir atteint un niveau d'excitation suffisant pour permettre une véritable décharge orgastique.* La décharge qui se produit avant que l'individu ait accumulé une charge suffisante n'est qu'une libération génitale qui peut être cause d'insatisfaction. Nous recherchons, dans notre travail, une décharge orgastique qui implique le corps tout entier. Pour régler le problème de l'éjaculation précoce, il nous faut regarder de près la différence entre les deux sortes d'orgasmes. En apprenant à respirer, à tolérer et à contenir la charge énergétique jusqu'à l'obtention d'un véritable orgasme, le client verra ses problèmes d'éjaculation précoce se régler automatiquement.

La prochaine étape implique la relation avec sa partenaire. Après avoir réussi de façon répétée à faire sa pratique solitaire avec succès, il aura bâti la confiance nécessaire pour tenter une relation sexuelle. Une façon d'apprendre la décharge orgastique plutôt que l'orgasme génital est d'avoir d'abord une éjaculation, *puis* d'avoir un rapport sexuel. Il pourra de cette manière soutenir plus longtemps l'excitation. Au lieu de lutter contre la première éjaculation, il s'y abandonne, de sorte que, lorsqu'il en arrive à faire l'amour, il a développé un sentiment de bien-être suffisant pour laisser l'excitation se répandre partout. Il éjacule la première fois ou bien en se stimulant lui-même ou en étant stimulé par sa partenaire.

Pendant la phase d'entraînement, la femme devrait atteindre son plaisir par d'autres moyens que par le rapport sexuel. Cela libère l'homme de toute pensée de performance et permet à la femme d'être satisfaite. L'homme ne doit pas se laisser aller à l'orgasme avant d'avoir atteint un niveau de charge suffisamment élevé et il doit pouvoir se concentrer pour l'atteindre sans se soucier d'avoir à satisfaire sa partenaire. Il doit également éviter de comparer son niveau d'excitation à tout critère extérieur. Il doit se souvenir que la charge qui précède l'orgasme devra être suffisante sinon son éjaculation sera quand même précoce ; c'est pourquoi il lui faut apprendre à accumuler et à maintenir un haut niveau d'excitation par lui-même avant d'avoir un rapport sexuel.

Il est important que les deux partenaires comprennent que l'éjaculation précoce doit être résolue par l'homme et non par la femme. La femme peut certes utiliser certaines techniques pour freiner l'éjaculation masculine (par exemple la technique de « l'étranglement » par laquelle elle comprime fortement le pénis à l'annonce de l'éjaculation pour permettre à l'homme d'apprendre à se contrôler), mais cela passe à côté du problème fondamental — à savoir que l'homme doit apprendre à accumuler et à contenir sa propre excitation. Il s'agit d'un problème intrapsychique et non d'un problème interpersonnel. De plus, ce genre de participation de la part de la femme en fait encore un problème de performance. Son éjaculation est contrôlée *par* et *pour* une femme. En abordant la chose énergétiquement, il remet la responsabilité à la bonne place. Mieux encore, il apprend à jouir du plaisir que procure une plus grande excitation et une véritable décharge orgastique.

L'éjaculation tardive. Cette forme d'éjaculation est tout le contraire de l'éjaculation précoce. Elle provient de deux causes différentes, selon le mécanisme de défense de l'individu. Le fonceur, par exemple, est incapable de relâcher la charge à cause des contractions musculaires de son armure rigide et de ses blocages dans la région du bassin. Le dissocié, par contre, éprouve une telle difficulté à rester présent suffisamment longtemps pour accumuler une charge qu'il ne peut atteindre le point d'intensité nécessaire pour en permettre la libération. Malgré leur ressemblance, les symptômes n'ont pas la même origine, et le traitement doit correspondre à la spécificité du mécanisme de défense.

Quand un homme a le scrotum rétracté, cela signale une contraction dans le bassin, donc un blocage. Un *pénis en semi-érection constante en raison d'un engorgement des vaisseaux par manque de décharge* est un autre signe d'éjaculation tardive. Il s'agit d'une condition d'excitation chronique résultant souvent de décharges orgastiques inadéquates. Au lieu de relâcher la tension et d'avoir un orgasme, l'individu est trop dissocié et coupé de ses émotions pour pouvoir accumuler le degré d'excitation qui permettrait un relâchement. Le traitement approprié ici consiste à apprendre à l'individu à *rester présent à son excitation.* Sur le plan physique, nous lui recommandons, pendant le rapport sexuel, d'adopter certaines positions d'étirement maximal qui font travailler les larges muscles des cuisses et du dos, afin d'obtenir une décharge. Vous trouverez ces positions dans le tableau des techniques de décharge de la PCI, à la page 404. On les utilise pour libérer le bassin.

L'impuissance. Il faut d'abord obtenir un diagnostic médical qui écarte toute cause organique de l'impuissance. Cette possibilité étant éliminée, on peut penser que le problème révèle l'angoisse de la performance ou, peut-être, une tendance à la malveillance provenant d'une relation solipsiste durant l'enfance. Quelle qu'en soit la cause, nous considérons le dysfonctionnement comme un problème dans la *vie* de l'individu, dont la difficulté à avoir une érection n'est que le symptôme. Nous nous intéressons à la fragmentation du Soi, vraie cause de l'impuissance. Pour la traiter, nous remontons au scénario originel pour voir comment la blessure vécue lors de la première relation, l'angoisse de performer et la malveillance se reproduisent sur la scène sexuelle. Parallèlement, nous faisons un travail corporel avec le client de sorte qu'en apprenant à accumuler une charge, il apprenne à éprouver des sensations corporelles dont il s'était coupé.

Il est également important que les clients comprennent que l'impuissance est le problème de l'homme et non celui de la femme. Plusieurs femmes se croient fautives — elles manquent de séduction, sont trop agressives ou trop passives, elles ressemblent trop à la mère de leur partenaire, ne sont pas assez douées dans l'art d'aimer. Même si un homme est impuissant avec une femme et ne l'est pas avec une autre, cette situation relève plus du scénario originel que de la femme elle-même.

Les dysfonctionnements orgastiques. Chez les femmes préorgastiques, nous trouvons ou bien un incapacité à bâtir une charge ou une *incapacité à la décharger* — c'est-à-dire un blocage énergétique dans la région pelvienne. Tout ce que nous venons de conseiller pour les hommes afin de libérer le bassin et d'accroître l'excitation s'applique également aux femmes préorgastiques. Nous encourageons généralement les femmes à se masturber à la maison pour qu'elles apprennent à prendre la responsabilité de leur orgasme et, qui plus est, non seulement de leur *orgasme* mais aussi de leur *excitation.*

Il nous faut découvrir si la difficulté est primaire, secondaire ou reliée à la situation présente. Elle est primaire si la femme n'a jamais eu d'orgasme ; secondaire, si elle peut jouir en se masturbant mais pas durant le rapport sexuel ; reliée à la situation si des distractions l'empêchent d'être présente.

Face aux difficultés primaires, nous demandons un examen médical pour vérifier l'absence d'anomalies physiques (qui sont très rares). Puis nous informons la femme sur la manière de se masturber pour arriver à bâtir et à libérer son excitation *par elle-même.*

Rappelez-vous que nous avons déjà présenté six manières de développer l'excitation, que la stimulation des organes génitaux est la *dernière* de la liste et qu'elle est utilisée seulement comme technique de décharge. Ainsi que nous l'avons déjà dit, nous ne recommandons pas l'utilisation d'un vibrateur, qui ne permet pas à la femme d'être directement en contact avec son excitation et sa décharge. Les vibrateurs finissent par détruire l'excitation sexuelle parce que la sensation trop intense ne permet pas à la femme de sentir sa *propre* excitation (cela est également vrai pour les hommes). Seules les personnes chroniquement bloquées peuvent bénéficier de ce genre de stimulation. En fait, les vibrateurs désensibilisent la femme, lui fermant l'accès aux sensations génitales plus subtiles. Si l'on frottait son doigt sur du papier sablé pendant un bon moment, le doigt deviendrait calleux et la finesse exquise de son toucher en serait perdue. Frotter ses organes génitaux sur un vibrateur produit une semblable perte de sensibilité. Respirer serait en fait beaucoup plus efficace et aiderait à résoudre le problème du manque de vitalité sexuelle et pelvienne. Après avoir montré à une femme comment augmenter son niveau d'excitation par la respiration, nous pouvons aborder le plan relationnel.

Le vrai problème n'est pas de montrer à une femme comment avoir un orgasme mais comment l'avoir avec un partenaire. Ainsi, dans les dysfonctionnements d'ordre secondaire, il nous faut travailler avec la capacité de soutenir l'excitation tout en *restant en contact*. Les femmes préorgastiques se dissocient souvent durant l'acte sexuel et ne sont pas assez conscientes de leur corps pour ressentir de l'excitation.

L'anatomie est une autre raison, d'ordre pratique, qui peut empêcher une femme d'avoir un orgasme avec son partenaire. Les organes génitaux féminins varient grandement d'une personne à l'autre. Si le clitoris de la femme est top éloigné de l'ouverture du vagin, les chances que le clitoris soit stimulé par la seule pénétration vaginale sont très limitées, même si la femme a accumulé une grande charge. On peut en faire le test par la « technique du pouce et du doigt » du Dr Rosenberg. En vous servant du pouce et du majeur ou de l'index, insérez l'un dans le vagin et placez l'autre sur le clitoris. Retirez vos doigts et mesurez la distance entre les deux. Une bonne distance serait entre quatre et cinq centimètres. Si l'écart est plus grand, le clitoris ne serait en effet pas suffisamment étiré durant le rapport sexuel. Dans ce cas la femme et/ou son partenaire devraient s'assurer que le clitoris soit suffisamment stimulé. De nombreuses positions rendent la chose plus facile.

Se souvenir de la théorie du « big bang » : dans la mesure où la charge est suffisamment grande, peu importe à la limite quelle partie du corps est stimulée. Ce n'est pas ce qu'on fait sur les points de déclenchements qui compte, ni même de savoir lequel de ces points est stimulé — si l'on n'accumule pas une charge suffisante, il n'y aura point d'orgasme.

Pendant tout le travail au niveau verbal, le client respire et accumule une charge. Le thérapeute établira constamment des liens entre des données émotionnelles et les contractions chroniques dans le corps. La complétion des situations non réglées se fait à l'intérieur de la séance de travail corporel, de sorte que la libération corporelle se vit au fur et à mesure que les situations se résolvent. Le thérapeute insiste sur le fait que libération corporelle et émotionnelle vont de pair.

Ce qu'il faut noter ici, c'est que même si l'on n'utilise jamais des techniques physiques spécifiques, *si le travail de base de la PCI est accompli, la résolution des symptômes sexuels peut être le résultat du seul travail respiratoire. Il est impossible quand on fait du travail corporel de NE PAS traiter les symptômes sexuels, et ce travail est inhérent à la PCI.* La thérapie sexuelle est en vérité une expression de l'ensemble de notre travail et non pas une fonction séparée. Nous l'avons abordée dans ce chapitre séparément parce que la sexualité est souvent considérée en elle-même, comme si elle était séparée des autres fonctions du corps. Pourtant, les processus sexuels et ceux de la vie ne font qu'un et le but de notre travail est de les réunifier.

Chapitre 9

Au-delà du Soi : l'expérience transpersonnelle

La nuit où ma mère mourut

Ma mère m'a dit son secret — elle me l'a révélé un soir au téléphone, mais elle est morte le lendemain avant de pouvoir le vivre. Vous attendez que je vous le dise, n'est-ce-pas ? Eh bien, elle l'a trouvé au plus profond de sa maladie et de sa dépression, dans un recoin plein de « je devrais » et de « je ne suis pas capable » dramatiques.

C'est curieux : de notre dernière rencontre, je me souviens surtout de sa crainte, non pas la crainte de mourir mais celle de ne pas mourir correctement. Mon Dieu, être en train de vivre ses derniers moments et se soucier encore de la « bonne manière » de mourir !

Voyons la question de plus près — peut-être n'était-elle pas si loin de la vérité. Après tout, elle trouva bel et bien le secret. La bonne façon de partir, est-ce vraiment là la question ? Le problème n'est pas, selon moi, de connaître la bonne manière de partir mais de savoir à qui je vais poser la question. À mon avis, cette interrogation est tellement personnelle et unique qu'on ne peut la poser ou y répondre que sur le plan de l'âme.

Ma réponse est que l'on meurt comme on a vécu. Certains

partent doucement, d'autres prudemment et d'autres enfin nous quittent comme une fusée un soir de fête nationale. On peut aussi répondre que l'on meurt comme on fait l'amour — quelquefois avec force ou amoureusement, avec colère ou avec respect, avec délicatesse ou en savourant le dernier moment d'extase ou ... — mais choisir de vivre, c'est l'héritage que ma mère m'a laissé.

« Jack Lee », me dit-elle au téléphone, « je sais que tout ira bien. Je vais guérir et aller à la plage et je vais voguer sur un matelas pneumatique et je jouerai dans le sable. Je vais m'asseoir au soleil et *je ne laisserai aucun moment m'échapper. Je jouirai de chaque instant qui passe.* Ah, j'ai tellement perdu de temps à m'en faire au sujet de mon apparence ou de ce que les gens pensaient de moi. Oui, je suis sûre que tout ira bien maintenant. Je te reparlerai plus tard. Souviens-toi que je t'aime. À bientôt. »

Le lendemain elle nous quittait physiquement mais son esprit restait pour toujours parmi nous.

Jack Rosenberg
Journal personnel

L'expérience transpersonnelle consiste à développer une conscience du Soi au-delà des limites de sa propre individualité. La personne qui vit cette expérience fait une prise de conscience ou perçoit intuitivement une chose dont elle ne peut contester l'authenticité. Ces vérités intérieures se vérifient intuitivement ; elles ont une validité subjective.

Pour nous, le terme « transpersonnel » est plus ou moins synonyme du terme « spirituel » ; cependant, certaines personnes ayant des expériences transpersonnelles n'aiment pas le mot « spirituel », du fait de sa connotation religieuse. Néanmoins, le concept est d'usage courant partout dans le monde et à travers l'histoire. Le scientifique qui, dans son laboratoire, trouve une vérité universelle a vécu une expérience transpersonnelle, tout comme le mystique qui médite dans le désert ou l'étudiant en art qui contemple la merveilleuse complexité d'un coquillage.

Nous nous référons aussi au processus de transformation par lequel un individu se libère de contraintes désuètes et de schémas de comportement qui bloquent son énergie pour entreprendre l'œuvre de la réalisation de son Soi. À mesure que sa conscience de Soi se développe, son être se déploie vers ce qui est au-delà de lui pour s'unir avec la source universelle.

L'article qui suit, écrit par le Dr Rosenberg pour « The Journey » (publié par le *Center for the Healing Arts*, Los Angeles, Californie), nous en donne quelques aperçus :

Le *processus de transformation* consiste à porter un regard neuf sur les choses, comme après une renaissance. Je définis l'expérience transpersonnelle comme la reconnaissance non verbale d'une énergie interne ou de l'essence du savoir et de l'être. Ce noyau énergétique ne peut être validé que par le sujet. Il Se connaît de l'intérieur et sent qu'un lien s'est créé avec un état de conscience plus étendu que l'on peut appeler l'Être, le Tao ou Dieu.

Quand nous faisons cette expérience pour la première fois, c'est alors que commence le voyage vers l'intérieur. Mais, étrangement, nous nous tournons souvent vers l'extérieur, vers une autre personne, nous nous appuyons sur une technique, etc. Et pourtant, c'est en nous, à l'intérieur même de notre être, que l'expérience peut se vivre. La voie est unique pour chacun et chacune d'entre nous.

Chaque personne porte en elle sa propre lumière, qui éclaire le sommet. Les guides extérieurs ne peuvent qu'indiquer le sentier et l'illuminer par leur sagesse personnelle. Mais à l'approche du dernier pas, il y aura toujours de l'obscurité, car la lumière de l'extérieur ne porte pas assez loin en avant ; et l'étape finale est toujours solitaire.

Et, aussi étrange que cela puisse paraître, ce qui est le plus difficile, c'est de savoir que nous sommes en train de guider le guide.

Tout au long du chemin de la croissance, des changements commencent à se produire à l'intérieur de notre être mais aussi dans notre corps. Notre façon de voir et de vivre la vie y gagne en intensité, la réalité prend un sens plus profond et nous sentons que nous appartenons pleinement à ce monde. Nous nous abandonnons à la beauté du Tao ou au « plan », à la sagesse divine ou au cosmos. Cette confiance intérieure s'accompagne d'un processus d'abandon, de détente et de guérison corporelle. Nous soignons tendrement et prenons soin de notre corps et pourtant nous sommes plus que notre corps.

Le voyage de la vie prend dès lors une allure différente. La direction est la même mais le sentier est plus large. Notre vieil attachement au drame de la vie et aux idées toutes faites s'éclaire de plus en plus et nous en venons à abandonner drames et idées préconçues pour couler un peu plus avec le Tao.

Paradoxalement, plus nous nous abandonnons au Tao, plus nous devenons le Tao. Nous voyons la vie sous une perspective de plus en plus large, il nous faut cependant devenir la connaissance si nous voulons connaître la connaissance. Cette transformation a lieu dans notre être tout entier ; le corps, le Soi et l'âme ne font qu'un. Et tandis que nous voyons la perspective de l'être se compléter de manière si exquise, nous demeurons quand même dans le présent avec le flot ou le Tao. L'acquisition de la compréhension véritable nous libère de notre envie d'imposer aux autres nos passions, nos « il faut ». Nous devenons compassion pour l'être collectif.

Le contenu de la vie reste le même mais nous en faisons l'expérience dans un contexte différent. « Il n'y a pas de fin, seulement de nouveaux commencements » et « Je suis le gardien de mon frère » sont des phrases qui prennent maintenant tout leur sens.

Dans sa définition de la spiritualité, le *California State Psychological Association (CSPA) Task Force on Spirituality and Psychotherapy* fait également référence au transpersonnel :

La spiritualité, c'est, dit-on, « le courage de regarder à l'intérieur de soi et de faire confiance ». Ce qu'on y voit et ce à quoi on accorde notre confiance semble être un sentiment profond d'appartenance, d'intégrité, d'union et d'ouverture à l'infini[1].

---

1. Edward Shafranske et Richard Gorsuch, *California State Psychological Association (CSPA) Task Force on Spirituality and Psychotherapy*, Los Angeles, 1983.

Cette définition semble prouver que la spiritualité est de plus en plus acceptée par la psychologie occidentale.

Une étudiante graduée de notre école, Lynne Saltzman, décrivait dans sa thèse de doctorat[2] quelques-unes des idées communes à la science et à la spiritualité :.

Ken Wilber (1980)[3] soutient que même si la psychologie occidentale orthodoxe ne reconnaît pas de niveaux d'existence (ou de stades de développement) au-delà de l'existentiel, les grands mystiques de l'Est et de l'Ouest s'accordent pour reconnaître l'existence d'une conscience supérieure (ou de l'expérience transpersonnelle). Les pratiques de méditation ayant réussi à défaire les modèles cognitifs rigides et répétitifs de (...) pensée et ayant induit chez la personne des états de conscience altérée, cette personne accède au niveau transpersonnel. Elle peut alors transcender son corps et son esprit et faire l'expérience de phénomènes extra-corporels ou psychiques incroyables. Wilber rapporte qu'au stade transpersonnel, l'on peut faire des expériences de méditation « d'un haut niveau d'intuition religieuse et d'une véritable inspiration (...) de visions symboliques ; de lumière bleue, blanche et dorée ; d'illumination sous forme de sons, et d'une immense clarté. On atteint le royaume de présences supérieures, de guides, d'êtres angéliques (...) *qui ne sont que des formes archétypales de soi-même* » (page 68). (L'italique est de nous.) Grâce à une conscience et à une compréhension accrues de l'ordre sous-jacent de l'univers, la personne continue à évoluer vers des niveaux de conscience encore plus élevés.

Fritjof Capra, dans *Le temps du changement*, affirme que plusieurs scientifiques renommés considèrent le point de vue mystique de l'univers comme pertinent et concomitant à celui de la physique moderne. Il dit que, pendant deux siècles et demi, la pensée scientifique de l'Ouest a été dominée par le paradigme cartésien-newtonien :

---

2. Lynne Saltzman, *Clinical Aspects of Spirituality : A Training Course of Psychotherapists*, Dissertation pour le doctorat, Los Angeles, 1984.
3. Ken Wilber, *The Atman Project*, Wheaton, Illinois, Theosophical Publishing House, 1980.

On croyait que la matière était le fondement de toute existence
et que le monde matériel n'était qu'une immense machine
constituée d'une multitude d'objets séparés. La machine cosmique, comme les machines inventées par l'homme, était constituée, pensait-on, de particules élémentaires. En conséquence, les
phénomènes complexes pouvaient toujours être compris si on les
réduisait en constituants de base et si l'on observait les mécanismes de leur interaction.

Capra explique que la théorie de l'évolution développée par
Lamarck et Darwin au dix-neuvième siècle a conduit les biologistes à
voir l'univers comme un système dynamique dans lequel des structures simples ont évolué vers des structures plus complexes. Le
modèle cartésien-newtonien des physiciens fut renversé par deux
théories introduites par Albert Einstein en 1905. D'après Capra, la
théorie quantique a démontré que les particules subatomiques ne sont
pas des éléments isolés mais « se dissolvent en modèles de probabilités semblables à ceux des ondes » interreliés à l'intérieur du grand
réseau cosmique. La théorie de la relativité, qui a changé radicalement nos concepts de temps et d'espace, a fait ressortir que l'activité
du réseau cosmique était plus importante que celle de ses composantes. Dans la physique moderne, ajoute Capra, l'univers est vu
comme « un tout dynamique dont les parties sont essentiellement
interreliées et ne peuvent être comprises que comme modèles d'un
processus cosmique »[4].

Le concept de la conscience humaine évoluant vers des niveaux de
plus en plus élevés à l'intérieur d'un univers à multiples intercon-
nexions dynamiques a des implications qui influencent l'avancement
de la psychothérapie. Le travail thérapeutique peut soulager un symptôme mais bien plus encore, il peut aider à acquérir l'autonomie, à
développer son Soi et à l'intégrer, en tenant compte du corps mais
aussi de l'intellect, des émotions et de l'esprit.

Le passage d'une expérience personnelle vers la dimension transpersonnelle peut être créé par toutes sortes de situations : une crise —
avoir une maladie incurable ou subir la perte d'un être cher par
exemple. Ces circonstances ont le pouvoir d'amener un questionne-

---

4. Fritjof Capra, *Le temps du changement*, Monaco, Éditions du Rocher, 1983.

ment même chez la personne la moins portée à se poser de questions : « Pourquoi ? » ou « Pourquoi moi ? » ou « Pourquoi cela arrive-t-il à mon enfant ? » Celui qui demande « pourquoi » a déjà dépassé ses limites personnelles pour atteindre le domaine transpersonnel. Poser une question introduit la possibilité d'une réponse. Et dans sa douleur ou dans son désespoir, la personne est ouverte, réceptive. Ce n'est pas la réponse qui importe, ni la question, ni même l'événement qui a suscité la question ; ce qui importe, c'est de voir que l'on accède à un plus haut degré de conscience, de compréhension et de lucidité quand on cherche au-delà de soi.

Les crises ne sont pas seules à pouvoir amorcer ce mouvement vers le transpersonnel. Ce mouvement peut démarrer pendant le processus thérapeutique, lors de la résolution des difficultés intra et interpersonnelles. Également par le seul fait de vieillir et de voir des changements autour de nous : les autres meurent et on commence à entrevoir notre propre mort. Cela peut se produire lors d'expériences psychédéliques ou survenir à l'occasion d'un moment d'émerveillement, de bonheur ou encore durant une méditation.

Ce bref contact avec ce qu'on peut appeler le monde spirituel peut entraîner la personne à revoir sérieusement le sens de sa vie et la catapulter dans un processus de changement — la transformation du Soi. Dans ce processus, on se libère des contraintes qui limitent la connaissance de notre âme et sa libre expression. Cela équivaut au fait de se délester de schémas de comportement appris et de l'armure caractérielle, obstacles qui empêchent l'expression du Soi ou de l'âme (sa propre essence).

Nous avons décrit la psychothérapie corporelle intégrée comme un modèle transpersonnel parce qu'elle peut conduire à la transformation du Soi. Le Dr Rosenberg, dans l'extrait de son journal déjà cité, nous racontait la prise de conscience de sa mère, sur son lit de mort : combien elle avait limité son plaisir de vivre en accordant trop d'importance à des choses insignifiantes. Elle avait alors pris la décision de modifier immédiatement son attitude en vivant pleinement et en savourant chaque instant. Mais il était trop tard.

En expérimentant notre processus thérapeutique, les clients peuvent accéder à des valeurs transpersonnelles *avant qu'il ne soit trop tard*. Comme thérapeutes, nous aidons nos clients à perdre leurs comportements désuets, à apprendre des techniques de méditation et à connaître des états de conscience altérée ; nous les mettons pour ainsi dire en situation de crise : ils se trouvent confrontés à leur Soi intérieur et accèdent à l'expérience transpersonnelle. Nous les aidons à cheminer à travers un processus d'auto-guérison, de libération de leurs systèmes de croyances et de leurs comportements rigides et de complétude par rapport aux situations du passé restées en suspens. Ils sont alors ouverts à l'expérience du Soi, naturellement et librement.

La vie est pour nous un voyage de l'âme, une quête et un terrain d'expérience. Un cheminement de la naissance à la mort. Durant la première moitié de notre vie, nous tournons le regards vers l'extérieur en quête d'apprentissage ; dans la deuxième partie, nous nous tournons vers l'intérieur. Nous entrevoyons alors la possibilité de transformer le soi égocentrique en un Soi universel. C'est l'expérience transpersonnelle et le commencement du processus de transformation, et c'est la direction choisie par la PCI.

Quand, par le travail corporel, le client libère des tensions résultant de traumatismes anciens, il élimine en même temps les blocages qui empêchaient l'énergie de circuler librement dans son corps. Ensuite, grâce à la respiration, il peut atteindre des états de conscience altérée qui ne sont pas sans rappeler certains effets produits par l'ingestion de drogues psychédéliques. Cependant, nous ne cherchons pas la libération des émotions *pour elle-même* mais pour aider l'individu à ressentir son Soi. Les archétypes nous intéressent moins comme aspects fascinants du Soi que comme guides pouvant accompagner le client dans son voyage vers l'être. Nous examinons son passé pour éclaircir les vieux malentendus, sources des modèles répétitifs de son scénario originel, qui l'ont privé de l'expérience du Soi. Comme l'a bien compris Jung, c'est le moment de la vie où la perspective passe du niveau personnel au plan universel.

Nous affirmons que le processus de transformation est inhérent à la PCI parce que nous l'avons vu se produire de façon régulière. En effet, une fois accompli le travail de base de l'exploration physique et psychologique du Soi, le client pourra se questionner sur le sens de la vie et réfléchir à son voyage de l'âme. Même si le client n'atteint pas cette étape en thérapie, l'ouverture a été créée. Une graine a été plantée dans un sol fertile. Elle germera en temps et lieu.

Dans ce chapitre, nous allons décrire les intuitions transpersonnelles archétypales que nous vivons et comment elles concourent à restructurer l'expérience du Soi. Puis nous aborderons les transformations physiques qui accompagnent les changements de conscience, et, finalement nous parlerons des « pièges se situant au niveau transpersonnel » qui risquent d'entraver le voyage vers l'intérieur.

Intuitions transpersonnelles archétypales

Les expériences transpersonnelles donnent lieu à de nombreuses intuitions. Les intuitions décrites ci-après proviennent autant de nos propres expériences que de celles vécues par nos clients au cours du processus de transformation. Nous parlons d'expériences archétypales parce qu'elles se produisent spontanément et sans l'intervention de la volonté de la personne voyageant vers l'intérieur. De plus, ces expériencess peuvent se comparer aux anciens sentiers spirituels connus de par le monde.

Nous employons le terme « intuition » mais nous préférons quelquefois « reconnaissance » dans le sens de « re-connaître », ce qui met l'accent sur l'idée de « connaître à nouveau » une chose déjà connue de nous mais qui restait cachée alors que nous en cherchions la connaissance dans le monde extérieur. Quand nous reportons notre attention sur le monde intérieur du Soi, nous découvrons certaines vérités et nous les *reconnaissons comme telles*. Tout ce que nous avons *senti* comme bébé est ressenti et reconnu à nouveau — la libre circulation de l'énergie dans notre corps, le sentiment d'union à la Mère et, à travers elle, le sentiment de continuité avec toute vie. La connaissance trouvée au fond de notre corps confirme ce que nous avons appris du monde extérieur alors que les connaissances acquises nous permettent d'apprécier et d'exprimer ces vérités intérieures.

Ces intuitions ou reconnaissances sont d'excellents points de repère. Quand le client nous en parle, nous savons qu'il est en train de changer de perspective et nous pouvons ainsi suivre les progrès de sa quête.

1. Il y a une âme ou une essence qui s'étend au-delà du monde physique.

Cette essence existe au-delà du continuum temps/espace et le client peut souvent en faire l'expérience grâce au travail corporel. Nous avons parlé du sentiment de continuité avec toute Vie qui nous est donné par notre mère avant même notre naissance ; ce sentiment reste présent en nous comme partie intégrante de notre sentiment de Soi. En vieillissant, nous sentons non seulement la continuité de ce courant de Vie qui nous a *amené à naître*, mais nous sentons aussi que nous pouvons continuer à vivre dans ce courant. Et tout en entretenant en nous ce sentiment de continuité à côté de nos autres sens, nous sentons que nous sommes plus qu'un corps, que nous sommes des champs d'énergie individualisés qui vont exister au-delà de la mort de notre corps physique. Nous pouvons commencer à sentir plus souvent que le corps est avant tout le véhicule de l'âme dans un voyage qui peut ou qui va nous mettre en relation avec le Tao ou avec Dieu. Nous prenons finalement conscience que l'âme voyage pour apprendre et qu'ainsi nous enrichissons l'expérience humaine collective.

2. Exprimer son âme (son essence ou sa vibration énergétique) dans sa forme la plus pure est pour l'être humain la plus importante expérience à vivre.

« Tout autre accomplissement est futile et de signifiance précaire »[5]. Rien n'est plus important que d'honorer sa propre essence en l'exprimant dans sa vie. La PCI, comme psychologie du Soi qui aide les personnes à développer leur sentiment d'identité, se doit de suivre de très près les plus anciennes traditions orientales et les méthodes permettant d'accéder aux aspects spirituels et transpersonnels de la vie. Ramana Maharishi se servait de l'exercice « Qui suis-je ? » pour mettre les personnes en contact avec les niveaux les plus profonds de leur conscience. Cette quête de soi est le fondement de plusieurs systèmes mystiques et yogiques, et l'on y pourrait passer sa vie entière. En PCI, nous amenons constamment les clients à se demander « Qui suis-je ? » et à se questionner sur leur sentiment d'identité et sur la source de cette identité.

3. Il faut ordonner, canaliser, maîtriser et enraciner l'énergie physique pour que l'énergie spirituelle circule dans la vie d'une personne.

La majorité des systèmes mystiques et/ou métaphysiques importants accordent une grande place au travail corporel — les soufis avec la transe, les yogis avec le Hatha yoga et le pranayama, les taoïstes avec le Tai chi et d'autres formes d'arts martiaux.

Au chapitre deux nous avons mentionné les bienfaits de l'exercice physique qui permet de garder le corps en santé et de stabiliser les

---

5. Jack L. Rosenberg ; voir le poème qui termine le chapitre premier.

émotions. En thérapie, le travail respiratoire permet de diriger et contrôler le flot d'énergie qui circule dans le corps, et il libère les blocages qui entravent la circulation. Par la respiration, nos corps deviennent des canaux d'expression énergétique. Nous ressentons un tel respect et un tel émerveillement devant l'énergie corporelle que, à l'instar de Teilhard de Chardin, nous pensons que l'énergie physique se transforme en esprit.

4. Par le travail corporel, l'individu accède à une expérience du Soi non verbale et absolument personnelle.

Le sentiment profond de bien-être qui accompagne cette expérience est très difficile à décrire. Plutôt que de laisser le client se perdre dans la recherche des mots justes, nous lui disons : « Quand vous ressentez un sentiment d'identité purement physique et énergétique ou sentiment de Soi dans votre corps, dites simplement : "Je suis". » Cette simple affirmation traduit en mots la connotation émotive liée au Soi et le sentiment de bien-être corporel.

On trouve la même signification dans le mot hébreu « Yahweh » ou « Jéhovah », qui renvoit au nom indicible de Dieu et qui signifie « Je suis ce que je suis ». Dans la tradition hindoue du yoga de la Kundalini, le mantra du Soi — « Hamsa » — signifie « Je suis cela ». Ce nom « Hamsa » a pour origine le son ancien de la respiration. Quand on le répète longtemps, en cadence avec la respiration, on dit qu'il a le pouvoir de révéler le secret de la vie, caché entre l'expiration et l'inspiration.

Puisque l'expérience transpersonnelle *est* unique et non verbale, ce sera souvent par la poésie, la musique, l'art, le mouvement, la métaphore ou le rituel qu'on la communiquera le mieux. Certains poèmes écrits par le docteur Rosenberg dans son journal essaient de transmettre la qualité et la signification de cette expérience.

Qui suis-je ? — Que dois-je faire maintenant ?
Y a-t-il quelque chose à accomplir ?
Qu'est-ce que la vie a encore à m'apprendre ?
Apprendrai-je jamais ? Suis-je bien comme je suis maintenant ?
Quoi ? Où ? Comment ? Quand ? Pourquoi ?
Je pose des questions dont je n'ai pas la réponse
Alors je me questionne à nouveau
Qui suis-je ?
Je suis un homme et plus encore

Je suis un centre d'énergie et plus encore
Je suis une influence qui s'étend bien au-delà de mon corps, de
cet instant présent, et pourtant je suis plus encore
Qui suis-je ?
Je suis Popeye le marin parti en voyage sur une mer sans fin
Que Dieu nous bénisse moi et mes amis marins nous voya-
geons vers un endroit inconnu
Un lieu pourtant connu de tous ceux qui cherchent sérieuse-
ment à l'intérieur d'eux-mêmes

Qu'est-ce que je veux de cette vie ? De ce moment de l'histoire ? M'arrêterai-je jamais de chercher ?
Qui suis-je ?
Je suis un voyageur perdu dans sa recherche
qui ne reconnaîtrait même pas le secret s'il le trouvait

Qui suis-je ?
Je suis celui qui cherche
Qui suis-je ?
Je suis celui qui essaie
Qui suis-je ?
Je suis celui qui s'abandonne
Qui suis-je ?
Je suis celui qui va droit devant
Qui suis-je ?
Je suis chez moi
Qui suis-je ?
Je suis

Jack Rosenberg
Journal personnel

Et le court poème cité à la fin du premier chapitre aura encore plus
de sens ici :

Jaillir du cœur de moi-même
du centre de mon être et de ma signifiance

Partager cette lumière et cette joie intimes
avec mes semblables par la force seule
de l'expression faite forme

> Tout autre accomplissement
> est futile et de signifiance précaire
>
> *Jack Rosenberg*

5. Quand une personne commence à expérimenter son essence, son Être devient plus important que ses actes ou ses possessions.

On devient moins attaché au monde extérieur, le sentiment de Soi se développe et la personne cesse naturellement toute activité qui gêne le développement de l'expression de son essence vers le monde extérieur. Beaucoup de gens craignent de s'abandonner à l'expérience transpersonnelle car ils croient qu'il leur faudra laisser leurs activités dans le monde. En réalité, ils n'abandonnent rien, c'est leur *attachement* émotionnel à ces expériences ou relations qui diminue. La situation, elle, peut changer ou rester la même.

Les personnes développent de fortes attaches émotionnelles pour des objets-pour-soi de leur entourage. Beaucoup trouvent un sentiment d'identité uniquement à partir de leurs relations. C'est dire que leur identité est tributaire d'une situation extérieure comme dans le cas des personnes qui « gravitent » (voir le chapitre 7). Quand on commence à expérimenter le Soi directement à partir de l'intérieur, les objets, les activités et les relations de notre entourage ne servent plus à constituer notre identité : en conséquence, notre attachement à ces objets ou activités tombe de lui-même. Nous appelons ce changement de soutien de l'extérieur vers l'intérieur « la saine introversion » ou le narcissisme sain (voir le chapitre 6).

> Sans franchir le seuil
> Connaître l'univers.
>
> Sans regarder par la fenêtre
> Entrevoir la voie du ciel.
>
> Le plus loin on se rend
> Moins on connaît.
>
> Ainsi le sage
> Connaît
> Sans avoir besoin de bouger
> Comprend
> Sans avoir besoin de regarder

Accomplit
Sans avoir besoin d'agir.

Chapitre 47
Tao Te King[6]

6. Il n'y a de lieu pour trouver le Soi qu'à l'intérieur. Il n'y a de réponses que celles que l'on trouve en Soi.

Nul besoin de gurus, de temples ou de pèlerinages car l'expérience de Dieu, du Tao ou du Soi est immédiate. Du point de vue transpersonnel, il n'y a que le Soi. L'Autre n'existe pas. Toutes les séparations sont artificielles. « Vous êtes ce que vous cherchez », affirme le dicton hindou. À mesure que l'on commence à comprendre cela et à diriger son énergie vers l'intérieur, une immense quantité d'énergie créatrice se trouve libérée. La puissance de cette expression de conscience intérieure et d'énergie peut faire peur à certaines personnes, qui ne peuvent alors l'exprimer. Il est important qu'elles développent des modes d'expression de cette énergie créatrice dans leur vie. Tenir son journal devient alors primordial pour étudier et capter cette énergie. Afin d'aider la personne à se familiariser avec cette expérience intérieure du Soi explosive, nous l'introduisons à la pratique de la méditation.

> On ne peut jamais courir vers soi, seulement s'en échapper
> Car l'éblouissante essence du Soi est immobilité
> Et en faire l'expérience demande de s'arrêter et d'écouter.

Révérend Daniel Panger[7]

La poésie, la peinture, le dessin, la sculpture, la musique, la danse — tous les arts créatifs et expressifs peuvent très bien servir à canaliser cette poussée d'énergie créatrice. Mais celle-ci peut être aussi utilisée dans les sports, la politique ou les affaires. La forme d'expression importe peu. Ce qui *compte*, c'est d'encourager et de soutenir l'expression de l'essence de Soi dans cette recherche de l'excellence, comme nous allons le voir avec l'exemple de Joan.

Âgée de 45 ans, Joan était une séduisante ménagère de banlieue qui était en analyse traditionnelle depuis 14 ans. Elle avait fait beaucoup de travail psychologique mais son sentiment de Soi était limité. Lorsqu'elle entreprit le travail respiratoire en PCI, elle se

---

6. Lao Tseu, *Tao Te King*, trad. Ma Kou, Paris, Albin Michel, 1984.
7. Daniel Panger, *Thoughts and Benedictions*, San Francisco, A Fellowship Church Publication.

rendit compte qu'elle n'avait aucune façon d'exprimer son identité de façon créatrice. Elle ne savait qu'être une bonne épouse et un bon soutien pour les autres. C'est comme s'il n'y avait pas de place dans tous ces rôles pour l'expression du Soi intuitif essentiel qu'elle découvrait. « Peut-être que je vais retourner à l'école », murmurat-elle d'un ton rêveur, « ou que je deviendrai agent d'immeuble...ou journaliste judiciaire ». Rien pourtant ne semblait vraiment l'attirer. « Pensez à quelque chose que vous aimez faire dès maintenant », lui dit son thérapeute, « quelque chose que vous faites beaucoup... n'importe quoi même si ça semble insignifiant, pour autant que ça vous procure beaucoup de plaisir. Peu importe que ce soit polir des robinets de lavabo ou autre chose ; trouvez simplement ce qui vous procure le bien-être. » « C'est facile », dit Joan en riant. « Mon occupation favorite, c'est bricoler dans mon jardin de fines herbes. Par une belle journée d'été, quand je rentre à la maison sentant à plein nez le basilic, le thym, le laurier, l'origan ou l'estragon, je m'imagine que je viens de passer la journée sur un flanc de colline grecque. »

« Que faites-vous de ces herbes ? », demanda le thérapeute.

« Je les mets à sécher et je les donne. Je fais aussi de merveilleuses vinaigrettes pour les salades. » Elle s'arrêta, la figure rayonnante.

« Pourquoi ne pas les vendre ? » suggéra le thérapeute.

« Les vendre ? », répéta-t-elle déconcertée. L'idée toutefois lui plut comme cela n'avait pas été le cas depuis des années. Elle trouva très rapidement un fournisseur de bouteilles, rafraîchit sa calligraphie, emboutella quelques-unes de ses vinaigrettes préférées et les étiqueta de sa plus belle écriture. Elle les vendit elle-même à des magasins d'articles ménagers ou d'épicerie fine. Ce qui n'avait été qu'un simple plaisir devint très vite un succès. L'entreprise dépassa les limites de sa cuisine et Joan dut déménager dans une usine où elle continua à superviser le travail, aussi heureuse qu'elle l'avait été dans sa cuisine à préparer des cadeaux pour ses amis. Cette histoire s'avéra finalement un succès financier mais le succès réel fut que Joan trouva un débouché pour libérer son énergie créatrice.

7. Il est universellement reconnu qu'un sentiment de grande solitude accompagne le passage vers le transpersonnel.

Cette prise de conscience donne à certaines personnes un sentiment de force. Pour d'autres, l'expérience de la solitude est tellement accablante qu'elles reviennent en toute hâte à leur comportement de gravitation et/ou elles se précipitent dans une relation pour éviter de ressentir encore plus cette solitude. Pour dépasser cet écueil, la personne doit d'abord savoir reconnaître que la solitude est inhérente à chaque être. Sinon, la peur l'amènera à la dénier ou à la combattre. C'est le cas de cette femme de trente-cinq ans qui avait préféré passer quinze années de sa vie dans une relation insatisfaisante plutôt que d'être seule. Au cours d'une séance de respiration, elle eut ce qu'elle appela une révélation : « Je *suis* seule », dit-elle. « Ce n'est pas étonnant que j'ai toujours ressenti cela, mais ce qui est intéressant, c'est que maintenant être seule ne me dérange plus. Par contre, je ne me débarrasserai jamais de ce sentiment ; il sera toujours là parce que je *suis* seule. »

Le sentiment de solitude n'apparaît pas à un certain moment de la vie, mais on découvre un jour qu'il a toujours été là.

Dans le scénario du film « My Dinner With Andre » par Wallace Shawn et Andre Gregory, les personnages s'entretiennent de la solitude et de la mort :

André : « ... affronter ta solitude totale et l'accepter, c'est accepter la mort. »

Wally : « Tu veux dire que lorsqu'on est seul on est, en quelque sorte, seul *avec la mort*. Plus rien ne nous cache cette réalité ou quelque chose comme cela. »

André : « C'est cela. »

Wally : « Si je comprends bien Heidegger, il a dit que si l'on faisait complètement l'expérience de l'être, on vivrait le déclin de cet être vers la mort comme faisant partie intégrante de cette expérience. »

André : « Oui... »[8]

Si vous êtes seul, je le suis aussi ;
Si je suis seul, nous sommes alors tous les deux seuls ;
Et nous sommes ensemble dans notre solitude.

                                                          Jack Rosenberg

Au cœur de chaque être il y a un centre parfait, comme une éblouissante galaxie d'énergie dont la perfection nous relie à la

---

8. Wallace Shawn et Andre Gregory, *My Dinner With Andre*, New York, Grove Press Inc., 1981.

source ultime de l'être. Pour atteindre ce centre, il faut risquer de traverser et d'aller au-delà de la peur. Il faut voyager au-delà de la magie, au-delà des méthodes et au-delà même du plus grand guide. Il faut atteindre le lieu où l'on est face à soi-même, nu et seul. C'est seulement au moment où l'on atteint ce lieu que l'on peut savoir avec une certitude qui se moque du désespoir, qui se rit de la mort, que nous ne sommes pas seul.

Révérend Daniel Panger[9]

La personne qui a atteint l'étape du narcissisme sain peut tolérer le sentiment de solitude parce que son Soi est fondé sur une base intérieure qui la sécurise et sur laquelle elle peut toujours s'appuyer. Elle ne sera pas étonnée ni effrayée lorsqu'elle prendra conscience de sa solitude essentielle. Par contre, la personne qui n'a pas réalisé cette saine introversion a peu de chance de dépasser sa peur de la solitude si elle ne fait pas un travail supplémentaire. Le travail en question — même si cela peut sembler paradoxal quand on travaille au niveau transpersonnel — consiste à se séparer complètement de sa mère. En effet, notre incapacité à tolérer la solitude vient d'une séparation non complétée avec l'un de nos parents. Il faut que la personne intériorise le sentiment de sécurité qu'elle aurait dû recevoir de sa mère ; en apprenant à développer une véritable sécurité intérieure alors qu'elle est séparée et seule, elle pourra soutenir l'expérience de la solitude à l'étape transpersonnelle.

À mesure que la personne expérimente et exprime sa véritable identité ou son Soi, elle commence déjà à la dépasser ; c'est ce qu'on entend par *trans*personnel. La « bonne » mère qu'elle a intériorisée atteint aussi cette dimension. Son image transcende le personnel et lui permet d'entrer en relation avec l'universel, avec la Mère Divine. Les messages de la « bonne » mère sont alors profondément logés dans sa conscience de Soi :

« Je suis parfaitement et totalement aimé et cela pour toujours. »
« Je peux en toute sécurité explorer, croître et être parfaitement ce que je suis. »

---

9. Daniel Panger, *op. cit.*

« Je suis nourri par la vie ; mes besoins sont parfaitement
satisfaits. »

« On reconnaît ma valeur unique et ce sentiment est « nourri »
dans ma vie. »

Ces messages — cet amour — semblent maintenant venir de
chaque arbre, de chaque oiseau, de chaque étoile et de chaque
respiration. L'amour donné par la mère physique devient partie
intégrante du Soi de la personne et il est intériorisé comme la
« bonne » mère. Cet amour, bien qu'il soit toujours une partie du Soi,
est maintenant transcendant et, le cœur comblé par la Mère Divine, la
personne peut diriger ses relations et développer son sentiment de Soi
vers des dimensions universelles.

Une personne qui a fait un travail psychologique complet ne se
sentira pas engloutie et diminuée par l'intrusion de la dimension
universelle. Elle conservera son individualité, *percevant* son union
avec la Mère Divine tout en se vivant comme conscience individuée
du « Je suis ». Il ne s'agit plus du narcissisme de l'enfant parfaitement développé dont on aurait étendu les limites mais plutôt de ce
que nous appelons l'individuation amplifiée de l'adulte. C'est-à-dire
qu'en se libérant des contraintes et en réalisant de plus en plus son
vrai Soi, la personne atteint une dimension au-delà d'elle-même. Elle
se libère des tensions et son être entier se déploie. L'amour de la
« bonne » mère prend encore plus d'expansion et la personne donne
et reçoit en même temps cet amour à chaque respiration.

Certaines personnes tout à fait spirituelles peuvent craindre certains mots que nous employons ici. Ainsi une jeune adepte du surf a
littéralement des hauts-le-cœur en entendant l'expression « Mère
Divine » mais elle a écrit dans un essai sur le surfing : « Assise ici sur
ma planche, je suis envahie par l'étrange sensation de faire partie de
tout ce qui m'entoure. L'eau m'entoure bien sûr, conjuguant ses
mouvements aux miens ; elle me parle, me défie à l'occasion puis
silencieusement me divulgue ses secrets de force et de solitude. Et le
soleil, mon compagnon de réveil, grandit avec moi et reste pour
partager la matinée. Le plus étrange de tout, c'est que je me sente
comme faisant partie de tous les autres surfers, même de ceux qui
viennent « serpenter » dans mes vagues parce qu'ils se lèvent, eux
aussi, avec le soleil et conversent avec la mer. »

Le langage importe peu. Et si l'expérience du Soi est unique, son
expression le sera aussi.

8. L'expérience transpersonnelle nous conduit au « royaume des paradoxes », là où rien n'est plus comme il paraît.

Pour qu'une personne ait accès à l'expérience du transpersonnel, elle doit en entrevoir la possibilité. Par contre, si elle a déjà un certain concept de l'expérience transpersonnelle, elle risque d'être limitée par ce concept. Savoir, paradoxalement, limite l'expérience ; par contre, ne pas connaître son existence peut nous en priver. Le rêve qui suit, raconté par un client, démontre la nature paradoxale de la vie au niveau transpersonnel :

> Je possédais un livre merveilleux qui contenait tous les mystères de la vie. En l'ouvrant je me rendis compte que je ne pouvais le déchiffrer. Je savais, par contre, que si je le donnais à quelqu'un, je connaîtrais son contenu, et je pourrais le lire, mais je n'aurais alors plus le livre à lire.

Et Lao Tseu dans le *Tao Te King* dit :

> Ce que l'on ne peut voir
> Est appelé invisible
> Ce que l'on ne peut entendre
> Est appelé inaudible
> Ce que l'on ne peut toucher
> Est appelé imperceptible.
>
> Trois éléments indéchiffrables
> Qui se confondent en un.
>
> L'aspect supérieur est non lumineux
> L'aspect inférieur est non obscur.
>
> Indéfini il ne peut être nommé.
> Forme sans forme
> Image sans image
> Clair-obscur indistinct.
>
> On ne peut voir son visage
> Ni suivre son dos.
> Pourtant qui suit l'antique voie
> Saura maîtriser le présent.

Connaître l'origine
Revient à marcher sur la voie.[10]

9. Le doute est la seul chose qui empêche que tout soit possible.

Si l'on accepte l'idée que les règles sont inutiles et que tout est possible, nous pouvons réorganiser nos structures vitales et nos systèmes de croyances pour que tout *soit* possible. La seule chose qui nous limite pour créer notre réalité, c'est la perception que nous en avons. Voyez ce que fait un jeune enfant en jouant. Avec une grande boîte de carton, combien de réalités ne peut-il créer ! Nous observions dernièrement une jeune enfant de trois ans qui, après avoir tourné son tricycle à l'envers actionnait les pédales d'une main comme si c'était une manivelle. Elle avait l'autre main tendue comme si elle tenait quelque chose. Elle arrêta finalement d'actionner les pédales et offrit à son père le contenu de sa main : « de la bonne crème glacée papa ! »

En vieillissant, nous ne faisons plus confiance à notre imagination et nous nous appuyons uniquement sur la réalité tangible, surtout celle qui est basée sur la répétition et la constance. C'est seulement en temps de crise que nous arrivons à mettre de côté nos doutes conditionnés, nos schémas de comportement destructeurs et limitatifs, et que nous réintégrons le monde du Soi, dans lequel tout est possible. Les gens affligés de graves maladies incurables arrivent quelquefois à défier les pronostics pessimistes du monde médical en prenant la décision de se guérir eux-mêmes. Ils participent à leur propre guérison, habités d'une compréhension qu'ils n'ont jamais eue auparavant, alors qu'ils participaient à leur propre maladie.

Si nous acceptons le postulat que nos croyances créent la réalité, alors notre réalité dépendra de ce que nous croyons être vrai mais sera limitée par notre scepticisme. Nous entendons quelquefois ce genre de commentaire sur le succès de quelqu'un : « La seule raison qui fait qu'il a réussi, c'est qu'il était trop stupide pour se rendre compte qu'il voulait réaliser l'impossible. » L'ignorance, en effet, permet quelquefois d'avoir l'esprit clair alors qu'un savoir trop structuré l'encombre. Le fait de connaître toutes les règles peut nous amener à douter, or le doute est une force qui interrompt le processus de transformation.

---

10. Lao Tseu, *op. cit.*

> Toute connaissance surgit de l'inconnu
> Du plus profond désespoir un être nouveau peut naître.
> Il n'y a pas de fin, seulement des commencements
> C'est le doute et non la mort qui détruit.

Ce que nous voyons et nommons réalité n'est qu'une infime partie de la réalité totale... une fraction de l'infini révélée par nos perceptions. Plus vaste est notre perception et plus la part d'infini manifestée est grande.

Si c'est votre souhait que d'aller au-delà de l'étroit sentier qu'empruntent la plupart des gens, d'être un voyageur des étoiles, vous devez d'abord aller à la rencontre de vos peurs, briser l'armure de vos mensonges et risquer le terrible éblouissement de la vérité.

Révérend Daniel Panger[11]

10. Il n'y a que l'ici et maintenant.

Dans ce mouvement vers le transpersonnel, on commence à développer une perception différente du temps. La première fois qu'on fait l'expérience du moment, de l'éternel Présent, c'est une grande révélation. Le passé devient alors un souvenir qui existe dans le présent, créé par le présent. Nous sommes dans l'espace-temps. Quand le temps est conquis, il ne reste plus que le *Maintenant*. Quand l'espace est vaincu, nous n'avons que l'*Ici*. Prendre conscience de l'ici et maintenant est d'une simplicité trompeuse, tout en constituant une expérience assez profonde.

Notre rapport physique au temps change ; il cesse d'être linéaire et devient à la fois éternel et immédiat. Une cliente nous décrivait ainsi ce changement : « Oh mon Dieu, il n'y a rien d'ultime ! Tout se passe en ce moment même ! Il n'y a rien d'autre ! »

Il arrive souvent que les clients aient de telles intuitions durant le travail corporel. Ces moments d'éclairs intérieurs sont des expériences intimes extrêmement profondes et presque toujours difficiles à articuler. Le choc de cette révélation s'accompagne souvent d'une perte embarrassante de mémoire à court terme et d'oubli de certains détails du passé. Des personnes qui n'oubliaient jamais rien s'aperçoivent qu'en vivant intensément dans l'ici et maintenant le futur et

---

11. Daniel Panger, *op. cit.*

le passé s'estompent quelque peu. Elles vont oublier des conversations, perdre leurs clés ou ne se souviennent plus de l'endroit où elles ont garé leur voiture. Par contre, à mesure que le choc s'amenuise, les souvenirs du passé deviennent plus clairs et leur mémoire à court terme s'améliore car elles sont dorénavant capables d'être présentes à leur vie tout en la vivant intensément.

11. C'est à ce moment-là que les principes du masculin et du féminin sont découverts.

Il devient important d'équilibrer les énergies féminine et masculine. Quand une personne se réapproprie la totalité de son esprit (animus/anima) sur le plan interpersonnel, elle peut se trouver projetée dans le royaume transpersonnel ; là, on n'aime pas seulement des hommes et des femmes en tant qu'individus, mais l'Homme et la Femme. On replace la relation amoureuse non plus simplement dans le contexte romantique mais dans sa dimension infiniment plus profonde, universelle et spirituelle. Nous citerons ici Robert Johnson dans *She* :

> Jung eut une intuition très profonde : génétiquement, disait-il, chaque homme a des chromosomes récessifs féminins et des hormones féminines ; psychologiquement, il possède aussi des traits et caractéristiques féminins en nombre inférieur. De la même façon, une femme possède des traits psychologiques masculins mais en quantité moindre. Jung nomme le côté féminin de l'hommme son *anima* et le côté masculin de la femme son *animus*.[12]

Prendre conscience du principe *anima/animus* conduit souvent les gens à projeter ce principe dans le monde extérieur et à l'y rechercher. Ils brisent leur mariage, ont des aventures ou se mettent à rechercher le chevalier sur son cheval blanc ou la princesse dans la tour. Il faut comprendre que le voyage est intérieur et que chacun doit trouver son complément féminin ou masculin à l'intérieur de soi. Sans cette prise de conscience, on tombe dans le piège qui consiste à chercher à l'extérieur de soi son complément anima/animus et à l'épouser. Cela peut s'avérer tout aussi insatisfaisant et destructeur

---

12. Robert Johnson, *She : Understanding Feminine Psychology*, New York, Harper & Row, 1977.

pour les deux que n'importe quelle autre projection. Il faut au contraire trouver sa propre contrepartie intérieure au lieu de la projeter dans une personne extérieure et d'en tomber amoureux ; on peut alors honorer cette partie en soi-même. De cette façon, on peut commencer une relation en se percevant comme un être entier, qui n'a pas besoin de faire des demandes irraisonnables à son partenaire pour se sentir complet.

Il existe un autre piège, qui consiste à dénier son « ombre ». Quand une personne n'accepte pas le côté masculin ou féminin de sa nature, elle voit le monde extérieur sous des aspects démoniaques. Une femme qui dénie son *animus* verra facilement de la brutalité et de la débauche dans les actes des hommes qui ont du charisme et du pouvoir. Un homme qui étouffe en lui toute tendresse ou intuition « féminine » aura une vision déformée de ces traits chez la femme et les verra comme des éléments de séduction ou de castration. Le danger est que la personne doit avant tout se protéger contre le démon qu'elle voit à l'extérieur. Autrefois, il suffisait de déclarer une personne sorcière ou démon pour qu'elle soit noyée, lapidée ou brûlée vive devant une foule effrayée et hystérique.

> Connaître le mâle
> Préserver la femelle
> Être ainsi le ravin du monde.
>
> Qui est le ravin du monde
> La vertu constante ne le quitte point
> Et il retrouve l'innocence de l'enfant.
>
> Connaître le blanc
> Préserver le noir
> Être ainsi la norme du monde.
>
> Qui est la norme du monde
> La vertu constante ne l'abandonne point
> Et il retrouve l'infini.
>
> Connaître l'honneur
> Préserver l'humilité
> Être ainsi la vallée du monde.

Qui est la vallée du monde
La vertu constante lui est toujours abondante
Et il retourne à l'état de bois brut.

L'état de bois brut sert à creuser des ustensiles.
En suivant la nature
Le sage règne sur les charges
Car bonne coupe suit le fil.

Numéro 28
Tao Te King[13]

12. Toute vie est un changement continuel, vers la mort ou vers une renaissance.

Une personne est en train de changer de perspective lorsqu'il y a expérience d'une mort et d'une renaissance symboliques et lorsqu'elle se met à percevoir la vie dans sa nature changeante et intermittente — rien ne dure, il n'y a rien qui soit ultime ou permanent. Tout ce qui s'élève doit retomber, et toute chose se trouve à un moment quelconque de ce processus qui est celui de la vie. La philosophie hindoue affirme la même chose. Fritjof Capra, dans *Le Tao de la physique*, présente ainsi l'intégration des points de vue oriental et occidental :

La danse de Shiva symbolise non seulement les cycles cosmiques de création et de destruction, mais aussi le rythme quotidien de naissance et de mort, considéré dans la mystique indienne comme le fondement de toute existence. En même temps, Shiva nous rappelle que les multiples formes dans le monde sont *maya* — non pas fondamentales, mais illusoires et constamment changeantes —, tandis qu'il continue à les créer et à les dissoudre dans le flux incessant de sa danse...

La physique moderne a révélé que le rythme de création et de destruction ne se manifeste pas seulement dans le cycle des saisons, et celui de la naissance et de mort de toutes les créatures vivantes, mais est également l'essence même de la matière inorganique. Selon la théorie quantique des champs, toutes les

---

13. Lao Tseu, *op. cit.*

interactions entre les composantes de la matière passent par l'émission et l'absorption de particules virtuelles. La physique moderne a ainsi révélé que chaque particule subatomique n'exécute pas seulement une danse d'énergie, mais *est* également cette danse, une pulsation de création et de destruction.[14]

Et Jack Rosenberg d'ajouter :

> Ne me parle pas de mourir,
> Car la vie ne peut commencer que lorsque l'ancien est passé.
> Nous mourons chaque fois que nous changeons.
> Et chaque mort s'accompagne de deuil et de peine,
> et de la peur de ce qu'il adviendra de nous.
> Et pourtant nous continuons, encore et encore
> vers une nouvelle vie, une nouvelle façon d'être,
> un nouveau moment d'exaltation.
> Ne me parle pas de mourir —
> car à chaque instant la vie recommence.

Carlos Castaneda, dans *Le voyage à Ixtlan*, parle de la mort comme étant toujours présente au-dessus de notre épaule gauche ; la conscience de cette présence fait que la personne s'implique davantage et vit à fond le moment présent[15]. La respiration elle-même, dans ses cycles expiration/inspiration, traduit bien le processus mort/renaissance. Par contre, certains individus peuvent croire que si cette mort est ressentie physiquement, leur corps physique est réellement en train de mourir. Ils ont peur ou tombent malades ; le changement est manifeste. Ils confondent l'abandon de vieilles habitudes avec la mort physique à cause d'une trop grande identification à leur structure caractérielle qui est inscrite dans leur corps.

« Il n'est pas facile d'éprouver sa propre mort et de renaître », dit Fritz Perls dans *Gestalt Therapy Verbatim*[16]. Même si c'est une mort symbolique, elle est *ressentie* comme une mort véritable et peut entraîner une crise d'anxiété et d'autres symptômes physiques graves. Beaucoup de gens tombent malades à l'étape transperson-

---

14. Fritjof Capra, *Le Tao de la physique*, Paris, Tchou, 1979.
15. Carlos Castaneda, *Le voyage à Ixtlan*, Paris, Gallimard, 1974.
16. Fritz Perls, *Gestal Therapy Verbatim*, Lafayette, Californie, Real People Press, 1969.

nelle, car ils font l'expérience de la mort de leur vieille identité corporelle. Qu'elles soient graves ou non, ces maladies sont une façon symbolique de vivre cette « mort » jusqu'au bout. Il est alors important de redéfinir et de restructurer cette idée de la mort en des termes aussi naturels que peut l'être, par exemple, le processus de la respiration. Nos vies peuvent être transformées à partir de notre corps ; *point n'est besoin de mourir pour renaître !*

Pendant cette phase de changement, nous travaillons avec le corps, en le préparant à contenir et à canaliser l'énergie qui redeviendra disponible grâce à la libération des attachements et des tensions musculaires chroniques. À mesure que la conscience du Soi se développe, nous préparons le corps à devenir le temple du Soi. Plus nous entrons en contact avec notre mort, plus nous le sommes avec toute notre vie.

Les intuitions concernant le sens des expériences de mort et de renaissance surviennent souvent lors du travail respiratoire : certains vivent alors des expériences « hors de leur corps » pendant lesquelles ils prennent conscience que la mort n'est rien de plus que la conscience qui quitte le corps. Cette expérience « extra-corporelle » est très importante, car elle permet à la personne de *sentir* la différence entre corps et essence. Raymond Moody[17] et Elisabeth Kubler-Ross[18] rapportent des expériences semblables. Ainsi une personne peut avoir l'impression de flotter au plafond et de regarder son corps de là-haut.

Quand on voit que la conscience existe même sans le corps, on cesse généralement d'avoir peur de la mort. Cette séparation temporaire d'avec son corps a fait entrevoir à la personne que *nous sommes plus que notre corps*. Au début, dans le travail de la PCI, nous utilisons la respiration pour aider la personne à retrouver son identité corporelle. Mais à mesure que le travail avance, elle peut davantage s'identifier avec son Soi qu'avec son corps. Et c'est à ce moment-là seulement que l'intégration du corps, du Soi et de l'âme peut être maintenue.

Il arrive souvent que ces profonds changements internes causés par l'émergence du Soi appellent également en contrepartie des changements dans la vie extérieure. Si la personne résiste et essaie de faire

---

17. Raymond Moody, *La vie après la vie*, coll. J'ai lu.
18. Elisabeth Kubler-Ross, *Derniers instants de la vie*, Labor et Fides, 1975.

taire ce besoin ou d'empêcher le développememt du Soi, elle peut tomber gravement malade. Certaines personnes résistent aux incitations au changement, et leur corps doit alors leur donner un message plus impératif ; on voit souvent des personnes affligées de maladies mortelles qui, à un moment donné, ont ignoré ces messages en refusant de changer leur vie pour s'accorder aux besoins du Soi en développement. Peu de temps après cette décision, la maladie s'est manifestée. Le corps nous fait prendre conscience de l'importance de ce processus pour notre vitalité. En le travaillant, la personne retrouve souvent le moment où a été prise sa décision de ne rien changer et elle peut alors revenir sur cette décision. Sur le plan énergétique, dénier cette prise de conscience entraîne des blocages d'énergie et, si l'on se réfère à notre postulat que « l'énergie bloquée créé la maladie », on peut voir comment cela s'applique dans le corps.

C'est un domaine qui mérite une étude approfondie et une recherche systématique afin de mieux comprendre la relation qui existe entre la maladie et la prise de conscience des modes de comportement émotifs ainsi que la volonté de prendre la responsabilité d'apporter des changements positifs dans sa vie.

13. Il est essentiel pour le voyage intérieur que l'on s'abandonne au Soi et à ses demandes.

En nous délestant des attachements ou des habitudes qui nous retiennent prisonniers, notre voyage cesse d'être un chemin *vers* le Soi et devient le voyage *du* Soi. Notre identité — quel que soit le degré auquel on est arrivé à se connaître — se fusionne avec notre essence et se dépouille de tout ce qui est trivial et étranger. Cette expérience ressemble à la prise de conscience de la mère du Dr Rosenberg sur son lit de mort lorsqu'elle sut soudain qui elle était et ce qu'elle voulait et combien elle accordait peu d'importance à tout ce qu'elle avait laissé lui barrer la route.

Le mythe et les rêves

À cette étape du travail, au niveau transpersonnel, les rêves indiquent les progrès réalisés. Ils nous parlent non seulement du chemin parcouru mais aussi de notre prochaine étape, comme ce rêve raconté par l'une de nos clientes :

Je me tenais debout dans un lieu gris et éphémère. Je portais une robe diaphane et j'étais entourée de formes douces comme des dunes de sable. Je vis tout à coup une ligne de démarcation très claire. De l'autre côté, il y avait des fleurs et du gazon vert ; la scène était pleine de vie et de couleurs brillantes. J'étais du côté gris de la ligne et je savais que je devais la franchir. Je savais aussi que mon mari ne pourrait me suivre là-bas. Je ne suis pas encore de l'autre côté, mais je ne suis plus du côté gris. Je crains, si je traverse la ligne, d'avoir à laisser mon mari en arrière.

Ce rêve d'individuation indiquait les grands progrès déjà accomplis par la cliente dans la conquête du Soi et montrait la direction de la prochaine étape. Le message n'était pas de quitter son mari mais d'abandonner sa dépendance envers lui pour accéder, en tant qu'individu, à la plénitude de la vie. De plus, le message ne contenait aucune urgence à agir immédiatement. *On ne quitte pas si simplement une ancienne manière de vivre pour entrer dans une nouvelle.* Pour une personne extérieure, cela peut sembler se passer ainsi, mais le processus de changement prend un certain temps. Le rêve révèle que la cliente est en train de changer et de croître, en train de passer la ligne de la personnification. Sa peur n'indique pas son refus mais plutôt sa résistance à s'assumer pleinement, au moins sur le plan émotif. Elle s'engage dans cette direction. Elle ne s'est pas opposée au processus en tournant le dos à l'opportunité qui se présente pour elle de passer de l'autre côté.

Il faut faire attention de ne pas se tromper sur le sens et le contenu du rêve. La cliente croyait qu'il lui faudrait peut-être quitter son mari pour avancer dans la vie. Elle n'avait pas tout à fait compris que l'individuation, à ce niveau, est un processus interne. C'est là que commencent les changements et ils peuvent ne pas avoir d'effet direct sur la vie extérieure. La question n'est pas de savoir si elle va quitter ou non son mari. Le rêve signifie plutôt qu'elle devra renoncer à sa dépendance et prendre conscience de sa capacité de vivre pleinement, en acceptant sa solitude essentielle. Ce qui importe, ce n'est pas son mariage en tant que tel, mais son besoin de se sentir complète.

Le processus du changement est semblable au mouvement du paquebot quand le capitaine à la barre, par un simple tour de gouvernail, change soudainement de cap. Le paquebot ne semble pas réagir à l'ordre ; en fait, il ne le fait pas car il ne peut pas s'engager rapidement dans une nouvelle direction. Il lui faut du temps pour adopter la position voulue et, quand il y arrive, l'horizon peut paraître inchangé. Seul un capitaine aguerri peut savoir si la direction prise est la bonne.

En portant attention à nos rêves, on gardera plus facilement le cap : en effet, les rêves servent de guides dans le voyage vers le Soi. Ils sont alors extrêmement importants, autant que la réalité objective. Le travail corporel ouvre la voie vers l'inconscient et le refoulé commence à faire surface. Le client apprend à vivre avec ses rêves et à les comprendre. Le journal devient un excellent outil pour intégrer sa réalité consciente et inconsciente. À mesure que le client dirige son regard vers son intériorité, il devient de plus en plus transparent et commence à saisir l'émergence du matériel inconscient ; ce processus est grandement facilité par le travail corporel.

En suivant de près à la fois ses rêves et les événements de sa vie consciente, la personne perçoit la synchronicité des deux réalités et leurs messages respectifs. Elle pourra voir de nombreuses coïncidences de contenu et de structure ayant un sens pour elle : messages d'approbation, d'encouragement, d'avertissement ou indices pour régler des problèmes actuels. Quelle que soit la nature du message, la personne devra considérer ces coïncidences comme une preuve que la réalité inconsciente est aussi importante que la réalité consciente.

Les rêves, à ce niveau-ci, prennent une couleur différente. Ils peuvent être illuminés, plus vifs, réels et brillants. On ne les oublie pas aussi facilement que les rêves d'autrefois. Les rêves et la réalité se confondent au point que l'on voit certaines personnes être très affectées par leurs rêves. Le travail corporel est alors très important pour que les rêves puissent être intégrés dans la réalité physique. Si l'on néglige ce travail, l'état de confusion qui en résulte est comparable à ce qui arrive à la personne qui passe beaucoup de temps à méditer et qui part en transe. Une cliente nous racontait : « Après certaines séances de méditation intense, je me suis mise à percevoir que ce que je croyais être la réalité de ma vie éveillée avait une qualité éthérée et que mes méditations, par leur clarté, devenaient plus réelles pour moi. » Si la cliente n'avait pas été enracinée dans son corps, cette expérience aurait pu lui être néfaste. Mais parce qu'elle avait fait le travail corporel, elle pouvait voir les drames et les illusions de la vie quotidienne avec plus de clarté.

Nous proposons parfois un exercice qui souligne l'importance des rêves. Nous demandons au client d'imaginer qu'il est en train de rêver à toutes les activités qui ont précédé son arrivée dans notre bureau. « Revoyez-vous ce matin quand vous vous êtes levé. Qu'avez-vous fait en premier ? Maintenant vous prenez votre douche, vous vous brossez les dents, vous prenez votre petit déjeuner. Puis vous vous habillez. Vous conduisez pour venir jusqu'ici. Vous entrez dans cette pièce. Maintenant ouvrez les yeux. Où commence et où finit le rêve ? » Cet exercice a pour but de faire ressortir le fait que l'inconscient et la réalité éveillée ont une importance égale.

Voici le rêve d'un autre client :

J'ai rêvé que j'allais partir en vacances. J'avais deux choix : je pouvais me diriger vers l'est ou vers l'ouest. Je désirais aller à Hawaii mais je n'avais pas assez d'argent. J'ai alors demandé à une agent de voyage s'il n'existait pas un moyen plus économique pour m'y rendre. Elle a ri et m'a répondu : « Oui, bien sûr, vous pouvez toujours nager. » Alors je m'en vais dans un magasin de sport m'acheter une combinaison de plongée et j'avance vers l'océan. Je m'apprête à nager, équipé d'un petit sac à dos imperméable contenant de l'eau et de la nourriture. Je suis bientôt loin du rivage, tantôt en train de nager, tantôt en train de faire la planche pour me reposer, et j'entreprends alors un dialogue avec une partie de moi-même effrayée.

« Écoute, tu ne peux faire cela. C'est stupide. Tu vas mourir. »

« Tout va bien. Pourquoi devrais-je mourir ? Je suis un bon nageur et je sais comment me reposer dans l'eau. Je ne suis pas pressé. Je vais faire ce qu'il y a à faire et jouir du voyage. »

« Les requins vont t'attraper. »

« Mais pourquoi me feraient-ils du mal ? Je n'ai pas l'intention de les blesser. Ils ne m'attaqueront pas. Je n'ai rien à craindre. Je continue à nager. »

Ma peur augmentait au fur et à mesure que la voix intérieure se faisait plus forte. J'étais conscient dans mon rêve que j'allais avoir à l'actualiser. Ma peur semblait être en train de créer et d'attirer les requins pour se justifier.

Les requins arrivent. Je me retourne et je fais face à l'autre côté de moi, le sceptique, en lui disant : « Oh non, je ne réussirai pas à avoir mes vacances. Il faut que nous passions par là à cause de tes croyances et de tes peurs. »

Un requin me coupe en deux au niveau de la taille. Je dis à ma partie incrédule : « Et puis après ! Je suis toujours là. Rien n'a vraiment changé. » Je continue mon voyage.

Mais l'autre partie de moi est devenue le requin et tient vraiment à me convaincre du changement. Le requin me coupe à la hauteur de la nuque.

Je suis toujours là. Rien n'a changé. Ma réalité est toujours la même. Je suis toutefois conscient que, comme tête isolée, je ne pourrai pas soutenir très longtemps la réalité physique. Je regarde le ciel et la mer autour de moi et je les intériorise le plus possible avant que ma tête ne sombre.

« Bon, quoi maintenant ? » dis-je. « Que dois-je faire ? Vais-je rester assis ici ? Aller ailleurs ? Il n'y a ni ici, ni ailleurs, ni lieu où me rendre. Il n'y a que moi et l'impression de l'espace-temps que j'ai occupé. Mes idées sont les seules choses qui restent et elles vont bientôt se dissoudre », me dis-je intérieurement. « Où puis-je localiser mon être afin de ne pas disparaître avec ces idées car elles ne sont pas moi. Comment m'identifier à l'inaltérable ? »

« Dans ton cœur » vient la réponse.

« Bien, comment trouver mon cœur ? Comment le localiser sans mon corps ? Sans ma respiration, comment trouver mon chemin ? »

Puis, une conversation s'ensuit avec un certain nombre d'êtres — Jésus était la figure dominante mais d'autres allaient m'aider à trouver ma route.

Mon rêve s'arrête au milieu de cette tentative qui consistait à atteindre mon cœur. Je fais des efforts pour accéder à cette réalité. Finalement un souvenir dirige ma conscience vers un état d'amour qui englobe tout, puis, soudainement, je me dissous dans la lumière et dans la vitesse. Tout l'écran de mon cerveau devient une explosion de lumière très vive et je suis habité d'une telle faculté de mouvement si rapide que je me sens partout à la fois.

Nous abordons les rêves à trois niveaux. Le premier est celui du scénario originel où nous recherchons les interprétations psychologiques de l'inconscient. Le deuxième niveau est celui de la réalité où l'individu peut être en train de travailler un problème actuel de sa vie. Le troisième niveau est le plus profond. Ici les rêves sont vifs et clairs, pleins de lumière, de couleurs brillantes et de symboles archétypaux tels que des portes, des ponts, des barrières, des escaliers, etc.

Robert Johnson explique dans *He : Understanding Masculine Psychology* comment les mythes archétypaux sont étroitement reliés aux rêves : ·

> Les peuples primitifs avaient un rapport sacré à la mythologie ; les mythes contenaient pour ainsi dire leur âme. Leurs vies étaient bercées par les mythes et la perte de leur mémoire mythologique signifia la destruction de leurs vies et de leurs esprits comme ce fut le cas pour les Amérindiens.
>
> Par contre, pour la plupart des hommes modernes, le mot mythe est synonyme de fausseté ou d'illusion. On croit à tort que les mythes sont une façon enfantine qu'a l'homme primitif d'expliquer les phénomènes naturels que la science a beaucoup mieux expliqués. Mais aujourd'hui, grâce à certains anthropologues et psychologues, nous considérons que le mythe est le reflet des processus psychologiques et spirituels sous-jacents à la psyché humaine. C.G. Jung, en particulier, a démontré dans sa théorie de l'inconscient collectif que les mythes présentent spontanément des vérités psychologiques et spirituelles. Pour Jung en effet, les mythes ont un sens universel parce qu'ils mettent en scène sous forme d'histoires des « archétypes », c'est-à-dire des modèles de vie universels. Le mythe est à l'humanité ce que les rêves sont à la personne. Le rêve, en effet, révèle à la personne une vérité psychologique importante pour elle, tandis que le mythe révèle à l'humanité tout entière une importante vérité psychologique. Qui comprend son rêve se comprend mieux lui-même ; qui saisit le sens inhérent à un mythe est en contact avec les questions spirituelles universelles que la vie pose à chacun[19].

---

19. Robert Johnson, *He : Understanding Masculine Psychology*, New York, Harper & Row, 1977.

Nous aimerions ici parler du « monomythe » qui aide à mieux comprendre le processus de l'inconscient et à interpréter nos rêves selon ce modèle. Joseph Campbell l'explique dans *Les héros sont éternels*[20].

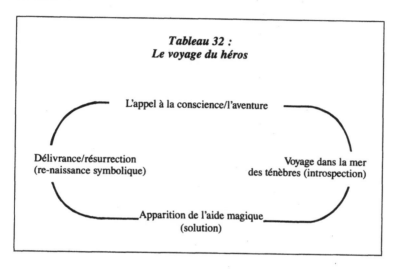

Tableau 32 :
Le voyage du héros

L'appel à la conscience/l'aventure

Délivrance/résurrection
(re-naissance symbolique)

Voyage dans la mer
des ténèbres (introspection)

Apparition de l'aide magique
(solution)

Quand les gens atteignent le niveau transpersonnel, leurs rêves sont remplis d'images archétypales qui nous permettent de retracer leur voyage vers leur Soi, leur mythe et leurs histoires personnelles. Dans le schéma qui précède, le dilemme est le suivant : il y a un problème à résoudre ; pour cela, le héros du rêve doit quitter le château et entreprendre un voyage périlleux. Il entre dans la mer des ténèbres, dans une forêt profonde, ou rencontre un dragon (symbolisant l'introspection). Puis, au moment où il a l'impression de ne plus pouvoir avancer, une aide magique apparaît (sous forme d'un objet ou d'une personne), qui lui donne la clé du problème. Après avoir été sauvé du danger (mort symbolique, réveil ou individuation), le héros revient au château avec la solution du problème.

Lorsqu'on travaille les rêves et leurs effets sur l'énergie du corps, nous demandons à la personne d'accumuler une charge puis de

---

20. Joseph Campbell, *Les héros sont éternels*, Paris, Seghers.

raconter son rêve à la manière de la Gestalt, en jouant les différents rôles. On lui fait aussi interpréter son rêve d'après le modèle du « voyage du héros ». Nous découvrons ainsi la signification du rêve puis nous voyons comment elle se réfléchit dans les tensions chroniques physiques et dans la structure caractérielle de la personne.

Les rêves devraient toujours être notés dans notre journal personnel. Quand on les relit, on peut voir, à travers une séquence de rêves, notre processus inconscient en fonction du monomythe. Chaque rêve individuel devient une étape du conte de fées et la personne arrive même à prédire la prochaine étape du processus. Ainsi, la personne apprend à vivre avec ses rêves et à les comprendre au niveau archétypal, plutôt que de se limiter à la simple interprétation psychologique.

Les expériences corporelles du processus transpersonnel

Les centres d'énergie (les chakras)

Au fur et à mesure du processus de transformation, on devient conscient de nos centres d'énergie, nommés chakras par les Hindous. Même si les descriptions de ces centres diffèrent chez les soufis, les Hopis et les cabalistes, tous s'accordent pour reconnaître l'existence d'un champ énergétique qui émane et circule autour de ces centres vitaux, de ces plexus d'énergie concentrée. Reich aussi a identifié les segments du corps (voir le chapitre 5) en correspondance avec ces centres énergétiques. Abraham Maslow, fondateur du courant de psychologie humaniste (*Vers une psychologie de l'être*), avait établi une hiérarchie des besoins allant des besoins de survie aux expériences « sommet ». Les personnes passent d'une étape à l'autre jusqu'à la réalisation de soi. Le modèle de Maslow est en parfait accord avec le système des chakras hindou.

Nous ne communiquons pas au client la nature et la signification des chakras. Nous l'encourageons plutôt à accepter toute expérience vécue en thérapie. En effet, si une personne connaît un système en particulier, son expérience sera influencée par ce système, car nos croyances et nos attentes modèlent nos expériences. Si elle n'a pas d'idée préconçue, elle décrira son ouverture au Soi et à son énergie physique en utilisant des termes qui lui sont propres. Toutefois même si, en thérapie, nous encourageons l'expression et la compréhension personnelle, il serait utile ici de présenter ces expériences en termes d'énergie « Kundalini » du système hindou.

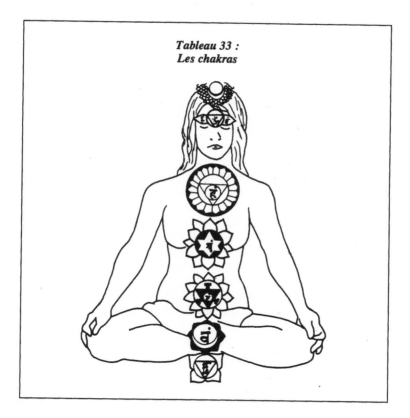

Tableau 33 :
Les chakras

Il y a sept chakras ou centres d'énergie, de la base de la colonne vertébrale au sommet de la tête. Correspondant aux organes du corps, ils tracent le champ énergétique, mais ne sont pas les organes eux-mêmes.

Au fur et à mesure que la personne se développe, l'énergie de sa Kundalini (l'énergie de l'univers incarnée) s'élève en elle à travers ses chakras, à partir des besoins de survie (à la base de la colonne) vers une dimension spirituelle (au sommet de la tête). Aux niveaux supérieurs, l'énergie semble plus affinée. Cette montée de l'énergie Kundalini est le processus de toute une vie. Elle est stimulée par la méditation, le développement de la conscience à la suite d'événements douloureux, la maturation et le travail en PCI. Quand l'énergie s'élève, l'existence de l'individu se modifie : sa manière d'être psychologique, sa vision du monde, son mode de fonctionnement et sa façon de manifester son énergie vitale. Nous allons maintenant décrire brièvement chaque centre d'énergie ; à travers eux, nous avons les métaphores les plus adéquates pour décrire les différents niveaux de conscience, particulièrement les niveaux transpersonnels.

Quand une personne ouvre son corps à l'expérience transpersonnelle, ses réactions corporelles se modifient radicalement ; elle cesse d'avoir des picotements et des vibrations musculaires et ressent une chaleur qui monte le long de la colonne vertébrale, sensation très semblable à la montée de la Kundalini. En présentant le système des chakras, nous offrons un système de compréhension de ce qui se passe, pour éviter que ces expériences corporelles dramatiques n'effraient la personne.

L'adepte du yoga de la Kundalini, en stimulant la remontée du courant d'énergie vers le haut de la colonne vertébrale, cherche à activer ses différents chakras. Il se sert de la méditation, de la respiration (pranayama), du mouvement et des postures corporelles (asanas). Chaque centre possède un symbole qui lui est propre, une couleur particulière, un son et toute une atmosphère bien à lui. On représente les chakras comme des fleurs de lotus qui s'ouvrent, et quand le yogi dirige son énergie vers un centre, celui-ci entre en vibration. Il est intéressant de noter que les chakras et les plexus neurologiques de la physiologie occidentale sont en corrélation étroite.

Le royaume spirituel est si intimement lié au royaume physique pour la pensée orientale qu'il est difficile de les séparer. Pour les orientaux, les manières d'être psychologique et physique ne sont que deux manifestations de la même chose. Elles ne diffèrent pas.

On nomme le premier chakra Muladhara ; il est situé à la base de la colonne vertébrale. C'est le chakra de la base ou de la racine. La personne dont l'énergie reste emprisonnée à ce niveau-ci s'accroche à l'existence... et n'avance pas dans la vie, elle ne connaît ni la joie ni la passion, elle se cramponne tout simplement. L'image qui représente ce chakra est celle du serpent qui se mord la queue. Joseph

Campbell, éminent spécialiste de la mythologie, décrit cet état en termes de « dragons » qui remplissent de bien curieuses fonctions. Les dragons sont les gardiens des choses, et ces choses qu'ils gardent, c'est de l'or et de belles jeunes filles. Or les deux leur sont inutiles ; ils font juste s'y cramponner ; c'est ainsi que l'énergie de la Kundalini fonctionne à ce premier niveau et que des personnes vivent leur vie. Elles ne « renoncent » pas à ce à quoi elles s'accrochent pour pouvoir enfin jouir de la vie... elles ne font que survivre.

Le deuxième chakra est situé au niveau des organes génitaux. On le nomme Svadisthana ; c'est le lieu favori de la Kundalini, de l'énergie vitale. Dans ce centre, la raison d'être de la vie gravite autour de la sexualité et l'existence humaine s'interprète en termes d'énergie sexuelle. C'est le chakra « freudien »... l'homme vu comme fondamentalement sexuel. Il est intéressant de noter qu'en thérapie, à mesure que la personne s'ouvre à la vie, cesse de se cramponner et avance, son désir et son énergie sexuels sont les premiers à s'activer.

Le stade suivant est le chakra dit Manipuraka, situé au niveau du nombril. L'énergie ici est dirigée vers le pouvoir ; elle ramène les choses à soi. C'est la sphère de la psychologie adlériennne ou de la philosophie nietzschéenne. Le but de la vie est alors d'être le premier, de tout contrôler, d'incorporer, de consommer, de réaliser son pouvoir personnel, d'être un gagnant. Les politiciens en sont de bons exemples.

La plupart d'entre nous vivons à partir des trois premiers chakras. Nous manifestons ces chakras sous différentes formes à divers moments de notre vie, bien qu'il soit possible de rester « bloqué » dans une seule forme d'expression, qui devient alors la forme principale de l'utilisation de notre énergie vitale. Ce sont les lois et les coutumes sociales qui déterminent notre façon de gérer ces énergies, ces centres ou ces manières d'être.

Les trois chakras suivants sont reliés à la spiritualité. Le premier est le centre Anahata, le chakra du cœur, de l'amour, situé au plexus solaire. C'est aussi le centre qui régit la transformation, qui tend vers le « venir ensemble » ou vers l'abandon de la dualité. C'est là que les opposés se rejoignent, que le désir et l'agression, la terreur et la peur se dissipent. Centré dans son cœur, l'individu perd le sentiment de son ego et agit avec amour. Le thème central de la psychologie jungienne est cette union des contraires avec les origines spirituelles de l'homme. N'est-il pas intéressant de noter que, lorsqu'on ressent de l'amour, de l'affection et de la chaleur pour quelqu'un, on veut tendre les bras et l'attirer vers notre poitrine pour le serrer contre soi ? Si l'on agit à partir de ce centre, notre manière d'être dans le monde est de s'ouvrir avec amour.

Le chakra suivant est Visuddha, à la base de la gorge. Ce centre sert à purifier l'énergie qui arrive des chakras inférieurs et qui a pu être souillée lors de son voyage vers la spiritualité, pour qu'elle puisse atteindre directement la lumière, se transformant dans le son même de Dieu. C'est la spiritualité monastique, la discipline où l'on se détourne du monde extérieur pour se concentrer sur la réalité intérieure. L'énergie est dirigée intérieurement pour faciliter l'accès de la conscience au prochain niveau de développement.

Le sixième chakra est Ajna, c'est le « troisième œil », entre les sourcils. C'est le centre des pouvoirs spirituels et de la connaissance, la plus haute sphère d'autorité intérieure que l'on puisse atteindre. Quand l'énergie ou le « serpent de feu » y arrive, nous avons atteint le moment de contempler l'image du monde divin. C'est le royaume du ciel et de la félicité sur terre.

Le dernier chakra, Sahasrara, est situé au sommet de la tête. C'est le chakra de la couronne, là où est dépassée toute opposition des contraires, où l'on est uni à Dieu.

De nombreux écrits traitent des chakras. *The Serpent Power*, de Sir John Woodruff, fait autorité en la matière.

On confond souvent les différents chakras. Lorsqu'elle mêle le premier et le deuxième chakra, la personne doit faire l'amour pour se sentir en sécurité (elle gravite autour de la sexualité). Si elle confond le premier et le troisième, elle doit contrôler la situation pour être sécurisée (elle gravite autour du pouvoir). Les deuxième et troisième chakras sont-ils confondus, la personne se sert alors de la sexualité pour gagner du pouvoir. Quand les deuxième et quatrième sont confondus, la personne mélange amour et sexualité. Un individu « arrêté » au niveau du deuxième chakra peut avoir des expériences sexuelles mais ne peut ressentir de l'amour, alors qu'à l'opposé quelqu'un qui se limite au quatrième chakra peut ressentir de l'amour mais sans désir sexuel. Nous voyons ainsi combien il est important d'avoir accès à tous les niveaux de fonctionnement. On peut établir une correspondance entre les trois premiers chakras et les trois niveaux suivants : par exemple, les premier et quatrième sont des portes d'entrée alors que les second et cinquième sont des centres de créativité, les troisième et sixième touchent respectivement aux pouvoirs de ce monde et à l'intuition. Utiliser le système des chakras sert à comprendre la manière dont les gens sont en communication avec le monde, avec les autres et avec eux-mêmes.

La PCI et la philosophie orientale, particulièrement le système du yoga de la Kundalini, partagent certaines idées :

— La personne tient son destin dans ses propres mains et tout dépend de son attitude psychologique. Responsable de son évolution, elle est la seule à pouvoir s'aider.

— Les images de la mythologie sont des projections de la psyché ; tous les dieux du ciel et de l'enfer sont à l'intérieur de nous.

— Une personne peut transformer ses attitudes psychologiques en portant son attention sur ces énergies et leurs manifestations ; elle va ainsi se réapproprier ses projections et les travailler. Nous avons décrit au chapitre 8 comment les personnes qui projettent leur énergie sexuelle à l'extérieur d'elles s'imaginent que les autres ne sont intéressés que par le sexe. En y regardant de plus près et en se concentrant sur ce qu'elle projette, la personne peut revenir en arrière et se réapproprier ses projections. Le yogi transforme sa conscience en portant attention à ses chakras.

— Le travail de respiration et de libération des tensions chroniques peut modifier la structure psychologique d'une personne.

Ces quatre principes essentiels au yoga sont à la base de la PCI. La relation du yogi avec son guru ressemble à celle du client avec son thérapeute. Quand, dans la PCI, le thérapeute introduit son client aux états de conscience altérée par le biais de la respiration et du travail corporel, il est souvent perçu comme un magicien (voir le transfert, chapitre 7). La même sorte de transfert se produit avec le guru. Un maître sait qu'il n'est qu'un réflecteur de l'énergie universelle. Le guru doit continuellement refléter à la personne les qualités du Soi qu'elle projette sur lui, tout comme le thérapeute le fait à travers la relation de transfert. Le guru doit avoir un Soi fortement institué pour être un miroir impeccable d'un Soi plus vaste et universel.

Les concepts yogiques ne sont pas nouveaux. Les Yogasutras de Patanjali ont cinq mille ans. Le mot « yoga » signifie « accoupler, unir ensemble » et ce qu'il relie, c'est notre concience individuelle avec la Source de toute conscience. Yoga signifie également « re-dresser le chemin par lequel Dieu est réalisé ou se réalise lui-même ou elle-même » (« elle-même » en référence avec l'image de la Mère Divine ou Shakti, le principe féminin, la force créatrice de l'univers dont nous avons parlé dans ce livre).

Les manifestations physiques du processus de transformation

Nos expériences mentales, psychiques ou émotionnelles peuvent servir de points de repère au processus de transformation. Il est certaines manifestations physiques ou énergétiques qui peuvent être source de grandes inquiétudes chez des gens. Ces manifestations peuvent ressembler à des symptômes relevant d'un état psychotique, de sorte que la personne croit devenir folle. De fait, si elle consulte un médecin pour cause d'hallucinations, parce qu'elle entend des voix ou parce qu'elle agit comme une illuminée, il est fort probable que le médecin ne puisse poser un diagnostic juste et ne la dirige pas selon ses besoins réels. On pourrait même considérer un véritable état psychotique comme étant une tentative désespérée pour la personne d'instituer son sentiment de Soi.

Les thérapeutes en PCI reconnaissent ces symptômes physiques comme faisant partie intégrante du processus de transformation. Le client a alors besoin de conseils et de soutien pour traverser le labyrinthe du Soi, et non d'être hospitalisé ou mis sous médication.

Quand de trop fortes quantités d'énergie corporelle sont libérées grâce à la thérapie et que la personne se contracte, elle peut se sentir anxieuse ou nerveuse. Picotements, vibrations ou tremblements sont d'autres manifestations possibles. On en parle souvent comme étant des signes de la montée de la Kundalini ; mais comme nous l'avons vu au chapitre 4, ce sont des symptômes de charge. À ce moment de la thérapie, alors que la charge devient plus profonde, ces symptômes peuvent se transformer en chaleur corporelle.

Les expériences corporelles ne font problème que si la personne essaie de leur résister. Si elle s'y abandonne, les mêmes symptômes n'auront pas le même pouvoir de perturbation. Il en va ainsi pour les processus psychologiques : il faut apprendre à s'y abandonner, à ne pas les interrompre ni à les retarder. Le fait de résister au flot d'énergie entraîne souvent de graves contractions musculaires (sur-tout à la nuque), des spasmes au diaphragme ou des crampes dans les pieds ou les jambes. Nous les traitons comme nous le faisions avec les contractions résultant du travail respiratoire (voir le chapitre 4).

Ces expériences peuvent également se produire entre les séances de thérapie, quand la personne est seule, ce qui est souvent plus inquiétant. Il se peut qu'elle aille voir un médecin pour éliminer ces symptômes, et celui-ci lui prescrira du Valium, de la thorazine ou un sédatif quelconque. Les symptômes disparaîtront mais le processus de transformation sera interrompu. Certaines femmes penseront peut-être que les sensations de chaleur corporelle indiquent l'arrivée prématurée de leur ménopause. La chaleur qui se dégage durant une séance de travail corporel continue à se dégager après la thérapie, et cela induit souvent les femmes en erreur sur la nature de l'expérience.

Des modifications dans le cycle menstruel de la femme sont également fréquentes et cela est dû aux changements hormonaux qui résultent de la libération de l'énergie. Même si les hommes ne sont pas aussi conscients de leur rythme biologique, ils peuvent également ressentir des symptômes semblables à ceux des femmes et découvrir qu'ils ont, eux aussi, des cycles biorythmiques mensuels. Les femmes, ayant l'habitude de changements d'humeur périodiques, savent mieux faire face à ces changements qui surviennent durant le processus thérapeutique que les hommes. Les hommes, peu familiers avec les changements d'humeur, risquent d'être dépassés et de se fragmenter.

Certaines personnes deviennent hypersensibles à la nourriture et doivent réviser leur régime alimentaire en conséquence : intolérance à l'alcool ou à la viande rouge, préférence pour des aliments plus légers et moins épicés. La personne peut désirer manger plus souvent des repas plus légers, devenant ainsi plus attentive à son horloge intérieure. Le taux de sucre dans le sang peut s'altérer jusqu'à créer des symptômes d'hypoglycémie, l'individu ne pouvant plus tolérer par exemple les hydrates de carbone raffinés. Il faut alors conseiller à nos clients de faire très attention à leur régime alimentaire car il est fort probable qu'ils aient une réaction d'hypoglycémie, particulièrement ceux qui pratiquent le jeûne pour rendre leurs expériences plus vives. Le jeûne peut même entraîner des manifestations psychotiques.

Le sommeil peut se trouver également affecté, car on a souvent moins besoin de dormir. Les personnes qui dormaient de huit à dix heures n'ont plus besoin que de deux ou trois heures. D'autres, au contraire, peuvent se mettre à dormir plus. Si le sommeil diminue, ce n'est pas un signe d'insomnie, mais cela est dû au niveau d'énergie beaucoup plus élevé qu'auparavant. Il vaut mieux se concentrer sur cette énergie plutôt que sur la perte de sommeil ; on pourrait ainsi utiliser ces heures supplémentaires pour écrire dans son journal ou poursuivre quelque activité créatrice délaissée par manque de temps.

La sexualité est le domaine dans lequel on verra se produire les changements les plus profonds. Certaines personnes se sentiront moins intéressées par le sexe ; d'autres croiront qu'elles peuvent accélérer le processus de transformation en n'ayant aucune relation sexuelle, afin de soutenir l'expérience qu'elles viennent de vivre ; mais cette hypothèse n'est pas fondée. Cela peut au contraire arrêter le processus, puisque cesser toute activité sexuelle fera baisser leur niveau d'énergie. Les gens se sentent tellement satisfaits de ressentir intensément l'énergie dans leur corps que le sexe devient pour eux secondaire. Cela pose un problème si le célibat — imposé pour atteindre des expériences psychiques plus élevées — entraîne une fermeture du bassin et des blocages physiques mettant la santé en danger. *Il est important de garder tous les chakras ouverts et en activité.*

Par ailleurs, d'autres personnes deviennent encore plus stimulées sexuellement, à cause de la grande explosion d'énergie qui envahit leur corps. De nombreuses pratiques spirituelles incluent des rituels sexuels pour accélérer le processus de transformation. Si les gens établissent à ce moment-là une équivalence entre la sexualité et le processus de transformation, ils vont s'intéresser par-dessus tout à accroître l'expérience orgastique, l'orgasme devenant alors le seul chemin vers l'illumination. L'orgasme et l'intensification de la sexualité font partie de l'expérience de transformation, mais ils deviennent des pièges quand on les considère comme la seule voie pour y arriver.

Certains hommes peuvent devenir impuissants et en être très inquiets. Il s'agit là d'une situation temporaire causée par une incapacité de concentrer l'énergie au niveau des organes génitaux (voir le chapitre 8). Mais si l'homme croit que cet état de choses va durer, il paniquera et tentera d'interrompre le processus. Cette situation, ainsi que certains autres changements physiques, n'est que la manifestation extrême de blocages physiques qui n'ont pas encore été complètement défaits.

Parmi les autres symptômes résultant du débordement de cette énergie, citons les changements de perception, comme avoir des visions, voir différemment les couleurs (qui semblent plus vives qu'auparavant), distinguer des auras colorées autour des gens et des objets, etc. Ces effets visuels ressemblent aux expériences psychédéliques. Ces changements et la perte de la réalité telle qu'elle était perçue antérieurement peuvent faire peur si l'on ne comprend pas qu'on peut maintenant *voir* la matière dans sa composante énergétique, le flot de l'univers dans la matière. On peut interpréter les couleurs et les auras de bien des façons mais nous évitons de le faire, car après avoir choisi une interprétation, on ne voit plus que ce qu'on s'attend à voir et on dénie ses expériences. Nous voulons au contraire que la personne découvre le sens que l'expérience a pour elle-même.

La réaction la plus fréquente et la plus importante consiste à ressentir que le corps n'est pas une matière solide mais un champ d'énergie qui s'étend au-delà des frontières du corps physique. Quand cela se produit, les gens deviennent très sensibles à leur propre champ énergétique et à celui des autres. Une femme fit ce rêve :

> J'étais esclave en Égypte et on me tenait captive en me faisant porter un manteau très rigide. Je me suis enfuie vers Israël où j'ai retrouvé mon mari, mais j'avais peur d'être avec lui parce que je savais que j'aurais à enlever ce manteau. Entre mon corps et le manteau, il y avait une couche de matières fécales et je ne voulais pas qu'il les voit.

Au niveau corporel, le rêve parle de l'armure physique et de la peur de révéler les émotions enfouies sous l'armure. La même femme, quelque temps après, dut cesser d'aller chez son coiffeur habituel car elle ne pouvait supporter ni d'être sous le séchoir ni de se laisser coiffer (elle avait la sensation que le coiffeur lui marchait dessus). Ayant perdu son armure, elle pouvait alors ressentir son champ énergétique, et c'était pour elle une expérience terrifiante. Mais il peut en être autrement pour autant que la personne est enracinée dans son Soi. Et si notre travail psychologique est si élaboré, c'est parce que nous voulons préparer les clients à vivre ces expériences. Avec un sentiment de Soi solide, il n'y a ni confusion ni besoin d'interprétation. Tout est clair et se déploie naturellement.

À mesure que la circulation énergétique s'intensifie par la respiration, la personne peut la ressentir sous forme de chaleur remontant la colonne vertébrale et circulant partout dans le corps. On la décrit souvent aussi en termes de lumière chaude ou de vibrations comme des ondes radiophoniques ou un système radar. La personne peut se mettre à se mouvoir de façon automatique, prendre spontanément des postures de yoga, sursauter, etc. C'est un signe que l'énergie fait son chemin à travers le corps. Les rougeurs aux joues, les yeux rouges, l'engourdissement ou une hypersensibilité de certaines parties du corps auparavant bloquées sont d'autres symptômes caractéristiques de ce phénomène.

En circulant, l'énergie dégage le canal intuitif, occasionnant des expériences extra-sensorielles, des prémonitions et des rêves. L'une de nos clientes, dont le mari était un psychiatre très traditionnel, avait régulièrement des expériences de prescience. Un jour, elle lui téléphona et lui décrivit le contenu du courrier qu'il avait reçu à son bureau ce jour-là. Il n'était pas du tout fasciné par la chose ; au contraire, il était effrayé et perturbé et crut que sa femme hallucinait. De la même manière, certains médecins traiteront les bouffées de chaleur comme un signe de ménopause, même en l'absence de tout autre symptôme.

La personne enracinée dans son Soi pourra tolérer ces expériences et ne pas s'en faire pour sa santé mentale. Quand ces symptômes se produisent, durant les séances de respiration, on peut les expliquer ou montrer leur peu d'importance sur le champ. On peut rassurer un client qui ressent d'étranges sensations de chaleur et qui se demande s'il est sérieusement « affecté » en lui expliquant que le processus de transformation s'accompagne souvent de symptômes inhabituels. Il pourra ainsi ne pas paniquer quand d'autres symptômes se manifesteront entre les séances.

À ce stade-ci, un guide spirituel peut émerger spontanément de la psyché de l'individu, et il est important de l'honorer. C'est pourquoi nous ne recommandons pas les méditations sur des guides spirituels car elles peuvent court-circuiter l'expérience qui viendrait de l'individu. Quand une force archétypale émerge ainsi de l'intérieur de la personne, elle est une source puissante de croissance.

Le désir de bien alimenter notre corps physique, d'en prendre soin et de faire des exercices adéquats soutient ces expériences. Ce désir croît avec la compréhension que le corps est le temple à l'intérieur duquel le Soi réside et respire, et par lequel circule l'énergie consciente de l'univers.

Les pièges de l'expérience transpersonnelle

Tout au long de ce livre, nous avons mentionné un certain nombre de ces pièges inhérents à chaque stade de l'expérience transformationnelle, qui « détournent » la personne de son voyage. Nous voudrions maintenant en signaler d'autres qui viennent s'ajouter aux premiers.

On n'a que ce que l'on croit

C'est là que réside le paradoxe : si on est convaincu de quelque chose, on se ferme à toutes les autres possibilités ; celui qui sait ne peut rien connaître que ce qu'il sait déjà. C'est la raison pour laquelle nous nous écartons de tout système de croyances spirituelles. Si quelqu'un a été amené de l'extérieur à rechercher une forme de spiritualité en particulier, la spontanéité de ses expériences devient limitée par ces croyances.

L'« explosion messianique »

Nous croyons que toute religion est basée sur des projections extériorisées du Soi auxquelles on rend un culte. Quand certaines personnes font l'expérience de canaliser l'information psychique, elles peuvent croire qu'elles sont les seules à avoir jamais eu de telles expériences et penser qu'elles sont « choisies » et que leur rapport à Dieu est personnel et unique. En conséquence, elles créent leur propre « religion », enseignent leur « message » et « convertissent » les gens à leur nouvelle « religion », limitant par le fait même l'expérience spirituelle possible du converti. Cela démontre le manque de capacité de contenir du « maître » qui cherche à « enseigner » son message au lieu de l'« incarner ». Dans *The Well and the Cathedral*[21], Ira Progoff établit un parallèle intéressant entre la spiritualité

---

21. Ira Progoff, *The Well and the Cathedral*, New York, World Publishing, 1977.

(ou le transpersonnel) et une rivière souterraine profonde. Chaque personne creuse son propre puits pour avoir accès à l'eau de la *même* rivière. Mais chacune croit que son puits est unique et construit une « église » par-dessus le puits pour honorer la rivière. Pourtant, nous sommes branchés sur la même source mais certains finissent par vénérer le puits plutôt que l'eau.

L'interruption de l'expérience transpersonnelle vient le plus souvent de l'incapacité de contenir. Nous constatons ce fait particulièrement chez ceux des « guérisseurs » qui n'ont pas réellement établi de rapport profond avec la source de toute énergie. Ils guérissent non pas à partir de cette rivière souterraine mais à partir de leur source personnelle d'énergie, qui est plutôt limitée. C'est pourquoi ils s'épuisent et tombent souvent malades. Guérisseur, guéris-toi toi-même ! Il est important de ne pas se faire guérisseur ou maître avant que l'expérience du Soi ne soit bien établie à l'intérieur. Un vrai guérisseur ne conjure rien ni n'essaie d'enlever quoi que ce soit chez la personne mais il change ses vibrations énergétiques à partir des siennes propres. Un de nos clients nous informa qu'il recherchait l'illumination afin d'enseigner et de guérir les gens. Il s'attacha à la poursuite de sa transformation personnelle aussi méthodiquement que s'il aspirait à obtenir un diplôme. Il s'était établi un programme d'études et suivait assidûment ses cours en vue de réaliser son objectif. Le problème, c'est que personne de l'extérieur ne peut nous enseigner à guérir. Plus on essaie et moins on réussit car cela ne peut s'apprendre que de l'intérieur.

L'irruption du « démoniaque »

Il s'agit ici d'une projection ou d'un malentendu qui résulte du fait que l'individu ne s'approprie plus certains aspects de sa personnalité (voir « la polarisation » au chapitre 6) ; ceux-ci devront être travaillés sur le plan psychologique comme n'importe quelle autre projection. Johnson nous en fournit une bonne explication dans *He : Understanding Masculine Psychology* :

Le processus d'individuation entraîne l'individu dans des problèmes psychologiques et spirituels d'une grande complexité. L'une des difficultés consiste à se réconcilier avec son ombre — avec le côté sombre, non désiré et dangereux de nous-même, qui entre en conflit avec nos comportements et nos idéaux conscients mais que nous devons affronter si nous voulons être intègre. Le rejet de notre noirceur scinde notre personnalité en deux et instaure un état d'hostilité entre notre conscient et notre inconscient. Accepter et intégrer notre ombre est toujours difficile et douloureux, mais il en résulte un équilibre et une unité psychologiques qui seraient impossibles à réaliser autrement[22].

Le « démoniaque » équivaut alors à ce que Jung appelle l'« ombre ». Il s'agit d'une projection. On doit se la réapproprier comme archétype du mal qui existe dans le monde et à l'intérieur de nous. Cela peut nous effrayer, mais la situation s'améliore pour autant qu'on la revendique comme projection et qu'on la reconnaisse comme partie intégrante de la vie.

Les pièges du transfert et du contre-transfert

Le client peut projeter sur le thérapeute toutes ses croyances positives et négatives sur l'expérience énergétique qu'il est en train de vivre. Le thérapeute doit être alors clair face à ses propres besoins de grandeur pour éviter toute situation confuse. C'est ce que nous avions déjà vu en évoquant le cas du stade « magique » du transfert psychologique, mais dans ce cas-ci le client projette de la divinité au lieu de la magie. Il projette sur son thérapeute l'expérience unique de sa propre essence et de son pouvoir et ralentit ainsi beaucoup son processus de transformation. Parce que l'amour constitue aussi un élément essentiel du Soi en développement, il se dissipera et dirigera l'énergie libérée à la mauvaise place s'il est projeté à l'extérieur plutôt que contenu.

La gravitation autour des pouvoirs psychiques

Si on s'attache aux effets secondaires du processus de transformation, on peut partir sur une fausse piste. Les intuitions de nature psychique et les pouvoirs de guérison font partie de ces effets secondaires et on peut s'identifier ou s'attacher à ces pouvoirs, événements et capacités et abandonner ainsi le chemin vers le Soi (il s'agit ici du complexe messianique). Les gens confondent souvent l'expérience spirituelle avec les pouvoirs occultes. Ces derniers se

---

22. Robert, Johnson, *He, op. cit.*

développent quand on est sur le chemin du spirituel et sont qualifiés de « magiques », mais il ne faut pas les confondre avec le spirituel.

Par contre, si l'on *empêche* ces expériences de se produire sous l'effet de la peur, si on les fuit,' on interrompt du même coup son développement ; et c'est aussi un piège. L'histoire qui suit donne un aperçu de la puissance de cette peur :

> Une femme mystérieuse visite le pays et dit à ceux qui l'approchent : « Je peux vous donner une pilule qui vous permettra de lire les pensées des gens et qui vous mettra en rapport direct avec l'énergie qui est à la source de la guérison et des pouvoirs psychiques. Mais attention, si vous prenez cette pilule, vous ne pourrez plus jamais vous débarrasser de ces pouvoirs. Alors, qui veut de mes pilules ? » Personne n'en a pris et la dame s'est éloignée.

Certaines personnes s'éprennent de ces pouvoirs et ont une réaction opposée : elles craignent de les perdre. Or, c'est seulement l'*attachement* à ces expériences et à ces pouvoirs qu'elles confèrent qui en fait craindre la perte. Le Soi n'est ni étonné, ni impressionné, ni effrayé par lui-même ou par ses propres manifestations. Le Soi *est*, tout simplement, et accepte facilement d'être uni à tout ce qui existe. Ces événements, qu'ils se produisent ou non, signifient seulement qu'on est sur la bonne voie. On n'embrasse pas les panneaux de signalisation qui indiquent qu'on est sur la bonne voie mais on leur est tout simplement reconnaissant de nous aider à continuer notre route.

L'effet « satsang »

Un grand nombre de personnes abandonnent leur thérapie pour se joindre à un groupe spirituel dont ils espèrent recevoir un support pour leur Soi en développement. Se servir d'un groupe spirituel pour fuir la réalité quotidienne est tout à fait inefficace. Par contre, il est possible de trouver du soutien pour de nouvelles expériences auprès d'un groupe de personnes qui traversent le même processus.

Tout comme le tuteur soutient les jeunes plants dans leur croissance, l'effet « satsang » procure le soutien nécessaire à la nouvelle conscience du Soi pour s'enraciner et se développer jusqu'à la maturité. Un groupe spirituel ainsi que la présence d'un maître peuvent aider la personne à ne pas perdre de vue son objectif, à rester solide au milieu de la tourmente qui accompagne souvent l'émergence du Soi. Le problème viendrait du système de croyances du groupe spirituel qui, comme nous l'avons déjà dit, pourrait limiter la croissance de l'individu.

Tout se passe dans la tête

La personne commence souvent son expérience transpersonnelle avant d'avoir traversé l'étape psychologique et elle est alors incapable de contenir son expérience et de rester enracinée dans le processus. Lorsqu'on se coupe de son vécu corporel, l'expérience transpersonnelle devient difficile et pénible à cause des contractions musculaires, alors qu'on devrait se sentir soulagé des difficultés et de la douleur. Se dissocier de cette expérience n'amène qu'à une compréhension intellectuelle du processus (« tout se passe dans sa tête »). Toute expérience qui n'est pas vécue dans le corps n'est qu'une construction mentale. C'est une carte qui indique le territoire ; mais ce n'est pas le territoire lui-même. Aussi jugeons-nous important d'orienter d'abord l'expérience thérapeutique vers le travail psychologique et la dissolution de l'armure avant de viser la dimension transpersonnelle.

L'ange déchu

Certaines personnes vivent quelquefois des expériences psychiques spontanées ou provoquées par la drogue et sentent alors que Dieu les a « choisies ». N'ayant pas entrepris le travail psychologique (s'approprier le Soi et se détacher du scénario) pour soutenir et enraciner ces expériences, leurs pouvoirs s'évanouissent rapidement et elles pensent que Dieu les a abandonnées. C'est un des pièges où l'on peut tomber quand le transpersonnel fait irruption sans être soutenu par un travail psychologique. Il faut alors faire marche arrière et reprendre le travail pour replacer cette expérience dans sa juste perspective.

L'une de nos clientes se mit un jour à voir un synchronisme dans tous les aspects de sa vie. Sa vision de la réalité changea radicalement. Quand cela se produisit, son thérapeute étant absent, elle alla consulter un psychiatre. Croyant qu'elle vivait un épisode psychotique, il l'hospitalisa pour dix jours. Si son propre thérapeute avait été là, il aurait su redonner ses justes dimensions à cette expérience, et elle aurait été utilisée pour son propre travail de croissance.

L'homme sensé/insensé/non sensé

Bob était sur le Mont Tamalpais quand Dieu lui parla et lui demanda de purifier son environnement. Il descendit de la montagne et, pensant que c'était une bonne idée de commencer par se purifier lui-même, il se lava avec un tuyau d'arrosage qui traînait sur la pelouse d'un voisin. Le propriétaire appela la police et on l'emmena à l'hôpital psychiatrique. Bob refusa toute nourriture parce que, selon lui, elle était empoisonnée. Il ne voulut manger que des légumes crus qui n'avaient pas été aspergés de pesticides (peut-on l'en blâmer ?). Le croyant fou, on lui administra une forte dose de Stelazine (calmant puissant). Il eut la chance d'avoir le Dr Rosenberg comme thérapeute. Celui-ci lui expliqua qu'un des problèmes majeurs, lorsqu'on est « illuminé », c'est qu'il est impossible d'en parler aux autres. Il lui apprit aussi que l'on peut être sensé, insensé ou non sensé. Lorsqu'on est sensé, on est en accord avec l'opinion générale (par exemple : on considère normal de manger de la nourriture empoisonnée). Mais comment peut-on s'arroger le droit de lancer des bombes ou de polluer l'atmosphère par exemple, et pourtant être considéré comme sensé ? Si l'on n'est pas d'accord avec cette façon de faire, on est considéré comme insensé ! Et si on est insensé (c'est-à-dire si on s'oppose à l'opinion générale), on vous enferme ! Quand on aborde l'expérience transpersonnelle, il faut en rester au stade du *non sensé*. Même si notre conception de la réalité ne concorde pas avec ce que la plupart des gens nomment réalité, on peut se comporter de façon à ne pas être incarcéré. Plus tard, Bob devint garde forestier, et put vivre sa vie « non sensée » avec plaisir.

Voici une autre histoire : alors qu'il chassait, Maharaji vit un singe dans un arbre. Il sortit son arc et ses flèches et visa le singe. Très adroit, celui-ci attrapa la flèche, la brisa et la relança au Maharaji. Celui-ci fit un signe à ses troupes qui lancèrent mille flèches vers le singe et le tuèrent. La leçon de cette histoire, c'est que même si le singe avait un pouvoir, il n'aurait pas dû le montrer s'il voulait survivre. Il faut en effet savoir contenir son pouvoir et ne pas s'en vanter, si l'on veut ne pas être détruit.

La méditation

La méditation est l'une des meilleures façons de se centrer, d'entrer en contact avec son sentiment de Soi et de bien-être et de participer au travail de transformation. Le problème vient de ce que les gens prennent la méditation trop au sérieux ; ils y travaillent, cherchent intensément à faire que quelque chose se produise. Ce trop grand sérieux rigidifie et va à l'encontre du but même de la méditation, qui consiste à s'abandonner et à devenir son propre témoin. En étant trop sérieux on interrompt le processus du « lâcher prise » et de l'union avec le cosmos.

La méditation ne consiste pas à « faire » quoi que ce soit ; c'est un état d'« être », un état de conscience. Cet état est une expérience corporelle : c'est l'art de rester « présent ». La méditation est une « écoute intérieure ». Nous ne « faisons » pas de la méditation ; c'est elle qui vient à nous.

Il faut faire une distinction entre la pratique de la méditation et l'état de méditation. La pratique serait comme un train qui nous amène vers un autre état de conscience, mais qui, par la suite, nous ramène à notre conscience quotidienne : notre travail, nos relations interpersonnelles et ainsi de suite. La méditation nous permet d'être « présent » dans notre vie. C'est le processus qui permet d'éclaircir la route vers notre essence et d'entrer en contact avec tout notre potentiel.

La fixation. Nous allons maintenant nous concentrer sur la métaphore du train — les outils, techniques ou pratiques de méditation qui ne sont en fait que des méthodes et des systèmes servant à induire une atmosphère ou une attitude donnée. Par fixation, nous entendons la concentration sur une fonction particulière pendant un laps de temps assez long, et qui permet de sortir de son mental et de se centrer sur ses sensations.

Arrêtons-nous d'abord sur l'utilisation du son et du mantra. Dire le mantra n'est pas encore méditer ; ce n'est qu'un moyen pour atteindre une disposition d'esprit. Le mantra est donné par un maître ou guru qui est censé lire les vibrations de la personne. La répétition du son du mantra peut en fait changer ses vibrations. Malheureusement, la plupart des gens ne connaissent pas de guru qui puisse lire leurs propres vibrations et ils choisissent un mantra au hasard. Cette technique peut s'avérer très efficace malgré tout, car elle interrompt

l'activité mentale. Les mantras appartiennent à des traditions reli-
gieuses anciennes qui consistaient souvent à répéter le nom de Dieu.
En fait, ils fixent le son (par de multiples répétitions) et permettent
d'atteindre l'« état » de méditation. Les messages de la « bonne »
mère et le rosaire peuvent être considérés comme des mantras.

La pratique du « mandala », qui fixe le sens visuel, est une autre
forme de méditation. Par exemple, si on contemple un cercle et qu'on
le fixe intensément, on développe la sensation de la fermeture du
cercle du mandala.

Par des bains flottants (technique d'isolation sensorielle), on peut
fixer le sens du toucher. Quand l'excitation sensorielle est interrompue, on atteint facilemenet un état de méditation. Le Za-Zen (la forme
de méditation du Zen) est une autre façon de fixer le sens du toucher
ou le sens kinesthétique : en restant assis sans bouger pendant une
longue période de temps, on arrive à perdre le sentiment même d'être
assis pour atteindre l'état de méditation.

La danse soufie, qui consiste à tournoyer et à se laisser emporter
par le mouvement, fige l'oreille interne de sorte que le danseur perd
la notion de l'espace (le sens kinesthétique) et atteint ainsi l'état de
méditation. Le développement des ondes alpha par le bio-feedback
conduit aux mêmes résultats. Toutes ces méthodes sont des formes de
méditation avec « fixation ».

Le « témoin observateur ». Développer la perspective du témoin
observateur constitue une autre forme de méditation. Cette technique
met l'accent sur la fonction intellectuelle plutôt que sur la fonction
sensorielle. Le Vipassana ou la méditation par l'observation des
pensées est une des formes de la « conscience soutenue » comme
l'est la Gestalt. Compter les respirations jusqu'à un certain chiffre
puis repartir à zéro est un autre exercice d'observation mentale. Le
fait de compter occupe le mental et permet le développement de la
conscience témoin. Cette pratique rappelle l'histoire du génie qui
rendait le guru fou en lui demandant sans cesse quoi faire. Le maître
lui donna une tâche à remplir pour le tenir occupé et pour avoir un
peu de répit : « Construis une tour de sept étages », lui dit-il. Peu de
temps après le génie était de retour. « C'est fait », commenta-t-il, « et
maintenant que dois-je faire ? » Le guru répondit : « Monte et redes-
cends les escaliers sans jamais t'arrêter. »

En utilisant la perspective du témoin observateur, nous tenons le
mental occupé pendant que nous nous apprêtons à changer de niveau

de conscience, vers l'état de méditation. Il est alors important de noter comment on interrompt soi-même son propre processus. Par exemple, si on remarque qu'on a tendance à se référer au passé, c'est qu'il faut résoudre des situations qui ne l'ont pas encore été. Si au contraire on pense à l'avenir, cela révèle de l'anxiété ou de l'insécurité et témoigne d'une difficulté à s'abandonner et à se laisser couler dans l'ici et maintenant.

L'énergie corporelle. Dans les méditations basées sur le corps énergétique, la personne se concentre sur ses centres d'énergie (ses chakras) pour les purifier, les contempler et les équilibrer. Si l'énergie est basse dans un centre, on peut se centrer sur les symboles associés à ce centre (voir le tableau 33) et ainsi l'harmoniser.

Les techniques de purification ou de préparation. Il existe des exercices pour se préparer à méditer ; ce sont les exercices de respiration (« pranayama »), qui correspondent à une certaine forme de méditation purificatrice. En voici un exemple caractéristique :

Mettre deux doigts sur le front, le pouce sur une narine, le quatrième doigt sur l'autre narine. Respirer d'un côté en comptant jusqu'à huit, puis retenir sa respiration pendant le même temps et expirer par l'autre narine en comptant jusqu'à seize. Recommencer à inspirer de ce même côté et répéter l'exercice en s'aidant d'un doigt et du pouce pour fermer les narines l'une après l'autre..

Les règles. Il y a des règles toutes simples à suivre pour faciliter le processus de la méditation :

1. Avoir un lieu fixe pour méditer et ne méditer qu'en ce lieu.
2. Méditer toujours à la même heure.
3. Choisir un moment de la journée où il est plus facile de s'ajuster à la circulation énergétique de l'univers — de préférence au coucher ou au lever du soleil.
4. Adopter une position assise bien ancrée, par exemple celle du lotus ou du demi-lotus, ou les pieds au sol.
5. Se créer un environnement qui influence le cerveau inférieur. Par exemple, utiliser de l'encens (pour stimuler le lobe olfactif) ou un gong ou une cloche qui ont le pouvoir de déclencher en nous un réflexe conditionné et de faciliter l'état de méditation.

Les pièges qui jalonnent le chemin de la méditation. Le problème souvent rencontré consiste à se laisser fasciner par les moyens utilisés pour méditer. Or ces moyens ne sont que des béquilles pour aider à entrer en état de méditation. Le méditant pourra un jour atteindre cet état sans avoir recours à des techniques. Les gens ont tendance à se laisser entraîner par les formes qu'ils utilisent et à s'y attacher. Ils restent fixés sur le « film », c'est-à-dire qu'ils se laissent absorber complètement par les couleurs ou les images par exemple. C'est comme s'ils roulaient à bicyclette pour aller prendre le train : tellement fascinés par le paysage, ils n'atteignent jamais la gare (pourtant, le train les ramènerait exactement là où ils étaient — en état de méditation). En d'autres mots, ils se laissent tellement absorber par le paysage ou par ce qui se passe dans leur tête qu'ils n'arrivent jamais à cette expérience qui consiste à quitter leurs pensées et à descendre dans leur corps où réside le sentiment de Soi et de bien-être.

Le voyage de la vie

Le voyage de la vie n'est jamais simple, et un voyage ne ressemble jamais à un autre. Nous ne pouvons définir le voyage intérieur, ni prédire le chemin qu'empruntera la personne mais, comme thérapeutes, nous voyons des similitudes entre les parcours de nos clients et le nôtre.

Au début, il y a toujours de la peine, celle qui a amené le client en thérapie. Il y a la douleur de la crise physique, psychologique, ou spirituelle et la souffrance de savoir que notre voyage s'est arrêté et qu'on ne peut continuer sans aide extérieure. Pour certains, accepter cette aide peut être long et difficile. Quand ils y arrivent enfin, ils peuvent alors entrer dans le processus du transfert, revivre et restructurer les blessures de l'enfance et compléter ce qui a fait défaut dans leur développement.

Nous les voyons trébucher et se servir de leurs frontières (s'ils en ont), se fragmenter et retrouver leur intégrité. Nous les voyons développer graduellement le narcissisme sain nécessaire pour instituer le Soi. À mesure qu'ils avancent, nous les voyons abandonner de plus en plus leurs mécanismes de défense caractérielle et se fier davantage à leur sentiment grandissant de bien-être corporel. Ils s'engagent en toute confiance dans un processus où ils avancent par tâtonnements face au monde extérieur. En prenant conscience du Soi nouvellement constitué, la souffrance ancienne fait place à la joie. C'est souvent à ce moment-là qu'il est possible d'accéder au niveau transpersonnel, mais cela ne se produit pas toujours. Une personne peut entrer dans la phase de transformation de sa conscience, l'autre non. Cela semble presque toujours se produire comme un état de grâce, peut-être parce que c'est le bon moment. L'expérience de transformation peut ne pas être toujours appropriée, tout au moins au moment où se fait le travail d'institution du Soi.

La personne qui élargit son angle de vision change sa conscience et commence à comprendre sa vie en relation avec la mort. Elle peut soutenir l'expérience de son sentiment de Soi et faire en sorte qu'il se manifeste dans sa vie. Ce changement de conscience est tellement profond qu'il affecte non seulement la personne mais aussi ceux qui sont en contact avec elle.

L'expérience transpersonnelle et la transformation qui l'accompagne peuvent être considérées comme un don. Mais si la personne ne change pas la structure caractérielle inscrite dans son corps, elle ne pourra conserver ce cadeau parce que l'ouverture provenant de l'expansion de la conscience ne sera pas soutenue ou maintenue.

Le corps étant aussi le moyen par lequel nous exprimons notre être, on doit l'inclure dans tout processus de croissance. Le corps, le Soi et l'âme sont tous des manifestations de la conscience. Le corps en est l'expression physique, le Soi, l'expression psychologique individuelle et l'âme, l'expression de notre essence qui se fond dans la conscience universelle.

Nous nommons « voie vers l'Unique » le processus de la vie. Il n'y a plus rien à « faire » ; nous ne pouvons rien faire « arriver ». Mais si notre désir est sincère, cela se produira. En nous « engageant » envers notre essence, celle-ci prendra forme dans notre vie. La graine de transformation une fois semée, nous n'avons plus d'autre choix que de la laisser grandir et de la « nourrir ». La quantité et la sorte d'« attention nourrissante » que nous allons lui donner détermineront la qualité de notre expérience.

Lexique

ÂME — L'âme est l'énergie de base d'une certaine source universelle qui, incarnée dans un être humain, devient le Soi.

ARMURE, CUIRASSE — Habitude de contracter des muscles prise, à l'origine, par le nouveau-né ou l'enfant pour se protéger de la douleur de ne pas avoir ses besoins satisfaits avec sollicitude et au moment désiré ; toute contraction musculaire chronique développée, même à l'âge adulte, pour se protéger de la douleur. L'armure fait partie du corps, en ce qu'elle a trait aux muscles, contrairement aux frontières qui, elles, sont énergétiques ; celles-ci se prolongent à l'extérieur du corps et servent à garder les autres à une distance respectable ou bien à contenir le Soi. L'armure est notre « coquille » personnelle qui protège le Soi contre de nouvelles blessures éventuelles. On la retrouve dans certains segments corporels particuliers ; une poitrine cuirassée (siège du cœur) pourrait signifier qu'une personne fait une nette distinction entre sa vie amoureuse et émotive et sa vie sexuelle.

BLESSURE — Nous nous intéressons uniquement aux blessures psychiques, aux actions et aux circonstances qui mènent généralement à la fragmentation et de là à l'armure ou à l'établissement de frontières rigides. Quant aux blessures de la thérapie, elles correspondent aux actes du thérapeute, posés par inadvertance ou pour quelque autre raison, qui entraînent la fragmentation et/ou la régression à un stade de transfert thérapeutique antérieur (manques au niveau de l'empathie).

BLOCAGES — Dans la plupart des cas, le blocage est une contraction musculaire qui entrave la circulation énergétique normale tout en drainant une certaine quantité d'énergie pour se maintenir.

« BONNE » MÈRE, « BON » PAPA — Le travail de la « bonne » mère et du « bon » papa permet à une personne de revenir au stade où son Soi a cessé de se développer ; à partir de là, elle va devenir son propre parent idéal et compléter l'étape interrompue pour instituer son sentiment de Soi. Pour cela, il faut extraire le « mauvais » parent introjecté et le remplacer par le « bon » parent. Cela implique l'intériorisation des messages de la « bonne » mère pour devenir sa propre source d'amour, de réconfort, de consolation, d'acceptation et de sentiment d'identité.

CAPACITÉ DE CONTENIR — Capacité de soutenir ou de contenir dans son corps l'énergie et la stimulation que procure l'excitation. L'individu qui a la capacité de contenir possède un sentiment de Soi solide et n'a pas besoin de projeter ses bons sentiments à l'extérieur. Ses frontières sont flexibles et il n'est pas armuré ; en conséquence, il a la capacité physique de prendre de l'expansion puis de contracter son corps afin de contenir l'énergie et l'excitation accrues. La personne qui n'a pas cette capacité de contenir va disperser cette énergie, la projeter à l'extérieur sur les autres ou adopter des comportements qui drainent son énergie, comme dépenser de l'argent, raconter des choses en secret, etc. Elle peut aussi être armurée et incapable de s'ouvrir et de se contracter suffisamment pour contenir. Elle n'accumulera pas de charge assez grande pour permettre une véritable décharge orgastique et pourra souffrir d'éjaculation précoce.

CARACTÈRE, STRUCTURE CARACTÉRIELLE — Le caractère d'un individu s'est développé à partir des expériences de l'enfance. C'est un schéma rigide de comportement déterminé par les diverses blessures reçues dans la prime enfance. La structure caractérielle est la combinaison de l'armure et des schémas répétitifs de comportement établis au temps du scénario originel. Elle est physique en ce sens qu'elle est inscrite dans le corps.

CHARGE — Par la libre circulation énergétique, on peut intensifier et accroître la charge d'excitation corporelle. C'est par le travail respiratoire qu'on la développe et sans elle la décharge orgastique ne peut avoir lieu.

CONFLITS NON RÉSOLUS — Situations du scénario originel qui ont toujours été insatisfaisantes, et que l'on répète de manière compulsive pour en retirer une satisfaction ou pour les résoudre, par exemple pour trouver enfin l'amour de la « Mère » et instituer le Soi plutôt que provoquer la fragmentation. Les conflits non résolus proviennent des interruptions.

CONTRACTIONS, SCHÉMA DE TENSIONS — Une personne contracte ses muscles pour se protéger de la souffrance. Quand cette situation se répète constamment, une habitude s'instaure. Les schémas de comportement chroniques qui en découlent sont les manifestations corporelles des tensions, comme dans le cas de la cuirasse musculaire, mais leurs effets se font surtout sentir dans les relations interpersonnelles.

DÉCHARGE — Tentative pour éliminer l'inconfort en laissant s'écouler la charge par l'activité physique ou une catharsis émotionnelle.

DÉCHARGE, TECHNIQUES DE DÉCHARGE — Techniques utilisées pour détendre ou ouvrir les contractions chroniques dans le corps (ou l'armure musculaire), ce qui libère les émotions sous-jacentes à l'armure (ou au blocage) et permet leur expression et leur acceptation. On utilise ces techniques pour disperser l'énergie ou la charge à travers tout le corps.

DÉFENSES, MÉCANISME DE DÉFENSE CARACTÉRIELLE — Les défenses correspondent en général à une structure corporelle, une habitude ou un comportement caractériel érigés pour protéger le Soi. Elles ont été développées à cause de blessures passées et en vue de se prémunir contre l'adversité future. Elles se manifestent sous forme d'armure, de frontières rigides ou de mécanismes de défense comme la dissociation, qui consiste à se couper de ses émotions pour éviter toute douleur émotive. Le mécanisme de défense caractérielle protège le Soi contre toute nouvelle blessure au sein des relations avec les autres. Les mécanismes de défense varient : les personnes « dissociée », « comme si » ou « Somnambule » sont, à des degrés divers, séparées de leur corps et de leurs émotions. La personne « jamais rassasiée » n'a pu éprouver, dans sa toute première relation, un sentiment suffisant d'identité, de sorte qu'elle recherche éternellement un « plus » dans toutes ses relations, dans ses activités, dans la nourriture, les drogues, le travail, la colère, etc. La personne « retranchée » ou le « fonceur » se protège de l'envahissement de sa première relation en « emmurant » son Soi sous-développé à l'intérieur d'une armure corporelle rigide et en érigeant des frontières infranchissables.

DISSOCIATION — C'est le fait de se séparer de son corps pour éviter de souffrir ; cet état entraîne l'évitement de tous les sentiments, bons ou mauvais. Cela se produit quand les sentiments de l'enfant n'ont pas été reconnus, quand on lui demande d'être une extension du parent, comme cela arrive dans une relation solipsiste. La dissociation est caractéristique d'un mécanisme de défense mais elle se produit aussi en réaction à des sensations temporaires jugées intolérables, par exemple quand surgissent des difficultés dans la thérapie ou dans les relations avec les autres.

EGO, EGO FONCTIONNEL — Partie cognitive du Soi, structure verbale qui apparaît dans le développement après l'instauration du sentiment de bien-être physique, vécu comme une énergie circulant librement et sans entrave.

ÉNERGIE — Nous sommes des constellations d'énergie. Cette énergie, le Soi essentiel, est contenue dans le corps qui est lui-même une masse d'énergie plus ou moins contenue dans une forme solide. Nous sommes également un champ d'énergie qui se projette à l'extérieur de notre corps.

ENRACINEMENT, ENRACINÉ — Capacité d'être présent à l'énergie corporelle et de la contenir. Une personne non enracinée n'est pas en contact avec la réalité. On ne laisse jamais un client quitter une séance de thérapie sans lui faire faire, au préalable, un exercice d'enracinement (voir l'annexe) ; quelqu'un qui partirait sans être enraciné serait dans la lune, comme en état de transe, ou marcherait sur des nuages. Toute son énergie physique serait concentrée dans sa tête et inexistante dans les pieds ou le bassin.

FONCEUR — Personne qui utilise un mécanisme de défense caractérielle en se retranchant derrière une armure corporelle rigide, à l'aide de frontières inflexibles, pour se couper de ses émotions. Le fonceur est autonome, froid et distant dans ses relations.

FRAGMENTATION — Retour à la masse d'énergie indifférenciée, au Soi primitif. L'enfant perçoit d'abord son Soi comme une énergie libre, puis la différencie en corps, en émotions, en personnes autres que lui. Grâce à la symbiose et au reflet, il reçoit une image de lui de plus en plus consistante et complète, jusqu'à former un tout unifié. Quand la personne est « blessée », elle perd de vue cette image. L'image d'elle-même vole en éclats — la personne est fragmentée. Elle se sent annihilée et croit avoir perdu son sentiment d'identité.

FRONTIÈRES — Bornes énergétiques du Soi. La frontière-du-Soi est le sentiment (l'expérience ou la conscience) que le Soi, tout en étant séparé du monde, est en relation d'harmonie avec lui. Les frontières sont flexibles afin de pouvoir accueillir les autres à volonté ou de les tenir à distance. Une frontière défensive est un substitut rigide aux frontières flexibles du Soi, qu'on développe pour répondre à des reflets inadéquats et/ou à des traumatismes émotifs survenus tôt dans la vie. Les frontières défensives ont été érigées pour protéger ou défendre le Soi. Résultant de reflets inexacts, elles sont rigides au lieu d'être flexibles, gardant tous les autres à l'extérieur. En terme d'analogie, les frontières sont à l'armure ce que les fossés sont aux murs du château. En thérapie, les frontières sont importantes, le thérapeute doit les respecter et ne pas les envahir, et attendre d'être invité pour les franchir. Il peut amener une personne à détendre ses frontières bien avant d'avoir atteint son armure, qui, elle, sera assouplie par le travail corporel.

GESTALT, DIALOGUE DE LA GESTALT — La Gestalt a été développée par Fritz Perls. Cette thérapie diffère des autres, en ce qu'elle s'adresse à la personne tout entière, à son contexte, ses frontières, son auto-régulation organique, sa conscience existentielle et sa capacité de se centrer. La PCI s'est développée à partir de la Gestalt à laquelle elle a ajouté le contact corporel direct, un travail en profondeur et à long terme avec le concept central du Soi et de la spiritualité, et une place de choix accordée au passé et au transfert. Le dialogue de la Gestalt est une technique permettant à toutes les parties d'un individu et/ou à la personne et son entourage d'entretenir une conversation dans le but de mieux comprendre les relations dynamiques internes. Par exemple, une personne dont la nuque est chroniquement contractée demandera à sa nuque pourquoi elle est tendue, puis, prenant la place de la nuque, elle répondra pourquoi elle s'est contractée.

GRAVITER, GRAVITATION — Le « satellite » est à la recherche de son identité en gravitant autour de sources extérieures (les autres, les activités, les rôles, une profession, des traits de caractère, etc.). L'identité de cette personne est constituée de l'extérieur autour duquel elle gravite et non de ce qu'elle *est* vraiment. Ce comportement est le résultat de reflets inadéquats que l'enfant a reçus, c'est-à-dire un feed-back insuffisant, inapproprié ou inconstant sur ce qu'il est et qui il est. Il se tourne alors vers le monde extérieur pour trouver l'information manquante. Le « jamais rassasié » a développé ce mécanisme de défense typique. Ses besoins inassouvis remontent à une origine très ancienne et ne peuvent être satisfaits à travers la situation présente.

IDENTITÉ — Sentiment de Soi, connaissance de soi gagnée à travers un reflet adéquat et suffisant. L'identité est une expérience tant corporelle que cognitive.

INTERRUPTION — Arrêt dans le processus. En terme de développement du Soi, une interruption est habituellement une blessure qui produit chez un enfant la mise en place d'un mécanisme de défense caractérielle et/ou une armure protectrice pour empêcher que son Soi infantile ne soit à nouveau blessé. L'interruption empêche également toute croissance ultérieure du Soi. C'est pourquoi il faut revenir au moment où le développement a été arrêté pour le reprendre et terminer le processus interrompu. Dans le travail respiratoire, les interruptions se produisent quand un client ne peut tolérer l'excitation d'une charge ou l'émergence de sentiments refoulés. Les interruptions qui se produisent au début du travail prennent la forme de démangeaisons, de fous rires, de bâillements ou de symptômes d'hyperventilation ; elles disparaissent à mesure que la personne s'habitue aux sensations et apprend à les contenir. Plus tard surviennent des interruptions de nature psychologique quand le client et le thérapeute s'approchent trop d'émotions cachées douloureuses.

INTROJECTIONS, NÉGATIVES ET POSITIVES — Parties d'une personne intériorisées à partir de sources extérieures. Nous qualifions d'introjections négatives les critiques intériorisées d'un parent. La personne a « avalé tout rond » son juge ou son persécuteur et elle le garde en elle pour le reste de ses jours, lui permettant de limiter son plaisir et d'entraver sa croissance. Nous mettons tout en œuvre pour que l'introjection positive remplace l'introjection négative. Quand cette dernière est abandonnée, elle est remplacée par l'expérience parentale de la « bonne » mère et du « bon » papa, que la personne aurait dû connaître mais n'a pas eue.

NARCISSISME SAIN — Produit d'une saine introversion, à savoir cette capacité qu'a l'enfant d'aller en lui-même pour vérifier son identité, pour se confirmer qu'il est correct, indépendamment des expériences vécues dans le monde extérieur. C'est l'intériorisation du processus du miroir où la mère a joué jadis un grand rôle pour l'enfant. Au début, elle contient pour lui son Soi et le lui renvoie quand il a besoin de savoir qui il est. Puis il devient capable de le contenir lui-même. Le narcissisme sain implique confiance en soi, intégrité et assurance.

OBJET-POUR-SOI — Dans une relation solipsiste, la personne qui est l'extension de l'autre. À l'origine, c'est l'enfant qui est l'objet-pour-soi du parent mais quand la relation solipsiste se répète chez l'adulte, l'objet-pour-soi peut être une autre personne jouant le rôle de l'enfant. On considère et on traite cet objet comme une extension du Soi et non comme un être distinct. On s'en sert comme d'un outil pour atteindre la satisfaction, un sentiment d'accomplissement, une identité autre. Dans la psychologie du Soi, on l'écrit ensemble : « objet-du-soi ».

ORGASME, DÉCHARGE ORGASTIQUE — L'orgasme est généralement une décharge génitale alors qu'une décharge orgastique est une libération corporelle totale, pouvant s'accompagner ou non d'orgasme génital.

OUVRIR (dans le sens d'« ouvrir » la poitrine ou le bassin par exemple) — Ouvrir une partie du corps signifie la libérer, c'est-à-dire l'amener à relâcher l'énergie ou la tension immobilisée par les contractions musculaires chroniques. On aide à ouvrir le segment oculaire du client pour rendre possible un contact avec lui par exemple.

RESPIRATION — La respiration est au cœur du travail corporel. Par des exercices de respiration systématiques, l'armure musculaire chronique du client est dévoilée, ce qui le met en contact avec ses émotions profondes, lui donnant ainsi l'occasion d'expérimenter (à nouveau) son sentiment de bien-être. Le travail respiratoire aide les clients à reconnaître en eux-mêmes le sentiment physique de bien-être, c'est-à-dire qu'ils retrouvent le sentiment de Soi et la saine introversion. La respiration produit une expansion du corps et accroît donc sa capacité de contenir des sentiments d'enthousiasme, de joie, de sexualité, etc.

RÉTROFLÉCHI — Retourné contre soi. Par exemple, quand une personne est en colère contre quelqu'un mais a peur de l'affronter, elle se blessera elle-même plutôt que d'exprimer directement sa colère. C'est un acte inconscient, comme dans le cas de la malveillance de l'enfant qui a grandi dans une relation solipsiste.

REVIVRE LES EXPÉRIENCES — Processus par lequel on recule dans le temps et dans l'espace pour revivre un moment précis à l'aide de tous ses sens. Cette technique permet de retrouver d'anciennes blessures, de les revivre rétroactivement puis d'en supprimer les effets sur notre vie présente.

SCÉNARIO ORIGINEL — Environnement social et familial dans lequel un enfant est né, particulièrement les schémas de relations interpersonnelles dans sa famille immédiate. Le scénario originel détermine les schémas de comportement répétitifs qu'une personne suivra toute sa vie.

SOI ESSENTIEL — L'expression énergétique de l'âme.

SOI, SENTIMENT DE SOI — Sentiment d'identité et de continuité ressenti dans le corps, qui s'accompagne d'une structure verbo-cognitive. La conscience de Soi vient d'un reflet adéquat de la conscience grandissante de l'individualité et de la valeur personnelle de l'enfant, de sa validité et de son estime de soi. Le sentiment de Soi se développe aussi dans le corps sous forme de libre circulation de l'énergie. Le Soi diffère de l'âme dans son identité individuelle exprimée par une unité psychocorporelle unique.

SOLIPSISME, RELATION SOLIPSISTE — Relation dans laquelle un parent considère l'enfant comme une extension de lui-même, comme un outil, pour remplir d'anciens désirs inassouvis. L'enfant apprend que ses propres sentiments sont inappropriés et peut réagir de différentes façons : en se dissociant, en se coupant de lui-même, en s'armurant contre l'invasion, ou encore en blessant le parent avec malveillance, même au prix de son Soi.

TAO — Circulation de l'énergie universelle d'après la philosophie orientale ; synonyme de Dieu.

TRANSFERT — Projection dans la relation réelle entre le client et le thérapeute.

TRANSFORMATION — Dissolution des comportements appris et de l'armure caractérielle qui ont bloqué une personne dans sa façon d'être et d'agir parce qu'ils n'encourageaient pas l'expression de son essence (le Soi ou l'âme).

TRANSPERSONNEL — Dimension au-delà du Soi, union avec la conscience cosmique, l'âme universelle, le Tao ou quelque autre source spirituelle en laquelle on croit.

ANNEXE

TECHNIQUES DE DÉCHARGE DE LA PCI

Segment	Schéma de tensions musculaires chroniques et effets associés	Principaux groupes de muscles	Techniques de décharge musculaire
1. **Oculaire** **Bande I**	Regard fixe étonné, regard interrogateur	Arrière/sommet de la tête (des frontaux aux occipitaux)	Masser les occipitaux pour dégager les temporaux (travailler de l'arrière vers l'avant). Pour dégager l'enveloppe fasciale, pression constante des paumes sur le front et à la base du crâne tout en étirant le cuir chevelu
	Inquiétude, froncement de sourcils (« Qu'est-ce que je fais maintenant ? »)	Côtés de la tête (temporaux)	
	Colère, agressivité (temporaux)	Tensions musculaires chroniques engendrent des rides causées par la fixité des muscles	Presser les deux côtés de la tête (temporaux) avec les paumes avec un mouvement de bercement
	Dépression, désespoir		
	Surprise (sourcils et front relevés)		Masser l'arcade sourcillière du centre vers l'extérieur, au-dessus des oreilles
	Sensations de suffocation (reliées au traumatisme de la naissance et à l'anesthésie)		Attention : mouvements doux car les nerfs peuvent être aisément endommagés (voir *Jouir, Techniques d'épanouissement sexuel*, pp.139-141)
	Regard sceptique, intéressé		
Bande II	Sentiment d'être inadéquat, honte, timidité	Orbiculaire des paupières (sphincter entourant les yeux)	Effleurer sous les yeux, par-dessus les joues vers les tempes
	Colère (yeux menaçants, grands ouverts)	Sourciliers	Fermer les yeux avec les mains (éviter la pression directe sur les yeux)
	Terreur (yeux grands ouverts, trou infra-orbital)	Pyramidal du nez	
	Pleurs, tristesse diffuse (yeux rouges, humides, contractés, mouillés)	Releveurs de la paupière supérieure	Masser les occipitaux pour réduire la contraction oculaire
	Yeux rieurs	Releveurs des narines	Masser les temporaux
	Tension exprimée par paupières agitées	Dépresseurs de la cloison septale	
	Yeux éteints (« personne à la maison »)	Dilatateurs des narines	
	Yeux vides, « morts », dissociation		

Points de détente énergétique	Techniques d'étirement maximal et mouvements	Manifestations somatiques associées	Commentaires
1-9 concerne toute la tête et le visage (4-9)	Expressions faciales exagérées entraînent fatigue musculaire et défont contractions musculaires chroniques Crier, hurler, mordre, pleurer (perdre la tête) libère les émotions refoulées et la tension au front	Maux de tête dus à des tensions Migraine Pression dans la tête	Conscience sensorielle et visualisation engendrent sensation d'espace à l'intérieur de la tête Visage : région très délicate, doit être massée avec précaution car démunie de fascia ; muscles s'attachent directement à la peau et l'étirent ; nombreuses fibres nerveuses, grande subtilité de mouvement et d'expression possible Tensions musculaires chroniques engendrent des rides par la fixité du regard Surveiller les mouvements des mains et du visage ; attention au visage — respect des frontières — « démasquer » l'individu
Pression moyenne sur les trous infra et supra-orbitaux (4a,b)	Tracer des lignes au hasard avec une petite lampe de poche en faisant varier distance et vitesse du mouvement jusqu'à l'abandon du contrôle visuel * Rouler les yeux vers le haut ; ouvrir grand les yeux	Myopie (retrait, refus du contact) Hypermétropie (colère réprimée, garder les autres à distance) Sinusites	Exercices de contact/retrait — yeux ouverts/fermés (« Je m'en vais, je reviens ») Enlever verres de contact et lunettes Respecter les frontières — ne pas « démasquer » la personne

Segment	Schéma de tensions musculaires chroniques et effets associés	Principaux groupes de muscles	Techniques de décharge musculaire
II. Buccal Bande III	Agression (masséters)	MÂCHOIRES : temporaux (effets sur les segments oculaire et buccal)	Masser la bouche et les lèvres (orbiculaire des lèvres)
	Dépendance : impuissance		Masser le masséter en serrant le muscle entre le pouce, à l'intérieur de la joue, et l'index, à l'extérieur
	Sensations sexuelles (jeux sexuels oraux)	Masséters (mastication)	
	Besoins de sucer interdits — besoins inassouvis, insécurité	Ptérygoïdiens interne et externe (difficulté à relâcher — entraîne un regard dur)	Masser les temporaux pour libérer la tension
	Sourire plaqué, dégoût, désir		Masser le ptérygoïdien externe dans la région rétromolaire du maxillaire (derrière et par-dessus la dernière molaire)
	Colère (masséters et mâchoires contractés, dents serrées, lèvres comprimées) S'accrocher — garder le contrôle (masséters)	BOUCHE : orbiculaire des lèvres — sphincter qui entoure la bouche	
		Zygomatique (coins de la bouche)	Buccinateur (joues)
	Défi, entêtement (mâchoires proéminentes)	Carré des lèvres supérieures	
		Risorius	
		Canins (près du nez)	
Bande IV	Succion	MENTON : la houppe du menton	Pour stimuler les pleurs : a) masser la houppe du menton puis la tenir jusqu'à ce qu'elle se mette à trembler b) masser gentiment le peaucier du cou en direction de la bouche c) masser sous la bouche en pressant vers le haut, vers le plancher buccal
	Fait pitié (houppe du menton) — menton qui tremble. Préoccupation, doute	Peaucier du cou (en forme d'une large feuille s'étendant de la clavicule au menton)	
	Larmes — ravaler		
	Rejet, sentiments négatifs (« Et puis après ? »)	Trapèzes	
		Carré des lèvres inférieures	
		Triangulaire des lèvres (tire les coins de la bouche vers le bas)	
		Hypoglosse (sous la langue)	

Points de détente énergétique	Techniques d'étirement maximal et mouvements	Manifestations somatiques associées	Commentaires
Pression sur les temporaux et les masséters	**1** Pour libérer la colère : **a)** mordre, résister/relâcher une serviette **b)** crier, hurler	Comportements oraux infantiles : sucer son pouce, se mordre les lèvres, donner des coups de langue, se ronger les ongles	Surveiller les différences notables entre les yeux et la bouche (regard triste — sourire)
(1,2,3)	**2** Pour libérer la gorge : **a)** stimuler le réflexe de vomissement en touchant la luette **b)** cracher	Excès de nourriture	Fonctions de la bouche : communiquer, s'alimenter, avaler, s'exprimer, rire ou pleurer, agresser (mordre), respirer, sucer, avoir des haut-le-cœur, vomir
	3 Sucer son pouce ou la paume de la main	Alcoolisme	Retirer les prothèses avant de faire mordre
	4 Serrer et relâcher les mâchoires	Toxicomanie	
	5 Pousser les lèvres vers l'avant	Habitude de fumer	
9 10	**6** Mâchoires très proéminentes		Haut-le-cœur — fonctions d'expression et de rétention de la gorge
			Inclut la langue et le plancher buccal

Segment	Schéma de tensions musculaires chroniques et effets associés	Principaux groupes de muscles	Techniques de décharge musculaire
III. **Cervical**	Pleurs Colère Expression retenue	Trapèzes : derrière de la nuque vers le centre de la colonne Sterno-cléido-mastoïdien : derrière l'oreille vers la clavicule et le sternum	Presser au centre des épaules et derrière la nuque puis masser Pincer le sterno-cléido-mastoïdien entre les doigts puis le masser Appliquer une pression intermittente sur la gorge pendant que le client fait un son en expirant : le son vibrera Étirer et pincer les trapèzes
IV. **Thoracique**	Attitude auto-protectrice (épaules arrondies, poitrine concave) Chagrin, manque, pitié, attentes insatisfaites (cœur déchiré), peur, anxiété Joie, compassion Confiance Estime de soi, fierté Colère réprimée (poitrine en barrique) Action, expression (bras) Épaules relevées et rigides indiquant la peur Épaules arrondies indiquant l'accablement	POITRINE-HAUT DU DOS (incluant les bras et les mains) Intercostaux (entre les côtes) Grand et petit pectoral (de la poitrine aux épaules) Grand dorsal (du dos vers les côtés de la poitrine) Rhomboïdes (muscles courts et épais derrière les omoplates) Trapèzes Grand rond	Presser sur le haut de la poitrine à l'expiration puis relâcher à l'inspiration Masser entre les intercostaux Masser les pectoraux (éviter le tissu mammaire) Soulever l'épaule : tirer sur l'omoplate alors que la personne est couchée sur le côté Rouler les tissus le long de la colonne vers les épaules pour calmer Défaire les nœuds dans les muscles du dos par une pression ferme des doigts Faire une pression sur les rhomboïdes Masser les paraspinaux vers le centre de la colonne Tenir, presser et masser les zones mortes (froides) pour les énergiser Faire des tapotements sur la colonne

Points de détente énergétique	Techniques d'étirement maximal et mouvements	Manifestations somatiques associées	Commentaires
Arrière de la nuque, des clavicules, des mâchoires	Renverser la tête vers l'arrière sur le rebord d'une table pour dégager la gorge	Infections chroniques de la gorge	À cause de la veine jugulaire, de la glande thyroïde, des artères de la carotide, de la trachée, des parathyroïdes et du sinus de la carotide, il est important de toucher la gorge avec grande précaution et d'éviter toute pression dans la partie antérieure de la gorge
(10, 11a, b, 12)	Bouger la tête d'un côté à l'autre pour détendre les trapèzes	Tensions dans la nuque	
16		Troubles du langage	
	Tirer la langue en inspirant pour libérer la gorge, les mâchoires et la poitrine	Problèmes sexuels (voir le segment pelvien et la colonne des « commentaires »)	Les segments cervical et pelvien ont un rapport fonctionnel, musculaire et énergétique l'un avec l'autre. La tension dans l'un d'eux peut se retrouver dans l'autre
	Tousser provoque les pleurs et ouvre la gorge		
	Hurler, vomir, avaler peuvent libérer la gorge		Attention aux essouflements ou aux sons rauques pour dépister les blocages de la gorge
	Rouler vers l'arrière sur un traversin dur (voir ci-après)		
	Dérouler la nuque sur une balle de tennis		
16 (6 points)	Frapper	Problèmes respiratoires (asthme, bronchites, etc.)	Beaucoup de retenue dans le dos ; masser vigoureusement pour un meilleur résultat
11a,b,c	Ramener les bras vers le bas à l'expiration		
19		Circulation, pression sanguine	Fonctions :
20a,b	Tendre les bras (attentes)		BRAS, MAINS : Se projeter dans le monde et se protéger du monde : frapper, donner, prendre, retenir, saisir, manipuler, caresser
21,22,23,24	Rouler sur un traversin dur : les bras levés par-dessus la tête, se dérouler des épaules aux hanches, en émettant un son sur l'expiration	Tension chronique dans les mains et les bras (due à de la colère réprimée)	
31,33		Angine	Centre du cœur : sentiment du Soi et de bien-être
		Tachycardie	Érection des mamelons (chez l'homme et la femme), signe de détente parasympathique
	Tordre une serviette (amplifie la colère implosive)		Lien entre les yeux et la poitrine (travailler la poitrine aussi pour les cas de dissociation)
	Exercices pour cambrer le dos		Placer un oreiller sous le dos pour soulever la poitrine

Segment	Schéma de tensions musculaires chroniques et effets associés	Principaux groupes de muscles	Techniques de décharge musculaire
V. Diaphragme	Pouvoir, affirmation, rage Yoga de la Kundalini (excès de respiration diaphragmatique) Chanteurs professionnels et joueurs d'instruments à vent ont une rigidité du diaphragme	Épaisse bande musculaire, s'attache directement sous la cage thoracique, sous les poumons et au-dessus de l'estomac, fait le tour jusqu'à la colonne vertébrale	Masser profondément le diaphragme sous la cage thoracique à l'expiration (en stimulant les points à l'épaule) Masser l'abdomen libère également la tension du segment diaphragmatique Tenir une main sur le diaphragme, l'autre dans le dos sous le diaphragme
VI. Abdominal	Affirmation, agression, colère Sentiments qui viennent des « tripes » Sanglots profonds	(Du diaphragme au bassin) contient les principaux organes vitaux Grand droit (du pubis au thorax où ils s'insèrent aux côtes 5,6,7) Psoas (du bas de la colonne, traverse la cavité pelvienne et s'attache au fémur) ; relie les jambes au tronc	Pétrir le grand droit Masser l'abdomen dans le sens des aiguilles d'une montre Respiration abdominale Pressions sur la région lombaire pour libérer la tension abdominale Masser l'abdomen stimule le parasympathique — provoque les pleurs

Points de détente énergétique	Techniques d'étirement maximal et mouvements	Manifestations somatiques associées	Commentaires
13	Rouler sur un traversin dur	Maux de dos	Régularise la respiration
11a,b,c	Pont	Troubles respiratoires	Porte d'entrée du système nerveux autonome
	Réflexe de vomissement part d'ici ; stimuler les haut-le-cœur et le vomissement va libérer les blocages diaphragmatiques	Problèmes digestifs (ulcère peptique, estomac nerveux) Hoquets	Sépare les deux parties du corps (clivage horizontal) ; freine l'expression de tout sentiment qui monte de l'abdomen
			Résiste aux changements — d'un abord difficile
	Lever les bras à l'inspiration (en cambrant le dos), les ramener à l'expiration		
14	Rouler sur un traversin dur (jusqu'aux hanches)	Problèmes digestifs (ulcères, allergies alimentaires, colites, etc.)	Centre de gravité du corps — réservoir d'énergie d'après les Orientaux
	Pont : sur le dos, pieds au sol, poings sous les talons, soulever le corps jusqu'aux épaules (seuls les épaules et les pieds touchent le sol), respirer (aide aussi à libérer le bassin)	(Émotions refoulées : — implosion d'énergie émotive — cause de la tension) Douleurs lombaires	« Centre des émotions et du pouvoir » Siège du chi, du ki

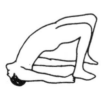

Segment	Schéma de tensions musculaires chroniques et effets associés	Principaux groupes de muscles	Techniques de décharge musculaire
VII. Pelvien	Émotions sexuelles	Grand droit	Masser la nuque (voir les « commentaires »)
	Vulnérabilité	Psoas	Masser légèrement la région inguinale
	Peur	Région inguinale (suprapubienne)	
	Colère, rage	Bassin : charnière entre jambes et torse	Masser le bas de l'abdomen pour stimuler les ovaires et l'utérus
	Plaisir		
	Charisme	Pubococcygiens (muscles du vagin)	
	Pertes (avortement, fausse couche)	Releveur de l'anus	
	Traumatismes de l'accouchement		
	Contraction chronique dans les muscles suprapubiens		
	Clivage cœur/bassin (voir chap. 5 sur la sexualité)		

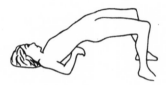

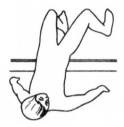

Points de détente énergétique	Techniques d'étirement maximal et mouvements	Manifestations somatiques associées	Commentaires
15	1 Balancement du bassin : sur le dos, pieds au sol, se cambrer vers l'arrière à l'inspiration, avancer le pubis vers l'avant en expirant. (La nuque suit le mouvement : elle s'étire à l'inspiration et se cambre vers l'arrière à l'expiration)	Insuffisances sexuelles (éjaculation précoce, problèmes d'orgasme, impuissance)	Blocages pelviens interreliés aux blocages de la nuque, gorge, bouche et épaules
17			
18		Problèmes urinaires (cystites, infections de l'urètre)	Voir le chapitre 5 sur la sexualité
32			*Éviter les techniques envahissantes vigoureuses*
34		Problèmes gynécologiques (crampes menstruelles chroniques, dysménorrhée, infections causées par des champignons, vaginites)	*S'approcher avec prudence*
	2 Rebondissement du bassin : sur le dos, pieds au sol, battre le bassin vigoureusement sur le matelas pour ouvrir l'anus et réveiller le bassin		*Région hautement vulnérable*
			Établir une connexion énergétique entre le bassin et les yeux (garder le contact) — pour que l'excitation sexuelle et l'ouverture du bassin soient associées à un contact dans l'ici et maintenant
	3 Soulèvement du bassin : sur le dos, pieds au sol ou sur le mur, soulever le bassin du plancher et balancer tout en respirant	Hernie	
		Rétraction du scrotum	
	4 Pont bio-énergétique		
	5 Position genoux-poitrine touchant le sol, respirer dans l'abdomen (bon pour les crampes menstruelles et l'utérus rétracté)		
	6 Ouverture des genoux (cuisse interne) ; sur le dos, genoux rapprochés, pieds au sol — inspirer, se cambrer vers l'arrière en ramenant les genoux ensemble ; expirer, rouler le bassin vers l'avant et laisser tomber les genoux (répéter 10 fois)		

Segment	Schéma de tensions musculaires chroniques et effets associés	Principaux groupes de muscles	Techniques de décharge musculaire
VII. Pelvien (suite)	Capacité de contenir (voir chap. 5 sur la sexualité)	Sphincter externe de l'anus	Masser le sacrum
		Transverse du périnée	Masser les fesses si elles sont tendues
	Entraînement précoce à la propreté cause des blocages pelviens : absence de différentiation musculaire induit la tension chronique du sphincter anal et le resserrement du plancher pelvien	Bulbo-caverneux	
		Sphincter urétral externe et interne	
		Grand fessier	

Points de détente énergétique	Techniques d'étirement maximal et mouvements	Manifestations somatiques associées	Commentaires
	7 Respiration génitale — respirer et faire comme si on expirait par les organes génitaux et/ou l'anus ; les muscles du ventre et du bassin sont détendus	Pénis hypertrophié (dû à une insuffisance de la décharge orgastique) Hémorroïdes Constipation	*Éviter les techniques envahissantes vigoureuses.* Ne jamais toucher les organes génitaux. Établir la connexion entre la bouche et les organes génitaux de même qu'entre les seins et les organes génitaux, particulièrement chez la femme
	8 « Squatting » (position accroupie) : s'accroupir, bras entre les jambes, tendre vers l'avant et respirer		
	9 « Petit oiseau » : assis, pieds à plat, talons joints, rapprochés du corps, lever et abaisser les genoux en respirant (étire les adducteurs à l'intérieur des cuisses)		
	10 Retenir les jambes en ouverture pendant que la personne essaie de les fermer		
	11 Retenir les jambes de la personne fermées alors qu'elle essaie de les ouvrir		
	12 Maintenir le bassin au sol pendant que la personne pousse par en haut		
	13 Sucer (voir techniques d'étirement maximal des segments II,III)		
	14 Exercice Kegel (contraction et détente du muscle vaginal) — amplifie la sensibilité génitale chez les hommes et les femmes		
	15 Donner des coups de pied (libère la colère)		

Segment	Schéma de tensions musculaires chroniques et effets associés	Principaux groupes de muscles	Techniques de décharge musculaire
Jambes Pieds	Rigides (genoux en hyperextension, chevilles rigides)	JAMBES : adducteurs (vertèbres du coccyx et du sacrum contiennent des nerfs qui donnent vitalité au bassin et aux jambes)	Masser vigoureusement les adducteurs, les mollets et les pieds — tirer les orteils
	Rétention anale — le fait de s'accrocher peut aussi se manifester par la tension des pieds (orteils crispés)		
	Insécurité, autonomie, stabilité (fonctions d'enracinement)	Abducteurs	
	Défi, entêtement (talons enfoncés dans le sol)	Mollets	
	Charisme associé aux genoux	Muscles allongés des jambes	

Points de détente énergétique	Techniques d'étirement maximal et mouvements	Manifestations somatiques associées	Commentaires
17	Exercices d'enracinement :	Pieds plats (arches écrasées), genoux faibles	Enracinement : il est important d'enraciner l'énergie (la diriger vers les pieds) quand le bassin s'ouvre — autrement l'énergie restera bloquée dans le bassin
18	1,2,3,4,8		
25	16 Arc énergétique : se tenir bien droit, genoux fléchis, orteils vers l'intérieur, talons vers l'extérieur, se pencher vers l'arrière les poings dans le creux du dos et respirer	Sciatique	
26		Crampes dans les jambes	
27			Échange d'énergie avec la terre
28			
29			Contact avec la réalité
30	17 Allonger le pas : debout contre le mur, incliner le bassin vers l'avant en allongeant un pied puis l'autre		
35			
34			
36 (en-dessous du genou)	18 Mains appuyées au mur, renfoncer les pieds au sol, genoux fléchis, et respirer		

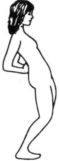
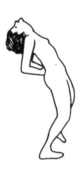

Bibliographie

AIROLA, Paavo, *Hypoglycemia : A Better Approach*, Phoenix, Health Plus Publishing, 1971.

BAILEY, Covert, *Fit or Fat, A New Way to Health and Fitness Through Nutrition and Aerobic Exercise*, Boston, Houghton-Mifflin Company, 1977.

BAKER, E.F., Dr, *Man in the Trap : The Causes of Blocked Sexual Energy*, New York, Macmillan Publishing Company, 1967.

Brain Mind Bulletin 8, n° 3, 3 janvier, 1983.

CAMPBELL, Joseph, *Les héros sont éternels*, Paris, Seghers.

CAPRA, Fritjof, *Le Tao de la physique*, Paris, Tchou, 1979.

CAPRA, Fritjof, *Le temps du changement*, Monaco, Éditions du Rocher, 1983.

CASTANEDA, Carlos, *Le voyage à Ixtlan*, Paris, Gallimard, 1974.

CHERASKIN, E. et RINGSDORFF, W.M., Jr, avec BRECHNER, Arlene, *Psychodietetics : Food As the Key to Emotional Health*, New York, Stein and Day, 1974.

ELIOT, T.S., « The Coktail Party », dans *The Complete Plays of T.S. Eliot*, New York, Harcourt, Brace, 1967.

FRIEDMAN, MEYER et ROSENMEN, RAY H., *Type A Behavior and Your Heart*, New York, Alfred A. Knopf, 1974.

HARLOW, H.F., « Sexual Behavior in the Rhesus Monkey », dans *Sex and Behavior*, édité par F. Beach, New York, Wiley, 1965.

HENDLIN, Steve, *Journal of Transpersonal Psychology*, juillet, 1983.

HOLMES, T.H. et RAHE, R.H., « Social Readjustment Rating Scale » dans *Journal of Psychosomatic Research*, Pergamon Press Limité, 1957.

JOHNSON, Robert, *He : Understanding Masculine Psychology*, New York, Harper & Row, 1977.

JOHNSON, Robert, *She : Understanding Feminine Psychology*, New York, Harper & Row, 1977.

KAPLAN, Helen Singer, *The New Sex Therapy*, New York, Simon & Schuster, 1979.

KOHUT, Heinz, *Le Soi. La psychanalyse des transferts narcissiques*, Paris, Presses Universitaires de France, 1974.

KOHUT, Heinz, *The Search for the Self*, New York, International University Press, 1978.

KUBLER-ROSS, Elisabeth, *Derniers instants de la vie*, Paris, Labor et Fides, 1975.

LAO TSEU, *Tao Te King*, trad. Ma Kou, Paris, Albin Michel, 1984.

MASLOW, Abraham, *Vers une psychologie de l'être*, Paris, Fayard, 1972.

MASSON, Jeffrey Moussaieff, *The Assault on Truth : Freud's Suppression of the Seduction Theory*, New York, Farrar, Strauss & Giroux, 1984.

MILLAY, Edna St. Vincent, *Collected Poems*, New York, Harper & Row, 1956.

MILLER, Alice, *Le drame de l'enfant doué. À la recherche du vrai Soi*, Paris, Presses Universitaires de France, 1986.

MOODY, Raymond, *La vie après la vie*, Paris, coll. « J'ai lu ».

MOOKERJEE, Ajitcoomar, *The Tantric Way*, Boston, New York Graphic Society, 1977.

PANGER, Rev. Daniel, *Thoughts and Benedictions*, San Francisco, A Fellowship Church Publication.

PELLETIER, Kenneth, *Le pouvoir de se guérir ou de s'autodétruire*, Montréal, Québec/Amérique, 1984.

PERLS, Fritz, *Ego, Hunger and Aggression*, New York, Vintage Books, 1969.

PERLS, Fritz, *Gestalt Therapy Verbatim*, Californie, Lafayette, Real People Press, 1969.

PERSIG, Robert M., *Traité du Zen et de l'entretien des motocyclettes*, Paris, Seuil, 1984.

PLUTCHIK, Robert, « The Role of Muscular Tension in Maladjustment », dans *The Journal of General Psychology*, vol. 50, 1954, p. 45-62.

PROGOFF, Ira, *The Well and the Cathedral*, New York, Dialogue House, 1977.

RAINER, Tristine, *The New Diary*, Los Angeles, J.P. Tarcher/Houghton-Mifflin, 1978.

REICH, Wilhem, *L'analyse caractérielle*, Paris, Petite Bibliothèque Payot, 1971.

RILKE, Rainier Maria, *Les cahiers de Malte Laurids Brigge*, Paris, Seuil, 1980.

ROSENBERG, Jack, « The Journey », *The Center for the Healing Arts*, Los Angeles.

ROSENBERG, Jack, *Jouir, Techniques d'épanouissement sexuel*, Montréal, France-Amérique, 1985.

SAINT-EXUPERY, Antoine de, *Le Petit Prince*, Paris, Gallimard, 1982.

SALTZMANN. Lynne, « Clinical Aspects of Spirituality : A Training Course for Psychotherapists », thèse de doctorat, Los Angeles, 1984.

SAMUELS, Jodi T., Thèse de doctorat, 1983.

SELYE, Hans, *Stress sans détresse*, Montréal, La presse, 1974.

SHAFRANSKE, Edward, et GORSUCH, Richard, *California Psychological Association (CSPA) Task Force on Spirituality and Psychotherapy*, Los Angeles, 1983.

SHAWN, Wallace et GREGORY, Andre, *My dinner with Andre*, New York, Grove Press, Inc., 1981.

TOMKINS, S.S., *Affect Imagery Consciousness*, vol. 1, New York, Springer, 1962.

WILBER, Ken, *The Atman Project*, Wheaton, Illinois, Theosophical Publishing House, 1980.

WOODRUFF, John, *The Serpent Power*, Californie, Auromere Publishing, 1973 ; Indes, Ganesh & Company, 1973.

CPSIA information can be obtained
at www.ICGtesting.com
Printed in the USA
LVHW092107090222
710567LV00014B/8

9 780893 344924